Untersuchungen

über die

Spina bifida.

Von

Prof. F. v. Recklinghausen
in Strassburg.

Mit 2 Tafeln und 1 Zinkographie.

Berlin.
Druck und Verlag von Georg Reimer.
1886.

I. Spina bifida occulta mit sacrolumbaler Hypertrichose, Klumpfuss und neurotischem Geschwür in Folge eines Myofibrolipom am Rückenmark. Die Gewebstransposition bei den Gehirn- und Rückenmarkshernien.

a. Krankengeschichte.

Von Dr. Fritz Fischer, Assistenten der chirurgischen Klinik.

Am 20. März 1884 suchte der Schuhmacher Kieffer in der hiesigen chirurgischen Klinik Hülfe wegen einer Ulceration am linken äusseren Fussrande; diese Ulceration hatte sehr viel Aehnlichkeit mit einem Geschwüre, welches ich bei einem Mädchen [1]) im Jahre 1882 zu beobachten Gelegenheit gehabt hatte. Bei der genauen Untersuchung des Kranken wurde mein Interesse noch gesteigert, als ich in der Gegend des Kreuzbeines eine dichtbehaarte Stelle fand, die auch wieder grosse Aehnlichkeit hatte mit der bei dem erwähnten Mädchen beschriebenen lumbalen Trichose. Bei dem Mädchen wurde die Diagnose auf Spina bifida occulta gestellt, bei Kieffer konnte diese Diagnose durch die Section bestätigt werden. Die Krankengeschichte ist kurz folgende:

Anamnese: Kieffer, Heinrich, 25 Jahre alt, aus Diemeringen (Lothringen), Schuster. Der Vater des Patienten lebt und ist gesund, die Mutter leidet an „Athembeschwerden", wahrscheinlich Emphysem. Die acht Geschwister leben, sind gesund und haben keinerlei Missbildungen. Nach der Angabe des Kranken soll demselben im Alter von $1\frac{1}{2}$ Jahren ein Tumor in der Gegend des Kreuzbeines abgebunden worden sein (genauere Nachrichten über diesen Tumor und die Operation habe ich leider nicht erhalten können). Der linke Fuss ist seit der Geburt in Klumpfussstellung. Ob die Behaarung

[1]) Deutsche Zeitschrift für Chirurgie Bd. XVIII. S. 1.

in der Kreuzbeingegend angeboren ist, oder erst nach dem Abbinden des Tumors aufgetreten ist, kann Pat. nicht angeben. Vor 9 Jahren stellten sich, als Pat. in die Lehre trat, stechende Schmerzen im linken Unterschenkel und der Fusssohlen infolge des Hämmerns auf das Knie ein; seit 4 Jahren soll vollkommene Anästhesie und Analgesie in der linken Fusssohle bestehen. Im Winter 1880 entstand an der äusseren Seite des linken Fusses, in der Gegend des Köpfchens des V. Metatarsus ein Geschwür, ohne vorhergegangenes Trauma, bei consequenter Bettruhe trat bald Heilung des Geschwüres ein, es brach dasselbe aber sofort wieder auf, als Patient Gehversuche machte. Das Geschwür vergrösserte sich nur langsam und sonderte stinkenden Eiter ab. Vor 2 Jahren sind von dem Kranken aus der Ulceration kleine Knochenstücke entfernt worden. Fast zu derselben Zeit stellte sich die Grundphalanx der I. Zehe in starke Dorsalflexion, an der Phalanx entwickelte sich ein kleines Geschwür, welches aber nach Durchschneidung der Strecksehne schnell heilte; der Nagel der Zehe stiess sich zu derselben Zeit ab und hat sich nur schlecht wieder neugebildet. Bis zur Aufnahme in die Klinik konnte Pat. gut mit Hülfe eines Stockes gehen, er giebt aber an, dass nach längerem Stehen oder Gehen der linke Fuss und Unterschenkel stark anschwellen. Fieber hat Pat. während seiner Krankheit nicht gehabt.

Status praesens. Pat. ist ein 1 m 55 grosser, gutgenährter Mann von etwas plumpem Knochenbau, starker Musculatur und gut entwickeltem Panniculus adiposus. Die Zähne sind normal entwickelt, keine Spuren von Rachitis nachweisbar. Das Hautcolorit ist etwas dunkel; die Kopfhaare sind dunkelbraun, Barthaare dunkelblond. An den Armen ist die Behaarung auffallend stark an der Streckseite, sie reicht bis zum unteren Drittel der Oberarme, an der Volarseite des Vorderarmes fehlen die Haare vollkommen. Am Thorax und Bauche ist die Behaarung sehr spärlich, der Haarwuchs am Mons veneris sehr üppig. In der Gegend des Kreuzbeins ist eine behaarte Stelle von unregelmässiger Ausdehnung, dieselbe beginnt vom Processus spinosus des V. Lendenwirbels und reicht bis zum Gesäss herab. Am I. Kreuzbeinwirbel ist die Behaarung am dichtesten und reicht von der Mittellinie nach links 4 cm, nach rechts 2½ cm. In der Mitte des Kreuzbeines ist ein Haarwirbel, die Spitze der Haare ist nach oben gerichtet; die Farbe der Haare ist dunkelbraun, die Länge derselben schwankt zwischen 1 und 6 cm, links ist die Behaarung dichter als rechts. Entsprechend dem Haarwirbel ist eine 1 cm lange horizontal verlaufende weisse Narbe in der Haut zu constatiren. Beim Abtasten der Processus spinosi des Kreuzbeines ist entsprechend dem II. Wirbelfortsatze eine fast horizontal verlaufende Leiste zu fühlen, von dieser Leiste nach abwärts gelangt man mit dem Finger in eine Vertiefung. Druck auf diese Stelle ist absolut nicht schmerzhaft, bei stärkerem Drucke verspürt man einen federnden Widerstand.

Die Oberschenkel sind an der Beugeseite stärker behaart, wie an der Streckseite. Am linken Unterschenkel ist die Behaarung stärker als am rechten; besonders auffallend am linken Unterschenkel ist ein dicht gestellter Haarzug, welcher, von der Tuberositas tibiae beginnend, sich nach dem Malleolus internus hin erstreckt; auch diese Haare sind braun und haben hier eine Länge bis zu 2 cm. Das linke Bein ist im Hüftgelenk etwas nach innen rotirt, der Unterschenkel ist ödematös. 5 cm unterhalb der Tuberositas tibiae ist der Umfang links 33 cm, rechts 29 cm; 10 cm über dem Malleolus internus ist der Umfang links 23 cm, rechts 20 cm. Der linke Fuss steht in Equino-varus-Stellung; die Achillessehne ist stark gespannt, der Fussrücken ist ödematös und die Haut hier dunkler pigmentirt als am übrigen Körper. Bewegungen im Sprunggelenke sind activ, wie passiv nur in geringer Ausdehnung möglich. Von den ödematösen Zehen kann nur der I. und II. activ etwas bewegt werden, Bewegungen der III. und IV. Zehe sind passiv auch nur in geringer Ausdehnung möglich; dagegen besteht ausgedehnte passive Beweglichkeit an der V. Zehe. Der Nagel der I. Zehe ist verdickt, leicht abschilfernd, die Nägel der übrigen Zehen sind normal. Am Dorsum der Grundphalanx der I. Zehe ist eine kleine Narbe. Die II. und III. Zehe sind in der Mittel- und Nagelphalanx gebeugt, in der Grundphalanx gestreckt. Der Nagel der V. Zehe ist weich. Die Temperatur der Haut des linken Unterschenkels und Fusses ist nicht höher als rechts. In der Fusssohle entsprechend dem Köpfchen des V. Metatarsus ist eine Ulceration, die ein stinkendes Secret absondert, dieselbe hat einen Querdurchmesser von 23 mm, einen Längendurchmesser von 32 mm. Die Ränder der Ulceration sind hart, in der Mitte derselben sind die Granulationen grau verfärbt; die Epidermis in der Umgebung des Geschwüres ist stark verdickt. Die Untersuchung mit der Sonde ist absolut schmerzlos und gelangt man von der Mitte der Ulceration auf rauhen Knochen. Die Länge des Fusses von der Spitze der I. Zehe bis zum Calcaneus ist links 17½ cm, rechts 21 cm. Länge der Fibula links 2½ cm kürzer als rechts. Die Lymphdrüsen in der Inguinalgegend sind links etwas vergrössert, aber nicht schmerzhaft; eine sphygmographische Untersuchung an der Arteria femoralis konnte wegen des starken Fettpolsters des Patienten nicht vorgenommen werden; links scheint die Pulsation der Arterie stärker zu sein, als rechts. —

Bei der Prüfung der Sensibilität des linken Fusses zeigt sich, dass am ganzen Fusse vollkommene Anästhesie besteht, dass Tast- und Ortssinn vollkommen geschwunden sind, ferner ist am Fusse vollkommene Analgesie vorhanden. Die Anästhesie reicht fast bis zur Mitte des Unterschenkels, die Grenzen der anästhetischen Zone ist aber an kein bestimmtes Nervengebiet gebunden. —

Bei der von Herrn Prof. Jolly vorgenommenen elektrischen Untersuchung zeigte sich, dass bei der Faradisation vom Nervus peroneus aus links nur der M. extensor hallucis longus erregbar ist, die übrigen Streckmuskeln des Fusses und die Musculi peronei sind auch bei directer Reizung und sehr starken Strömen nicht erregbar. Der M. gastrocnemius reagirt links schwerer als rechts. Die Streckmuskeln am Oberschenkel sind rechts und links gleich gut erregbar; dagegen ist der M. tensor fasciae latae links nur bei sehr starken Strömen zur Contraction zu bringen. Bei der Untersuchung mit dem constanten Strome zeigt sich, dass an dem linken M.

extensor hallucis longus mit 40 Elementen KSZ stärker als ASZ ist, die Zuckungen sind etwas verlangsamt. Die übrigen Streckmuskeln des Fusses sind auch bei 60 Elementen durch den constanten Strom nicht erregbar. Gastrocnemius rechts bei 30 Elementen, links bei 40 Elementen KSZ-Zuckungen rechts energischer als links. — Die Empfindungen für den Schmerz des faradischen Stroms sind bei aufgeschobenen Rollen links in der Fusssohle eben merklich, rechts ist dieselbe Stromstärke unerträglich.

Die Percussion und Auscultation des Thorax ergiebt normale Verhältnisse. Bauchorgane ebenfalls normal. Im Urin kein Eiweiss und kein Zucker. Fieber besteht nicht.

Die Behandlung bestand zunächst in Desinfection des Geschwüres: es wurde dasselbe mit Zucker dick bestreut, nach dreimaligem Verbande war der Geruch verschwunden und das Geschwür mit schönen Granulationen bedeckt, die nur wenig Eiter secernirten. Pat. bleibt im Bette, der Unterschenkel wird hoch gelagert. —

Am 8. Mai ist die Ulceration fast geheilt, die Ränder derselben sind mit verdickter Epidermis bedeckt. In der letzten Zeit klagt der Kranke über ziehende Schmerzen im linken Kniegelenke. Die Anästhesie am Unterschenkel reicht fast bis zum Kniegelenke; das Oedem des Fusses und Unterschenkels ist etwas geringer geworden.

Am 9. Mai wird in Chloroformnarkose und unter Esmarch'scher Blutleere die Amputation des linken Oberschenkels dicht über den Condylen vorgenommen. Während der Operation häufige Desinfection mit 1 pro mille Sublimatlösung. Verband mit Zucker und entfettetem Musselin. — Vom Tage der Operation an, bis zum 23. Mai bestand unstillbares Erbrechen, vom zweiten Tage, nach der Operation, war das Zahnfleisch weisslich verfärbt, leicht blutend, es bestand Speichelfluss, welcher trotz fleissigem Gurgeln mit Kalichloricumlösung sich nicht besserte. Blutige Stühle. Die ersten sieben Tage nach der Amputation verliefen vollkommen fieberfrei. Am Abend des achten Tages ist die Temperatur 38,5. Beim Verbandwechsel nichts Abnormes an der Wunde zu constatiren. Der Urin, welcher bis zum 18. Mai normal war, enthält von diesem Tage ab Blut, viel Eiweiss und mit Blutkörperchen bedeckte Cylinder. Am 23. Mai Abends trat der Exitus ein.

Bei der Untersuchung der Nerven des amputirten Beines werden absolut keine Veränderungen gefunden; die Nervenfasern sind überall gut erhalten und lassen sich leicht bis zu den Nn. digitales hin verfolgen. Die Arterien des Unterschenkels sind stark contrahirt, auch in den kleinsten präparirbaren Aesten in der Nähe der Ulceration wird nirgends ein Thrombus gefunden. Am unteren Ende der Sehne des Extensor hallucis longus sind zu beiden Seiten der Sehne zahlreiche neugebildete Bindegewebsbündel, die Sehne selbst ist intact. — Die Knochen des Fusses zeigen die bekannten Veränderungen der Form bei Klumpfuss: sehr hochgradig difformirt sind die Metatarsalknochen. Von dem V. Metatarsus fehlt das Capitulum und der grösste Theil der Diaphyse, die Basis desselben und die des IV. Metatarsus ist fest mit dem Os cuboideum verwachsen. — Die Epidermis in der Nähe der Ulceration ist fast 8 mm dick, zeigt an der Oberfläche deutliche papilläre Anordnung. — Bei der mikroskopischen Untersuchung der Nerven des Fusses wurden überall guterhaltene Nervenfasern gefunden. Die mikroskopische Untersuchung der Arterien zeigt auch an den kleinsten Aesten eine deutliche Hypertrophie der Muscularis, das Endothel der Intima ist gut erhalten. Besonders fällt die Hypertrophie der Muscularis der Arterien in den Schnitten auf, die in der Nähe der Ulceration des Fusses gemacht wurden. Rings um die Arterien und Venen findet man ausserdem die Gefässwandung sehr stark mit Rundzellen durchsetzt, die zuweilen das Lumen der Gefässe fast völlig aufheben. Diese zellige Infiltration erstreckt sich weit in das Gewebe hinein, fast bis zur Cutis.

Die Ulceration am äusseren Fussrande ist wohl als eine Folge der Anästhesie, die ja noch während des Aufenthaltes des Kranken in der Klinik weiter fortschritt, aufzufassen. In Folge der fortwährenden Reizung von der Ulceration aus, kam es dann zu einer leichten Entzündung in ihrer Umgebung, die wieder die Veränderungen an den Gefässen bedingte. —

b. Anatomische Untersuchung.

Autopsie am 24. Mai Morgens (v. Recklinghausen).

Kräftiger Körper. Amputationswunde in der Mitte des linken Oberschenkels noch klaffend, mit Ausnahme der Wundwinkel, der Knochenstumpf ragt aus den Weichtheilen etwas hervor, so dass der Knochen auf 4 mm ganz entblösst ist, die Weichtheile tragen gut aussehende Granulationen. An dem rechten Schenkel keine Schwellung, dagegen sind beide Arme, namentlich die Hinterseiten beider Oberarme, stark geschwollen, besonders ist rechts die Haut derb und gespannt. Das subcutane Gewebe dieser Theile ist ödematös, oft gelblich oder blutig gefärbt, auf der Volarseite des rechten Handgelenks hämorrhagisch und hier auch eitrige Einlagerungen, namentlich auf der radialen Seite, eindringend zwischen die Sehnen und Muskeln, desgleichen in den oberflächlichen Schichten des Musc. biceps, Röthung der Achseldrüsen; die oberflächlichen, wie die tiefen Venen sind aber thrombenfrei, die Gelenke enthalten klare Synovia.

Die Inguinaldrüsen des linken Oberschenkels sind stark vergrössert, mit sehnigen Streifen durchsetzt. Die Scheide der Blutgefässe ist derb, am Eintritt der Vena profunda in die Vena femoralis starke Hyperämie der Vasa vasorum; während die Vena saphena frei ist, enthält die V. profunda und die V. femoralis obliterirende brüchige Thrombusmassen, von der Unterbindungsstelle beginnend, hier periphlebitische Verdichtung; in ihrem oberen Theil von der Einmündung der V. profunda bis zu der der V. saphena wandständige Thromben. Der untere Theil des Nerv. ischiadicus, ebenso die Muskeln stark geröthet, sogar hämorrhagisch. Knochenmark bis zur Amputationsstelle normal.

Am Rücken livide Röthungen, auch am Halse livide Flecken der Haut, Todtenstarre, im Allgemeinen sind die Muskeln des Körpers dunkel und trocken, nur die Recti abdominis mit hellen Flecken durchsetzt (hyaline Degeneration). Starkes Fettpolster. Die Bauchdecken stark gespannt, die Bauchorgane fühlen sich noch warm an.

Im rechten Pleuraraum etwas röthliche Flüssigkeit, an der Basis des rechten unteren Lungenlappens, sowie an der unteren Seite des linken oberen Lappens je ein hämorrhagischer Infarct, letzterer deutlich keilförmig, scharf begrenzt, von 22 mm Höhe, zu ihm führt ein mit hellrothem Thrombus verlegter Arterienast. Ecchymosen der Pleuren.

An den Kranzfurchen des Herzens, besonders auf der hinteren Seite sitzen zahlreiche pericardiale Ecchymosen. Das Blut im Herzen grösstentheils flüssig, rechts hellroth und mit Luftblasen vermischt, beiderseits gallertige speckhäutige Gerinnsel.

Die Milz ist stark vergrössert 17 : 10 : 5 cm, lässt derbere, lebhaft geröthete, aber nicht keilförmig gestaltete, auch nicht scharf abzugrenzende Heerde erkennen; das übrige weiche Milzgewebe ist von reichlichen Trabekeln durchzogen und erscheint auch deswegen relativ hell gefärbt.

Beide Nieren sind stark geschwollen, die linke 12,5 : 5,5 : 5, die rechte 13,5 : 6,5 : 5. Geringe Adhärenzen der Kapsel. Die Nierenoberfläche ist mit zahllosen Ecchymosen besetzt, desgleichen die Nierenrinde auf dem Durchschnitt, während die braunen Markkegel nicht roth gefleckt erscheinen. Am unteren Ende der rechten Niere ein hellröthlich gefärbter Infarct, gegen welchen hier ein Arterienstämmchen zu verfolgen ist, das einen kleinen blassröthlichen, glasig aussehenden und sich gabelnden Thrombus enthält. Gewicht der Niere mit Fettkapsel 350 g.

Die Harnwege, der Magen und Darm sind normal.

Die Leber ist ungemein gross und schwer, blutleer, blass, wiegt 2200 g, weissliche durchsichtige Streifen folgen den Pfortaderverästelungen innerhalb des sonst leicht bräunlich gefärbten Gewebes.

Die Wandung der Aorta erscheint innen leicht gerunzelt, ist offenbar noch in Todtenstarre befindlich, ihr Lumen sehr eng, Aorten- und Pulmonalklappe normal.

Der Schädel ist vorn sehr breit, hinten etwas blutreich, die Dura fast adhärent und sehr dick, die Pia ziemlich stark injicirt und auf dem Scheitel leicht ödematös, die Hirnsubstanz ist aber im Ganzen blass und etwas trocken, frei von Hämorrhagien. Gewicht 1420 g. In den Vorderhörnern etwas Verwachsung der Decke und des Bodens der Seitenventrikel. Wie der Rücken keine Verkrümmung, speciell keine Vertiefung oder Erhöhung in der Mittellinie, so zeigt auch die Wirbelsäule auf dem Sagittalschnitt in ihrem cervicalen und dorsalen Theil vorn, wie hinten keine Abnormität, ebenso wenig das Rückenmark, welches aber in dieser Ausdehnung ausserordentlich weich erscheint. Die Lendenwirbel sind an ihrer ventralen Seite gut geformt, ihre Oberfläche geht aber in so sanfter Biegung auf die ventrale Seite des Kreuzbeins über, dass ein richtiges Promontorium nicht zum Ausdruck kommt. Das Becken ist etwas eng, der gerade Durchmesser misst 10 cm, der quere 11, der linke schräge 11,5, der rechte 11,5.

Fig. 1.

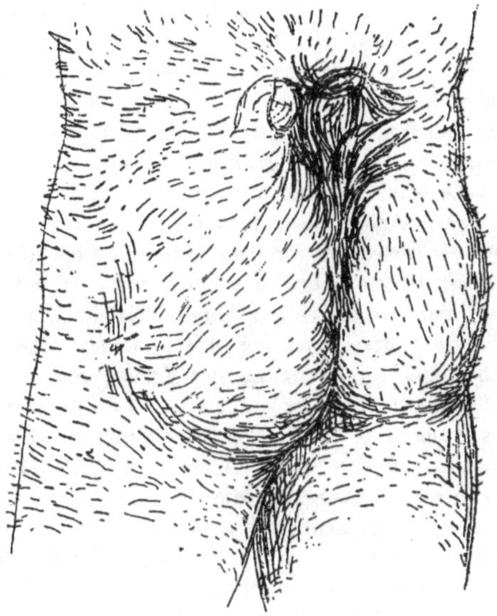

An den beiden Oberschenkeln namentlich an ihrer hinteren Seite ist der Haarwuchs, ebenso wie an den Genitalien stärker wie gewöhnlich bei Erwachsenen, ganz unverhältnissmässig aber auf den Hinterbacken, in der Gesässfalte und über dem Kreuzbein bis hinauf zu den Lenden. Während die Haare an den Seitentheilen des Steisses sehr fein, wenn auch bis 2 cm lang, ausserdem nur wenig gefärbt sind, werden sie auf der Mitte des Kreuzes dichter, dunkelbraun, bis zu 6 cm lang und biegen sich an ihrem Ende um, so dass sie mit einander Locken bilden. Der stärkste Haarbusch liegt median über dem letzten Lenden- und ersten Kreuzbeinwirbel und lässt sich beim Streichen leicht zu einem nach dem Kopf hinschauenden Schopf aufrichten, aber nicht nach dem After hin niederlegen. Vom Steissbein abwärts nehmen dagegen die Löckchen eine caudale Richtung an. Der Strich der Haare geht rechts wie links medianwärts und zwar nicht genau horizontal, vielmehr bilden dieselben zu jenem Haarschopf gerichtete Linien, der Art, dass diese fast alle auf beiden Hinterbacken schräg nach oben emporsteigen, nur an ihrem unteren Theile horizontal streichen und von beiden Seiten convergirend in der Gesässfalte kleine Haarbüschel oberhalb des Afters bilden, die sich mit ihren Spitzen berühren. Inmitten des grossen lumbosacralen Haarbusches lässt sich eine etwa 10 mm breite zarte Hautnarbe, welche einer festeren Unterlage entbehrt, auffinden. Die Dornfortsätze der Wirbel sind wegen des reichlichen Unterhautfettgewebes nicht leicht durchzutasten. Nach der Ablösung der Haut erscheint die Fascia lumbo-dorsalis intact, nur findet sich in ihr an der Stelle der tiefsten Einsenkung, die genau in der Mittellinie gerade über dem Anfang des Kreuzbeins gelegen ist, ein scharf geschnittener Spalt, durch welchen ein 5 mm breiter, aus fibrösem Fettgewebe gebildeter Strang, kaum adhärirend den fibrösen Spalträndern, hindurchzieht und in die im Sacralkanal enthaltenen Weichtheile direct übergeht. Dieser Spalt durchsetzt weiter nach der Art eines Knopflochs eine fast steife, weisse, sehnig-faserige Membran, auf welcher die Fascie fest adhärirt und sich median wenigstens verliert. Der Spalt (Sp Fig. 2) ist von einer regelmässig elliptischen Gestalt, von oben nach unten 15 mm lang und 5 mm breit und liegt genau median in gleicher Flucht mit dem Processus spinosus des V. Lendenwirbels, also genau an der Stelle des Processus spinosus spurius des ersten Sacralwirbels. Denn sein oberer Rand erreicht den etwas hypertrophischen, wohlgebildeten knöchernen Proc. spinosus des Lumbalis V nicht, sondern bleibt von ihm noch 11 mm entfernt. Das den Spalt passirende fibröse Fettgewebe lässt sich im subcutanen Fettgewebe wegen seiner grösseren Derbheit von dem übrigen subcutanen Fettgewebe wohl unterscheiden, wenn auch nicht mehr als ein Strang begrenzen, so doch deutlich bis zur unteren Seite der erwähnten Cutisnarbe verfolgen, zeichnet sich aber vor dem übrigen Fettgewebe bei der genaueren mikroskopischen Untersuchung nur durch seinen Reichthum an Bindegewebssträngen aus, ohne irgend etwas Ungewöhnliches, wie z. B. epitheliale Bildungen, stärkere Gefässe, Nerven oder quergestreifte Muskelfasern einzuschliessen. Schon bei der Betastung der Kreuzgegend durch die bedeckenden Weichtheile hindurch ist es aufgefallen, dass unterhalb der Oeffnung die Mittellinie des Kreuzbeins der Höcker, der Proc. spinosi spurii, welche am normalen Knochen oft eine Crista bilden, entbehrte, dass aber ausserdem dieser Theil der hinteren Wandung des Sacralkanals etwas dem Fingerdruck nachgab, also nicht knochenhart ist. Nach dem Abtrennen der äusseren Bedeckungen, besonders aber nach dem Durchsägen der Wirbelsäule ergiebt sich nun, dass in der Mittellinie von oben bis unten die hintere Wand des Sacralkanals nirgends knöchern ist, vielmehr nur durch eine derbe, fibröse, wie steife Pappe biegsame, sogar etwas federnde Bandmasse, völlig von der Structur der gewöhnlichen elastischen Bänder, gebildet wird, während die lateralen Theile der Kanalwand aus richtigem Knochen bestehen. Die Bandmasse deckt also einen Spalt in der dorsalen Sacralwand, der am macerirten Kreuzbein in seiner ganzen Länge nach Art des normalen Hiatus sacralis klaffen würde. Die Breite dieser Schlussplatte oder, was dasselbe, die Weite des medianen Spaltes, der zwischen den knöchernen Wurzelstücken der sacralen Wirbelbögen nach der Ablösung der Weichtheile klaffen würde, lässt sich im I. Sacralwirbel auf 16 mm, im II. auf 8, im III. und IV. je auf 9 bestimmen. Die Dicke der fibrösen Schlussplatte ist von dem unteren Rande der erwähnten Oeffnung abwärts in ganzer Länge ziemlich gleichmässig 3—4 mm, steigt aber oberhalb derselben bis zum Ansatz an den Proc. spinos. lumb. V rasch bis auf 8 mm an. An den Seitentheilen des Kreuzbeins bietet die hintere Oberfläche, nachdem sie von den bedeckenden Weichtheilen, der Fascie, dem M. multifidus spinae und den Bändern gesäubert sind, nichts Abnormes dar, nur hebt sich am oberen Ende des Kreuzbeins der rechte Schenkel des Wirbelbogens aus dem Niveau der eingebogenen Aussenfläche als eine starke Leiste rippenartig, sogar etwas convex nach aussen gekrümmt hervor, während der linke correspondirende Bogenschenkel etwas stärker von aussen her eingebogen ist und also stärker in den Sacralkanal hineinragt als normal, ohne aber nach innen eine Art Rippe vorzutreiben. Noch stärker ist diese Einwärtsbiegung am linken Schenkel des Bogens des Lumbalis V der Art, dass sein unterer Rand gegen den oberen linken Rand des ersten

Sacralbogenschenkels um fast 5 mm medianwärts verschoben erscheint. Gleichzeitig ist jener bis zum ebenfalls sehr kräftigen, nicht gespaltenen Processus spinosus hin hypertrophisch: denn seine Dicke beträgt 9 mm. Aehnliche Ungleichheiten zwischen rechter und linker Seite liegen an den übrigen Lendenwirbeln nicht vor. Das eigentliche Centrum der Störungen an dem Rückgrat befindet sich wie bereits bei der Untersuchung von aussen erkannt wurde, in dem Bogen des ersten Sacralwirbels. Die Spina bifida sacralis ist in ihm am breitesten, ferner liegt inmitten seiner Deckplatte die klaffende Oeffnung, welche Fettgewebsmassen von aussen in den Sacralkanal hineinleitet.

Die auffälligste Abnormität ergiebt sich aber, nachdem die Lendenwirbelsäule und das Becken durch einen Sagittalschnitt in eine rechte und linke Hälfte getrennt werden. Dieser sagittale Schnitt wird nicht genau median, sondern etwa 7 mm nach links von der Medianebene geführt, in der Absicht, das Rückenmark zu schonen. So gelingt es, in ganzer Länge den Rückgratskanal zu spalten, ohne den Sack der Dura mater zu eröffnen, und so gelangt man zu folgenden Ergebnissen:

1) Das untere Ende des Rückenmarks, der Conus medullaris, liegt nicht, wie normal im II. Lenden-, sondern im II. Kreuzbeinwirbel (Cm Fig. 2 Taf. I), 2) der Rückgratskanal innerhalb des letzten Lenden- und ersten Kreuzbeinwirbels ist weiter wie normal, sein Querschnitt bildet ein ungleichseitiges Dreieck, dessen rechte längere Seite nach aussen gebogen ist, dessen Höhe in dem IV. Lendenwirbel 27 mm, im Sacralis I 30, im Sacralis II 27 mm beträgt, also ein Plus von 10 mm ungefähr aufweist. 3) Dieser weite Theil wird aber vollständig erfüllt, nicht nur durch das Rückenmark, sondern noch durch eine wie Fettgewebe erscheinende Masse (Ml), welche das Rückenmark gegen die vordere Kanalwand drängt, dasselbe hinten und seitlich verdeckt und auch im übrigen Sacralkanal die Nerven der Cauda equina grösstentheils einbettet, nur den Conus medullaris frei lässt. 4) Konnte die letzterwähnte Fettmasse zunächst auch als ein ungewöhnlich entwickeltes extradurales Fettpolster, welches ja meistens die Nervenfasern nach ihrem Austritt aus dem Sack der Dura mater bis zu den Wirbellöchern begleitet, erscheinen, so zeigte sich doch an den Stellen, wo die Dura angeschnitten wird, dass dieses Fettpolster in ganz ungewöhnlicher Weise auch intradural weiterreicht, die weichen Rückenmarkshäute von hinten her durchsetzt, sich nach oben hin von der Aussenfläche des Rückenmarks selbst erhebt, aber

doch seiner dorsalen Seite untrennbar aufsitzt, gleichzeitig dasselbe an seinen Seiten umgreift, ventralwärts verschiebt und deformirt. 5) So gut es gelingt, auf der ventralen Seite die Dura mater zu erkennen und als eine besondere Membran von den Wirbelkörpern, selbst bis in den unteren Theil des Sacralkanals hinein, von der Beinhaut der Sacralwirbel, auch noch des V., abzuheben, so schwer ist es, dorsalwärts die Dura mater vom I. Sacralwirbel an zu verfolgen. Einerseits verliert sie sich hier im Periost, andererseits aber löst sie sich in Faserzüge auf, die sich in dem Fettgewebe zerstreuen und untergehen. In gleicher Weise verstreichen auch die von aussen durch die Oeffnung der Deckplatte in den Sacralkanal eindringenden Faserbündel in dem der Kanalwandung innig angeschmiegten Fettgewebe. 6) Ausser diesen weissen Bindegewebszügen treten aber noch blassröthliche Faserzüge auf, selbst deutliche Faserbündel (MM), die nicht verzweigt, wie jene, sondern als richtige band- oder spindelförmige Muskelbäuche zu isoliren sind und mikroskopisch aus normalen quergestreiften Muskelfasern bestehen. Die einzelnen Muskeln sind immer sehr zart und dünn, meist nur kurz, 1—2 cm; indessen sind doch einzelne bandförmige auch bis 55 mm lang, und alsdann mit richtigen sehnigen Endigungen versehen, welche sich entweder im Fette oder am Periostgewebe verlieren. Soweit alle diese Muskeln präparirbar, verlaufen sie in der Längsrichtung des Kanals, davon höchstens unter einem kleinem Winkel abweichend, meistens indem sie unten von der Sacralwand entspringen, und nach oben in dem Fettgewebe endigen. Oft decken diese platten Muskelchen einander und wiederholen die gefiederte Anordnung, welche den tiefen Rückenmuskeln, dem Multifidus spinae, eigen ist. Namentlich lagern reichliche Muskelbäuche in dichtester Packung auf der linken Seite des Sacralkanals, bedecken von hier aus die Cauda equina und erreichen sogar ihre vordere Seite, wenigstens in der Höhe des III. Sacralwirbelkörpers von welchen sich noch ein extradural gelagerter schmaler 15 mm langer Muskelbauch abheben lässt. An der Hinterwand des Kanals steigen die Muskelchen noch bis zur Höhe des IV. Sacralwirbels hinab, eingebettet in reichlichem Fettgewebe und mit den Nerven der Cauda equina in innigster Berührung. Nach oben hin lässt sich makroskopisch verfolgen und mikroskopisch bestätigen, dass Muskelbäuche, in dem lockeren Fettgewebe zerstreut, ganz bis in die Nähe des Rückenmarks vordringen. 7) Die aus Fettzellen, Bindegewebszügen und Muskelbündeln bestehende Masse schmiegt sich dem Rückenmark nicht nur von aussen an, sondern geht mit ihm die festeste Verbindung ein und reicht am weitesten nach vorn auf seiner linken Seite. Als hier die Masse zwecks der Verfolgung der eingebetteten Stränge bis hart an das Rückenmark heran zerlegt wird, treten darin Gruppen von unverkennbaren Nervenwurzeln hervor, ausgezeichnet durch ihre weisse Farbe und abnorm derbe Beschaffenheit. Das Rückenmark selbst fühlt sich hier sehr derb an, viel derber wie das weiche obere Lenden- und das Dorsalmark, aber auch einem nicht erweichten Rückenmark gegenüber viel zu derb, besonders auf der hinteren Seite. An diesem verhärteten Rückenmark sind auch jene Nervenwurzeln untrennbar befestigt, während sie innerhalb des Fettgewebes gut beweglich und leicht auszuschälen sind.

Die Verhältnisse, welche durch diese makroskopische Untersuchung klar gelegt wurden, lassen folgende Diagnosen stellen. Die sacrolumbale Hypertrichosis liegt über einer Spina bifida sacralis, einer occulta mittelst einer fibrösen Deckplatte (F), welche die Stelle der Processus spinosi sacrales einnimmt. In dem theilweise erweiterten Rückgratskanal ist das Rückenmark um die Höhe von fünf Wirbeln verlängert und nach hinten und zu beiden Seiten, vorwiegend links, eingescheidet durch ein Myofibrolipom, welches sich nach oben und nach vorn deutlich als Tumor aus dem Niveau des Rückenmarkes heraushebt, sich aber nach hinten und aussen der knöchernen und häutigen Kanalwandung anschmiegt und mittelst eines besonderen Stranges durch eine unterhalb des Proc. spinosus lumbalis V in der Deckplatte der Spina bifida gelegenen Lücke (Sp) mit der Narbe (E), welche die äussere Haut inmitten der Hypertrichosis sacralis trägt, zusammenhängt.

Erinnern wir uns der Thatsache, dass sich Rückenmark und Wirbelsäule des Embryo ungleich verlängern und dass schon beim neunmonatlichen Fötus, nach H. Ranke's Untersuchungen sogar schon beim fünf- bis sechsmonatlichen, der Conus medullaris nicht mehr im Sacral-, sondern im Lendenkanal etwa in der Höhe des dritten Lendenwirbels liegt, dass das untere Rückenmarksende im Wirbelkanal mit dem Wachsthum nach oben steigt, indem an seiner Statt seine Nervenwurzeln das Längswachsthum übernehmen und dadurch die Cauda equina formen, so können wir das vorliegende anatomische Verhältniss auch als eine Störung dieser regelrechten Verschiebung des Rückenmarks im Rückgratskanal bezeichnen. Das Rückenmarksende ist im Sacralkanal festgehalten worden, dadurch bedeutend verlängert, hauptsächlich in seinem Lendentheil, die Cauda equina mangelhaft gebildet. Denn erst am Conus medullaris, nicht schon höher oben legen sich die austretenden Nervenwurzeln parallel neben einander wie die Haare im Pferdeschwanz, nach abwärts steigend longitudinell in der Axe des Sacralkanals. Dagegen treten die vorderen wie die hinteren Nervenwurzeln des Lumbaltheils zum Theil in senkrechter Richtung vom Rückenmark ab direct zu ihren Interretrallöchern ganz wie die Brust- und Halsnerven; zum Theil aber steigen die Wurzeln sogar von unten nach oben longitudinell, sind also in richtiger Weise Recurrentes, besonders deutlich an den Radices lumbales III und IV (Fig. 2 NIIILr und NIVLr). Das Verhältniss der frühen embryonalen Periode ist also dadurch erhalten worden, dass das untere Rückenmarksende im Sacralkanal an der Stelle, wo jetzt noch das Myofibrolipom seine Anheftung an die Bogentheile der Lenden- und Sacralwirbel vermittelt, festgehalten wurde.

Für die Beurtheilung der Genese dieses offenbaren Missbildungsverhältnisses kommen noch weitere Thatsachen in Betracht. Zunächst das makroskopische Moment, dass nicht nur die Nervenwurzeln, welche innerhalb des Lipoms herauspräparirt werden, auf der linken Seite ärmer an Faserbündeln, also von geringerer Stärke erscheinen wie ihre symmetrischen Genossen rechts, auch wie die nach oben strebenden Wurzeln, welche aus dem Rückenmark dort entspringen, wohin der Tumor nicht mehr reicht. Jene linksseitigen, schmächtigen, aber entschieden verhärteten Nervenwurzeln zeigen auch noch mikroskopisch, dass sie an Nervenfasern verarmt sind, dass sie viele Faserbündel enthalten, welche nur aus derbem, sogar sclerotisch zu nennendem Bindegewebe bestehn und des Myelins und der Axencylinder gänzlich entbehren. Da diese linksseitigen Wurzeln durch den sagittalen Sägeschnitt entzwei geschnitten sind, so gelingt es nicht mehr, ihren weiteren Verlauf, mit Sicherheit zu verfolgen; doch ergiebt sich, dass an der linken Beckenhälfte aus dem 2. und 3. Sacralloch dünne Nervenfäden in den Sacralkanal hereingezogen werden können, welche die gleiche atrophirende Sclerose darbieten. Ueber ihr ferneres Verhalten entscheidet alsdann die Präparation der Plexus sacrales anteriores. Während der rechte das gewöhnliche Verhalten darbietet, dass nehmlich der N. sacralis I 7 mm, II 5, III 4 breit, also von normaler Stärke, IV und V dünner, aber doch noch bis 2,5 mm und 1 mm dick sind, kann linkerseits ein N. sacralis III nur in der Dicke von 1 mm, ein IV von 1,5 und ein V gar nicht mehr aufgefunden werden; I und II erscheinen dagegen links eher etwas stärker (8 und 6 mm) wie rechts. Der Plexus ischiadicus ist links anders zusammengesetzt wie rechts, eine Vergleichung der Maasse daher nicht auszuführen, doch erscheint der Stamm des N. ischiadicus links entschieden schmäler (13 mm) und platter (2 mm) wie rechts (15 : 2,5), ohne dass aber in seinem Querschnitt mikroskopisch deutliche sclerotische Nervenfaserbündel neben den mit Osmium gut geschwärzten intacten aufgefunden werden können. Unzweifelhaft resultirt aus dieser Untersuchung, dass linkerseits die letzten Nervi sacrales höchst mangelhaft entwickelt, und so weit vorhanden, sclerotisch atrophirt, ganz so wie nach einer alten interstitiellen Neuritis verändert sind. Vorzugsweise sind die hinteren Wurzeln, vielleicht sogar allein betroffen. In den Hauptzweigen des Ischiadicus, namentlich in den an dem amputirten Schenkel gelegenen Nerven gelingt es auch bei wiederholter Untersuchung nicht, atrophirte Faserbündel oder frisch degenerirte Nervenfasern zu erkennen und so den Ausfall an Elementen zu demonstriren, welcher in den Nervenbahnen der linken unteren Extremität sicherlich Platz gegriffen hat — gewiss schon seit der embryonalen Entwicklung, da N. sacralis V links nicht einmal als Rudiment existirt.

Die Veränderungen, welche das Lendenmark erlitten hat, erhellen namentlich aus der mikroskopischen Untersuchung von 10 Querschnitten, welche inmitten des einscheidenden Lipoms angelegt werden. Die Figur 3 Taf. I erläutert das Verhältniss, welches sie durchschnittlich darbieten. Das Rückenmark erscheint von hinten nach vorn abgeplattet, gleichzeitig von links nach rechts verzogen, wie wenn der heranwachsende Tumor einen Druck auf dasselbe in schiefer Richtung, nehmlich von links und hinten nach rechts und vorn ausgeübt hätte. Thatsächlich erhellt dieses, wenn wir die Medianebene des Rückenmarks aufsuchen und zu diesem Zweck durch den Verlauf des grossen Gefässstammes, welcher von vorn in das Rückenmark eindringt (A), die Fissura longitudinalis anterior bezeichnen lassen, alsdann den meist geschlossenen, nirgends dilatirten Centralkanal mit seinem Ependym, einen durch seinen Rundzellenreichthum kenntlichen Fleck, passiren und zuletzt gegen den Tumor hin fortschreiten zu einem helleren Streifen, den wir als eine allerdings sehr schwache Andeutung der Fissura longitudinalis posterior ansprechen dürfen. Mit der in dieser Weise vollzogenen Theilung des Rückenmarks in seine linke und rechte Hälfte steht die Vertheilung von weisser und grauer Substanz, so weit sie noch abzugrenzen, durchaus im Einklang. Die rechte Hälfte erscheint auf dem Querschnitt lang gestreckt und ausgezogen gegen die austretende hintere Wurzel (Rh), welche fast ganz auf die Seite des Rückenmarks verschoben erscheint. Die graue Substanz (G) wiederholt die Verzerrung in demselben Sinne, selbst die Ganglienzellen, sonst wohl erhalten, sind gleicherweise von rechts nach links gestreckt und nicht ohne Mühe in eine kleine mediane, eine mittlere und eine grosse laterale Gruppe zu sondern, welche letztere undeutlich wieder in eine vordere und eine hintere (Clarke'sche Säule?) zu trennen ist. Der Vorder- und der Seitenstrang erscheinen, abgesehen von der Verziehung, unverändert, der Hinterstrang wird von auffälligen Balkenzügen durchsetzt, und dadurch in den Bereich des Tumors, wie weiter unten zu schildern, theilweise einbezogen. Die linke Rückenmarkshälfte ist entschieden kleiner, von ihrer nervösen Substanz viel weniger erhalten wie rechts, weil der Tumor in sie tiefer eingegriffen hat, namentlich seine Balkenzüge tiefer einstrahlen lässt. Während die rechte vordere Wurzel an der vollständig normalen Stelle die intacte weiche Rückenmarkshaut durchbricht, wird die linke vordere Wurzel vom Fett- und Muskelgewebe erreicht, erscheint sogar dadurch etwas nach vorn verschoben. Von ihrer Insertion ausgehend kann man den Vorderstrang in ganzer Ausdehnung als unbetheiligt und als richtig gefasert erkennen, vom Seitenstrang ist aber nichts wahrzunehmen, der Hinterstrang höchst mangelhaft, wohl nur in seinen medialen links neben dem centralen Ependymfaden gelegenen Partien erhalten. Aber auch die graue Substanz wird von der hinteren Seite her mit den Balkenstrahlungen (Bd) durchzogen, so dass sogar wohl erhaltene grosse Ganglienzellen in die Maschen des Balkennetzes zu liegen kommen, indessen an Zahl gegen die rechte Seite bedeutend zurückstehen. Rein gebildet und unverändert stellt sich die graue Substanz links nur dar in den vorderen und medialen Theilen ihres Vorderhorns. Auch hier lässt sich ein Hinterhorn eben so wenig, wie der Austritt einer hintern Wurzel auf den Querschnitten verfolgen, wahrscheinlich deswegen, weil sie sclerotisch degenerirt und innerhalb der dicht stehenden, sich innig durchflechtenden Züge sclerotischen Bindegewebes (S), die vom Tumor ausgehen, nicht zu unterscheiden ist. Makroskopisch wird sie in der That gerade in diesen von hinten fast die Mitte des Rückenmarks treffenden fibrösen Balkenzügen nachgewiesen, in einer Richtung, die ziemlich genau derjenigen entspricht, welche der oben postulirten Druckwirkung zukäme. Jeder Querschnitt lehrt, wie der Tumor das abgeplattete Rückenmark umgreift, und zwar da, wo er am mächtigsten ist, von der rechten hinteren Wurzel (Rh) bis zur linken vorderen (Lv) reicht, beide noch einbettend. In seiner linken Seite überwiegen die derben fibrösen Züge (S) und die Bündel quergestreifter Muskelfasern (M), in dem dorsalwärts gelegenen Theil und hinter der rechten Rückenmarkshälfte tritt das reine Lipomgewebe (F) in den Vordergrund und erscheint von auffällig weiten, aber äusserst dünnwandigen Blutgefässen (B) durchzogen.

Gegen die hintere Seite des Rückenmarks schliesst das Lipomgewebe noch mit einem kräftigen Lager dicht geflochtener schmalster Faserbündel ab, welches auf dem Querschnitt eigenthümlich gekräuselt erscheint (a). Statt der steifen geradlinigen Strahlung des fibrösen Gewebes in dem Lipom zeigt diese Zone an der hinteren Peripherie des Rückenmarks wellige Faserungen. Ihre Faserbündel verlaufen fast genau longitudinell, nicht quer wie jene fibrösen. Sie präsentiren sich daher auf dem Rückenmarksquerschnitt schräg und senkrecht durchschnitten und bilden sogar ein ziemlich regelmässiges Mosaik, indem die gleichartigen vieleckigen Bündelquerschnitte sich so innig an einander schmiegen, dass für ein differentes Gewebe, z. B. für Fettzellen kein Raum bleibt. Nur weite Blutgefässe unterbrechen zuweilen die musivische Einförmigkeit. Da diese Anordnung fasciculären Geweben, den Sehnen, Fascien, Muskeln und peripherischen Nerven zukommt, nicht aber dem Pia- und Arachnoideagewebe, da ferner ein pathologisch-neugeschaffenes Gewebe einen so regelmässigen Aufbau aus parallel verlaufenden Bündeln wohl kaum erlangen dürfte, so muss diese Zone als verändertes Nervenfasergewebe angesprochen werden. Karminfärbungen lehren weitere Momente kennen, welche an der nervösen Natur dieser Zone nicht mehr zweifeln lassen. Jedes Feldchen des Mosaiks schliesst mehrere Querschnitte von Primitivfasern ein, von denen manche noch einen roth gefärbten Axenkörper erkennen lassen, so dass die bekannten Sonnenbildchen wie auf dem Durchschnitt der normalen Rückenmarksstränge hervortreten, ausserdem sind noch durch ihre rothe Färbung hervorstechende; länglich gestaltete, longitudinell gerichtete Gebilde als Zellenkerne bezeichnet. Dagegen werden jene sclerotischen fibrösen Bindegewebsbündel durch das Karmin ganz gleichmässig und zwar intensiv roth gefärbt; nirgends tritt in ihren einzelnen Primitivfaserbündeln ein axiales Gebilde hervor, sondern nur vereinzelt ein rundlicher Kern. Indessen konnte es doch nicht streng bewiesen werden, dass besagte Zone ganz aus gewöhnlichen Nervenprimitivfasern besteht, da nicht einmal in der Mehrzahl derselben je ein Axenfaden zu demonstriren war, vielleicht wegen der hierfür ungünstigen Erhärtung in Alkohol, vielleicht auch, weil eine Degeneration eingetreten war. Soll ein Vergleich gezogen werden, so lässt sich aussagen, dass die Querschnitte am meisten denjenigen atrophischer peripherischer Nerven oder der sympathischen Nerven mit ihren blassen Primitivfasern, aber auch sehr faserreicher grau degenerirter Nervensubstanz gleichen.

Es scheint daher die Annahme begründet, dass es in dieser Zone die hinteren Nervenwurzeln auf ihrem longitudinellen Verlauf an der Oberfläche des Lendenmarks sind, welche sammt ihren Piascheiden mittelst des vom wachsenden Tumor her ausgeübten Druckes an die Oberfläche des Rückenmarks innigst angeschmiegt, abgeplattet oder auch gegenseitig verschoben und vielleicht auch atrophisch geworden sind. Für veränderte Theile der Hinterstränge kann diese Zone nicht angesehen werden, weil sie rechts von dem hintern Rande der grauen Substanz zu weit absteht und zwar durch eine gleichmässige Schicht getrennt, die ihrerseits deutlich als veränderte weisse Substanz zu erkennen ist.

Für eine andere Möglichkeit, dass nehmlich diese Zone ein neu geschaffenes Bindegewebe, etwa eine entzündlich verdickte Pia wäre, spricht allerdings der eine Umstand, dass dieselbe sich fast gleichmässig über die ganze hintere Fläche des abgeplatteten Rückenmarks erstreckt. Ferner brauchen wir uns nur dessen zu erinnern, dass an dem normalen Lendenmark und dem Brustmark innerhalb des XII. Brustwirbels die longitudinell demselben angelagerten rechten und linken hinteren Nervenwurzeln sich einander nähern und sich abwärts, indem sie an Zahl rasch zunehmen, in der Medianebene unmittelbar berühren, wie namentlich die Abbildungen von Querschnitten gefrorener Leichen, in ausgezeichneter Weise die von Axel Key und Retzius auf Taf. II. Fig. 9—11, 18 und 19 ihrer Studien gegebenen Zeichnungen auf's Deutlichste illustriren. Freilich sollte man aber, wenn jene Zone mit diesen dem Rückenmark aufgelagerten hinteren Wurzeln in Zusammenhang zu bringen, bezüglich aus ihnen entstanden wäre, erwarten, dass zwischen ihr und den degenerirten Hintersträngen die Pia mater in irgend einer Form zu finden sei und eine Grenzmarke derselben eben so wie an den Vordersträngen darstellte. Hiervon ist nun aber absolut nichts aufzufinden. Die Abgrenzung der Zone gegen die weisse Substanz ist vielmehr ganz unregelmässig und fehlt oft vollständig. Mit den beiden Hintersträngen wird sogar noch eine besonders innige Verbindung dadurch hergestellt, dass die ihnen eigenthümlichen Gerüstbalken auch in jene Zone übergehen. In der That kommen diese ramificirten und grossmaschige Netze bildenden, vorzugsweise in transversaler Richtung das Rückenmark durchstrahlenden Bindegewebsbalken, welche aus fein fibrillärem und zwar parallelfaserigem, nicht sclerotischem Bindegewebe bestehen, nur der Zone, den beiden Hintersträngen und dem linken Seitenstrang zu. Die genauere Untersuchung derselben lehrt, dass diese Balken sämmtlich ein Blutgefäss meistentheils von grosser Lichtung enthalten, oft leicht erkennbar eine kleine Arterie oder Vene. Constatiren wir noch, dass in den intacten Theilen des Rückenmarks, den Vorder- und Seitensträngen und in der grauen Substanz ausser den Hauptgefässen gar keine Blutgefässe bei Anwendung der schwachen Vergrösserung zu sehen sind, so wird es offenbar, dass jene Gefässe in den hinteren Theilen des Lendenmarks erstens hypertrophisch geworden, zweitens mit einer übermässig entwickelten Bindegewebsscheide versehen sind, und dass sie diese Veränderung ihrem genetischen Zusammenhange mit dem von hinten das Rückenmark angreifenden Tumor verdanken.

Zu welchen Folgerungen führen nun die geschilderten anatomischen Verhältnisse? Eine Neubildung entschieden heterologer Art, ein Myofibrolipom hat sich von der hinteren Seite her gegen das Rückenmark entwickelt, seine Häute dissociirt, das Rückenmark nach vorn geschoben und in schiefer Richtung abgeplattet, zwar keine richtige Compressionsmyelitis erzeugt, aber doch sein Gewebe und seine Gefässbahnen betheiligt und seine linke Hälfte im Allgemeinen verkümmert, speciell noch den linken Seiten- und Hinterstrang fast ganz vernichtet, auch die graue Substanz, namentlich in ihren Ganglienzellen verarmen, endlich die linken hinteren Wurzeln, wenigstens diejenigen, welche den N. sacralis III—V bilden, nach Art einer chronischen neuritischen Atrophie degeneriren lassen. Die starke Ausbildung von Bindegewebe, die Sclerosirung der Nervenwurzeln, die Hypertrophie der Gefässscheiden, sowie überhaupt die starke Gefässbildung berechtigen uns zu der Behauptung, dass der Prozess mit Irritationen einhergegangen ist und zeitweilig eine Art chronischer Entzündung angeregt wurde. In der Hauptsache datiren diese Störungen schon aus der frühesten Kindheit. Eine Verlängerung des Rückenmarks wie die vorliegende, muss vor jener Zeit, wo das untere Rückenmarksende aus dem Sacraltheil des Wirbelrohrs in den Lendentheil verschoben wird, also vor dem 6. Monat des Fötallebens begonnen haben. Zeigt doch das Rückenmark nicht die Verhältnisse einer wahren Hypertrophie, trotz seiner übermässigen Länge nicht eine Zunahme um neue Segmente und überzählige Nervenursprünge, sondern nur eine Dehnung seiner Segmente und eine entsprechende Abnahme seiner Substanz in der Quere. Selbstverständlich muss man für den letzteren Punkt wohl im Auge behalten, dass die abnorme Dicke des letzten Abschnittes des Rückenmarks zum allergrössten Theil durch den Tumor hergestellt wird, dass dagegen auf dem Querschnitt das eigentliche Rückenmark nicht nur abgeplattet, missgestaltet und theilweise degenerirt ist, sondern dass auch seine alten Grenzcontouren einen absolut geringeren Flächeninhalt, nur einen Bruchtheil, auf dem in der Zeichnung (Fig. 3) dargestellten Querschnitt wohl nur ein Viertel desjenigen Flächeninhalts einschliessen, welchen ein Querschnitt des unteren Lendentheils eines gewöhnlichen erwachsenen Rückenmarks darbietet. Die erfolgte Längsdehnung des Lendenmarks erhellt am deutlichsten aus der geschilderten abnormen Richtung seiner Nervenwurzeln, aus dem vollständigen Recurriren der III. und IV. lumbalen, und aus dem rechtwinkligen Abgang der II. und V. lumbalen Wurzeln, statt dass sie gegen ihre zugehörigen Intervertebrallöcher hin von dem Rückenmark her unter einem nach unten sich öffnenden spitzen Winkel von 15 bis 25° hinziehen sollten. Beide Verhältnisse, die Verlängerung und die Vergrösserung des Abgangswinkels der Lendennerven, sind in gewissen Fällen der Spina bifida lumbo-sacralis, speciell in solchen, welche man heutiges Tags als Myelomeningocelen bezeichnet, längst beobachtet worden und allgemein bekannt. Insbesondere ist das Angewachsensein der Rückenmarksspitze an die Wand des Tumorgipfels seit den alten Beobachtungen von Apinus, Mohrenheim u. A. und die gleichzeitige Verlängerung des Rückenmarks bis fast in den Sacralkanal, welche Morgagni wider seine Erwartung beobachtete, sowie die perverse Richtung der abgehenden lumbalen Nerven, seitdem sie durch A. F. Moeckel, dann durch Natorp, Bevalet, in neuester Zeit durch Koch bei Spinae bifidae von Kindern aus den ersten Lebensmonaten, wenn auch nicht in dem auffälligen Grade, wie in dem vorliegenden Falle, beschrieben und als typisches Verhältniss dieser Missbildung bezeichnet worden. Da dasselbe in ganz gleicher Weise in dem vorliegenden Fall sich ergeben hat, so dürfen wir ihm die gleiche Genese zuschreiben, wie den evidenten Formen der Spina bifida lumbalis und sacralis, um so mehr, als ja bei ihm eine durch eine Bandmasse geschlossene Spina bifida sacralis mit einer noch jetzt klaffenden Oeffnung evident nachzuweisen ist. Sicherlich hat also die Umbildung der Rückenfurche zum Rückgratsrohr eine Störung erfahren, welche auch die Medullarplatte betheiligte, wenn auch der Abschluss des Rückenmarksrohrs nicht verhindert wurde, mindestens hat ein Verhältniss bestanden wie bei der Meningocele spinalis, und mit Wahrscheinlichkeit dürfen wir die Zeit des Beginnes der Störung als die der frühesten embryonalen Epoche, spätestens zu Beginn der dritten Woche (Koch) festsetzen.

Für diese Auffassung kommt nun ferner noch die Beschaffenheit des Tumors in Betracht. Bestände derselbe nur aus Fettgewebe, so würde man ihn wohl als eine secundäre Bildung auffassen dürfen, als eine Hypertrophie der Fettläppchen, welche zwischen der Dura und den Wirbeln vorkommen, als eine Art Pseudohypertrophie, behufs der Ausfütterung der Rückgratshöhle, für welche das gedehnte Rückenmark viel zu schmal herangebildet wurde. Ein hypertrophisches Fettgewebe tritt bekanntlich nicht selten in die Lücke ein, welche die im Gefolge einer chronischen Entzündung schrumpfenden Organe hinterlassen (falsche Compensation). Da der lumbale Rückgratskanal, an der Stelle, welche vom Tumor eingenommen wird, entschieden zu weit ist, so würde eine solche Polsterung leicht verständlich sein, nicht minder, dass das luxuriöse Fettgewebe auch zwischen die Rückenmarkshäute auf den Bahnen, welche hier die chronische Entzündung einschlug, bis hart an das Rückenmark hinangeleitet wurde. Aber der Tumor enthält auch als ganz absonderlichen und auch seiner Masse nach bedeutungsvollen Bestandtheil, die Muskeln mit quergestreiften Fasern. Den Myomen vindicirt man gegenwärtig wohl allgemein einen Ursprung aus einer embryonalen Keimanlage, und somit leitet uns auch dieser Befund wiederum zur Annahme einer frühzeitigen, schon in der Zeit der ersten embryonalen Umbildung angelegten Störung. Freilich muss die Combination so verschiedenartiger Gewebe die Frage anregen, ob nicht der Tumor als ein Teratom, ein Rudiment von einem embryonalen Parasiten anzusehen ist, auch noch deswegen, weil gerade an dem unteren Ende der Körperaxe derartige Combinationstumoren, unter den angebornen sacro-coccygealen cystischen Geschwülsten so häufig am Kreuz oder am Steiss medial angeheftete selbst eine deutliche Ausstülpung der Dura mater sacralis einschliessende Teratome gefunden wurden. Gegen diese Auffassung spricht aber schon die auffällige Regelmässigkeit der Anordnung jener Muskeln, die um so auffälliger, weil hier keine rudimentären Skelettheile, überhaupt nicht jene vielfältigen Structuren, die in den Teratomen die Regel bilden, vorhanden sind. Zu der regelmässigen Schichtung, zu der ausnahmslos eingehaltenen longitudinellen Richtung kommt noch die gänzlich normale mikroskopische Structur der Muskelfasern, als ein weiteres Moment für die Behauptung, dass diese Muskeln auch bis zum Tode des Besitzers functionsfähig geblieben waren. Für den letzteren, interessanten Punkt entbehren wir hier allerdings des Beweises mittelst der directen Beobachtung und können uns daher nur auf das Experiment Bergmann's berufen, welcher an einem kindskopfgrossen, zwischen dem Mastdarm und dem Steissbein wurzelnden, cystischen Teratom eines 7 Wochen alten Kindes nicht nur spontane Bewegungen der ganzen Geschwulstmasse vor, sondern auch nach der Exstirpation kräftige Contractionen mittelst mechanischer, namentlich elektrischer Reizung constatiren und alsdann mikroskopisch neben reichlichen langen Spindelzellen auch Züge schmaler Fasern mit deutlichster Querstreifung nachweisen konnte. Diese Combinationsgeschwulst — und dasselbe gilt auch von den ihr verwandten sacro-coccygealen Teratomen — enthielt aber nur Muskelfasern in histoider Anordnung, in mikroskopischen Zügen unregelmässig im übrigen Gewebe vertheilt. Unser Tumor bietet dagegen eine höhere Stufe der Organisation, wirkliche Muskelorgane, zu compacten Massen geschichtet, ja sogar in der typischen Anordnung der benachbarten aussen auf dem Kreuzbein gelegenen Muskeln, besonders des Multifidus spinae, dar. Diese Einrichtung der myomatösen Massen weist positiv darauf hin, dass die Störung in eine Zeit der Keimanlage fiel, als sich die Muskelkeime von den Anlagen der Wirbelbögen sonderten, dass aber ferner die Wirbelbögen diesen aussen an ihnen liegenden Gliedern der Muskelplatten eine Bahn frei liessen, um an die Innenseite der Wand des dorsalen Knorpelrohrs zu gelangen. Wuchsen sie an vielen kleinen Stellen neben einander durch die embryonalen Knochenknorpelplatten der Membrana reuniens hindurch, oder war die Bahn eine weitere? Das grosse Quantum der transponirten Muskeln spricht gewiss für letzteres, somit für die Annahme, dass sie die Lücke in dem Wirbelbogen passirten, von deren Existenz in früher embryonaler Periode die jetzt noch vorhandene Spina bifida sacralis ein beredtes Zeugniss ablegt. Entspricht doch die restirende Oeffnung fast mathematisch genau der Mitte der gesammten im Rückgratskanal gelegenen Muskelgruppe oder vielmehr dem Centrum des Lipoms selbst! Nichts steht der weiteren Annahme entgegen, dass auch die Keime des Fettgewebes von aussen gleichzeitig mit den Muskelkeimen in den Kanal transponirt wurden.

Die Verlängerung des Rückenmarks, die Spina bifida und die Transposition von Theilen der Muskel- und Hautplatten — diese drei wichtigsten Thatsachen lassen sich demnach mit einander ganz ungezwungen vereinen, insgesammt aber auf die uns bekannten Verhältnisse einer Meningocele spinalis zurückführen, namentlich indem wir die Annahme machen, dass dieselbe sich später reducirte und etwa infolge einer langsamen oder raschen Entleerung ihres flüssigen Inhalts schon in der früheren Fötalzeit schrumpfte. Der das Muskel- und Fettgewebe verlagernde Zug konnte alsdann von dieser Schrumpfung herrühren. Indess fehlen freilich die Spuren eines mit Flüssigkeit gefüllten Sackes, der möglicherweise bei dem Patienten im Alter von 1½ Jahren, damals als die Geschwulst, welche die Hautnarbe hinterliess, abgebunden wurde, noch als Rudiment vorhanden war. Es muss daher betont werden, dass wir mit der Annahme einer Wirbelbogenspalte allein zur Erklärung nicht ausreichen, dass wir vielmehr auch eine Betheiligung der Anlagen der harten, wie der weichen Rückenmarkshaut an der Spaltbildung zulassen müssen, weil das Myolipom die Dura und sogar noch die Pia durchsetzt und die Substanz des Rückenmarks unmittelbar berührt, in geringem Grade selbst betheiligt.

Trotz dieser innigen Beziehung konnte aber jetzt kein thatsächlicher Anhaltspunkt für die Annahme gewonnen werden, dass auch der axiale Theil des Rückenmarks an der Spaltbildung Antheil genommen hätte. Wenigstens ist in dem Lendenmark, so weit es zu Querschnitten verwendet wurde, kein cystischer

Hohlraum aufgefunden worden. Der Centralkanal erscheint nirgends dilatirt, sondern obliterirt, auch im Hals- und Brustmark ist nur der gewöhnliche Ependymfaden anstatt des Kanals aufzufinden; jedenfalls klafft er nirgends an der Hinterseite des Rückenmarks, erreicht nicht einmal dessen hintere Grenze. Die platte Gestalt, welche das Lendenmark in der Ausdehnung des Tumors dem Auge darbot, erweckte zwar anfangs den Gedanken, dass das Medullarrohr eröffnet und mit seinen beiden Hälften umgelegt und in der Fläche ausgebreitet sein könnte. Derselbe wurde aber durch die mikroskopische Untersuchung alsbald hinfällig.

Dagegen sind im Gebiete der Wurzeln und zwar speciell der linken hinteren Wurzeln besondere Veränderungen aufgetreten; denn hier erscheinen die fibrösen Gewebsmassen als Effecte chronischer Entzündungen, wahrscheinlich secundärer Natur. Freilich lässt sich auch daran denken, dass diese schrumpfenden Bindegewebszüge es gewesen sind, welche als Leitstränge, nach der Art der Gubernacula die Keime der Haut- und Muskelplatten zum Rückenmark leiteten, dass sie alsdann hinterher von dem hyperplasirenden Fett- und Muskelgewebe durchwachsen und auseinander gedrängt wurden. Jedenfalls hat die Bindegewebshyperplasie nach der Bildung des Rhachisspaltes fortgedauert und nicht nur den Blutgefässen dicke Bindegewebsscheiden verliehen, eine chronische Periangioitis, die sich tief hinein in das Rückenmark erstreckt, hervorgerufen, sondern auch die linken hinteren Nervenwurzeln sclerosirt — und zwar schon in der Fötalperiode, da das Resultat dieser Neuritis, der Klumpfuss, notorisch mit auf die Welt gebracht wurde. Da auch der hintere Theil der linken Rückenmarkshälfte verkümmerte, der linke Plexus sacralis einen Ausfall an Nervenfasern erlitt, so ist der Beginn dieser Störung sogar schon auf frühe Perioden der embryonalen Entwickelung zu verlegen, wenn auch in späterer Zeit der wachsende Tumor mittelst eines Druckes oder einer Zerrung die Verkümmerung dieser Nervengebilde vollendete und erst in dem 20. Lebensjahr die Anästhesie und die Analgesie, namentlich die trophischen Störungen offenbar werden liess.

Mag übrigens die Reihenfolge, in welcher die hier concurrirenden Gewebe proliferirten und andere verkümmerten, auch eine etwas andere gewesen sein als die eben bezeichnete, darüber kann kein Zweifel sein, dass sich mit den Abnormitäten in der ersten Anlage der Theile solche Bindegewebswucherungen und Gefässerweiterungen combinirten, wie wir sie bei entzündlichen Prozessen, auch bei fötalen Entzündungen thatsächlich kennen, wie wir sie namentlich auch in den Wandungen der Meningocelen und Myelocelen antreffen. Nach der Geburt des Kindes stellten sich bindegewebige und lipomatöse Wucherungen, wenn die Tumoren platzten oder eröffnet wurden, gleichsam unter den Augen des Beobachters ein; auf den gleichen Vorgang schon im fötalen Leben hat man geschlossen, wenn eine unebene derbe Spina bifida „narbige Stellen“ auf ihrem Gipfel gleich bei der Geburt wahrnehmen liess. Hiernach hat die Hypothese, dass an die Stelle einer cystischen Rückgratsgeschwulst eine feste Fett- oder Bindegewebsmasse treten kann, manchen Anhänger gewonnen.

Läge es nun auch nahe, den Zustand der Zone atrophischer Nervensubstanz (a), welche zwischen das Rückenmark und das Myolipom eingeschoben ist, ebenfalls von einer Entzündung abzuleiten und ihre Fasermasse als eine andere Art Bindegewebe zu betrachten, so sehe ich mich doch durch die zierliche Faserung der Zone und ihre Anordnung in regelmässigen längsverlaufenden Zügen veranlasst, an ihre Entstehung aus specifischer longitudinell angelegter Nervensubstanz festzuhalten und für sie eine dem entsprechende Deutung zu suchen. Sollte sie nicht etwa Markstränge, ein Segment des Rückenmarks selbst, welches aus dem Niveau des übrigen Marks herausgetreten, repräsentiren? Zur Begründung dieser Ansicht kann ich mich auf mehrere Beobachtungen Anderer berufen. Förster hat eine nach der Perforation geschrumpfte Hydrorrhachis und Myelocele cervicalis eines halbjährigen Knaben beschrieben und abgebildet (Atlas Taf. XVI. Fig. 6), bei welcher sich ein solider, ganz aus grauer Rückenmarkssubstanz bestehender, mit den hinteren Nervenwurzeln überdeckter Fortsatz, der von der Umgebung des Centralkanals herausgewachsen, durch den Meningocelensack erstreckte und von seinem kolbigen, eine seröse Cyste enthaltenden dorsalen Ende einen Piastrang zur stark verdickten Dura aussandte. — Ferner hat F. Schultze eine in der Dissertation von Henry

J. Wolf beschriebene, 1) mit Hydromyelos, 2) mit Hydrocephalus und Tumoren der Decke des vierten Ventrikels verbundene Spina bifida cervicalis (3monatliches Kind) genauer untersucht; ein 6 mm breiter strangförmiger Fortsatz des Rückenmarks erstreckte sich in den Meningealsack und erhob sich von einer Nervenmasse, welche, wenn auch vom Rückenmark theilweise durch Bindegewebe abgetrennt, doch deutlich ein „hyperplastisches" Segment der Seiten- und Hinterstränge darstellte und ebenso wie jener im Innern des Sackes bis zur Grösse einer Wallnuss anschwellende Strang aus Bindegewebe und sehr dünnen marklosen Nervenfasern bestand. — Diese beiden Fälle werden am besten verständlich, wenn wir sie mit einer älteren Beobachtung von v. Bärensprung vergleichen, welche in mehreren Punkten unser Interesse erheischt, schon deswegen, weil sie als eine spontane, schon vor der Geburt eingetretene Heilung einer Hydrorrhachis bezeichnet werden kann und auch in dieser Hinsicht die Interpretation unseres Falles in einer vortrefflichen Weise unterstützt. Der 2 Zoll breite Tumor, welcher über einer schmalen Spalte des Dornfortsatzes des III. Brustwirbels mit einer Art Stiel von 1 Zoll Dicke aufsass und mit normaler Haut, die aber radienförmig zu einer narbenähnlichen Vertiefung hin verlaufende Falten bildete, überzogen, im Ganzen also pilzförmig gestaltet war, entleerte seit der Geburt keinerlei Flüssigkeit, ausser den übelriechenden Secretionen eines unreinen Geschwürs, welches an dieser narbigen Delle entstanden war. Als das Kind, 27 Wochen alt, unter den Erscheinungen einer häutigen Koryza und grosser Athemnoth gestorben war, constatirte H. Meckel in dem äusseren Tumor einen fibrösen Kern in Gestalt einer runden halbzölligen Scheibe, welche dorsalwärts von der Ulceration blossgelegt war, ventralwärts aber in den Dornfortsatzspalt einen dünnen und mitten im ansehnlichen subcutanen Fettgewebe des Stieles steckenden Fortsatz schickte. Der letztere war nun hohl, die Höhlung begrenzt von einer doppelten Wandung, der nachweisbaren Ausstülpung der harten und der weichen Rückenmarkshaut, die unter sich und mit dem fibrösen zwiebelartig geschichteten Tumorgewebe deutlich verschmolzen war. Alsdann bildete das Rückenmark an seiner hinteren Seite einen der Ausstülpung der Häute entsprechenden stumpfen Kegel, dessen Spitze bis in die Knochenspalte reichte. Derselbe „bestand vorzugsweise in einer örtlichen Zunahme der grauen Substanz, welche zugleich von weicherer Consistenz war. Die hinteren Stränge folgten dieser Anschwellung, waren aber aus ihrer regelmässigen Lage gebracht und erschienen wie ausgefasert, indem die graue Substanz zwischen die einzelnen Bündel eindrang." Die vorderen Stränge, von natürlicher Dicke, nahmen dagegen an der Bildung des Kegels keinen Antheil. Sonst ganz normales Rückenmark, normale Nervenwurzeln.

Wahrscheinlich war auch in dem von Sandifort untersuchten Falle (abgebildet in Sandifort Museum anatom. IV. 1835. Tab. LXVI, reproducirt in Vrolik Tab. XXXIV) eine ähnliche partielle Ausstülpung eines Rückenmarkssegmentes in die enge Oeffnung des Duralsackes vorhanden, so dass sich dasselbe hier verhielt wie der Darm in einer Littre'schen Hernie. Ferner ergeben wenigstens eine Knickung des Rückenmarks mit einem knieartigen Vorsprung gegen den Meningocelensack hin zwei Fälle von Spina bifida dorsalis, der eine von Natorp, der andere von Debout und Bouchut mitgetheilt (s. u.).

Sollten wir nun nicht mit diesen aus dem Niveau des Rückenmarks hervorgehobenen Segmenten medullärer „grauer", das ist myelinfreier Substanz auch das Gewebe der eigenthümlichen Zone unseres Falles vergleichen und annehmen dürfen, dass auch hier ein Sector des Rückenmarks zuerst herausgehoben wurde und prominirte, später aber von dem entgegenwachsenden Myolipom dem Rückenmark wieder angeschmiegt wurde und sich während dessen nur zu einem unfertigen Markgewebe entwickelte? Ich finde keine Deutung dieser Zone, welche annehmbarer wäre, glaube vielmehr noch durch die Erkenntnisse, die ich bei weiteren Untersuchungen gewisser Arten der Spina bifida gewonnen habe, eine grössere Berechtigung erlangt zu haben, diese Parallele zu ziehen und die Ansicht zu begründen, dass hier neben der Meningocele auch eine Myelocele, ja sogar eine Myelocystocele bestanden hat, diese aber mit jener zusammen rückgängig wurde und dem Tumor Platz machte. Denn mit der Myelocystomeningocele, welche später beschrieben werden wird, hat der vorliegende Fall namentlich zwei Umstände gemein, das Ueberwiegen des Tumors am Rückenmark auf einer Seite, sowie die seitliche Verschiebung der Wirbelbögen und die daraus resultirende asymmetrische Gestalt des Rückgratskanals; ausserdem ergeben sich unverkennbare Analogien der Structur zwischen der degenerirenden Rückenmarkssubstanz in der Wandung der Myelocysten und dem atrophischen faserig-nervösen Gewebe jener Zone (a), so wie der „grauen“ oder der „aus sehr dünnen, marklosen Nervenfasern“ aufgebauten Substanz, welche ausdrücklich als die Hauptmasse des Auswuchses oder Segmentes am Rückenmark in den Fällen Förster, Schultze und Bärensprung angegeben wurde. An der Hand der später folgenden Darlegungen finde ich in dem Detail aller dieser Fälle weitere Anhaltspunkte, um sie zu den Myelocystomeningocelen (Hydromyelocelen) zu rechnen. Gleicher Weise scheint es mir am plausibelsten, dass ursprünglich auch in dem vorliegenden Falle diese Form der Spina bifida existirte, wenn auch jetzt eine Myelocyste innerhalb des vom Tumor umklammerten Rückenmarkstheils oder ein darüber hinausreichender Hydromyelus nicht nachgewiesen werden konnte. In dieser Beziehung wird noch ein eigenthümliches anatomisches Verhältniss unseres Falles von entscheidender Bedeutung sein. Sowohl das Myolipom enthält sehr weite Blutgefässe, als auch der dorsale veränderte Theil des Rückenmarks, beide vor Allem innerhalb der Nachbarschaft der atrophischen Zone fibrös-nervöser Substanz (B u. Bd Fig. 3). Während aber die weiten venösen Gefässe des Lipoms äusserst dünnwandig sind (B), strahlen auf der anderen Seite aus der Zone (a) die Gefässe mit den auffällig dicken Bindegewebsscheiden (Bd) in das medulläre Gewebe ein. So erinnert nun dieses dickwandige Gefässe tragende Gewebe auffallend an die Substanz der Area medullo-vasculosa mit ihren Hyperplasien und Verdickungen der Blutgefässe, somit wird durch den Gehalt an solchen und die Stellung zum unveränderten Rückenmark auch die Zone (a) als ein evidenter Abkömmling des Medullarblattes wohl charakterisirt. In dieser Beziehung lehrt schon eine Vergleichung der correspondirenden Gewebsarten Bd und Bf in den Fig. 3 und 5 die vollste Uebereinstimmung in dem Verhalten der Blutgefässe, nicht minder die Verwandtschaft der Zone a in Fig. 3 mit dem atrophirenden medullaren der Pia aufruhenden Gewebe M der Fig. 5. Man vergleiche hierfür die beiden nachfolgenden Abschnitte.

In der Literatur sind mehrere Fälle von Lipom an den Rückenmarkshäuten geschildert, von welchen einige hier in Vergleich gezogen werden können. Hinsichtlich der Aehnlichkeit der Structur und des Sitzes ist das von Gowers beobachtete halbzöllige Myolipom an der linken Seite des Conus medullaris eines Tabetikers zu erwähnen, wenn es auch viel ärmer an quergestreiften Muskelfasern und gänzlich in die Pia mater eingebettet war; der congenitale Ursprung wird von Gowers vermuthet, aber über das Vorhandensein anderer Entwicklungsstörungen an der Dura oder den Wirbeln nichts angegeben. — Virchow's Beobachtung, ein Myxoma fibrosum cysticum, betraf dieselbe Localität und sei deswegen mitgenannt, ferner seine Schilderung eines 2 cm langen und 1 cm breiten Enchondroma lipomatosum aus dem Wirbelkanal eines Mannes deswegen, weil es an der ventralen Seite des Processus spinosus adhärent, bis an die Dura, welche wieder mit dem Rückenmark verwachsen war, reichte, weil ferner der Proc. spin. aus zweien zusammengflossen war — gewiss auch ein Grund zur Annahme eines congenitalen Ursprungs des Tumors. — Das von Braubach in neuester Zeit geschilderte spindelförmige reine Lipom, welches ebenfalls gänzlich in der Arachnoidea des Halsmarks eines fünfjährigen Mädchens lag, wich in der Zusammensetzung von den an der Pia cerebralis häufiger gesehenen heterologen Lipomen nicht ab, verdient aber hier doch insofern eine Berücksichtigung, als schon im 2. Lebensjahre Paraplegie aufgegetreten war, auch wohl ein Zeugniss für die congenitale Entstehung. — Inniger ist die Verwandtschaft des Falles von Athol Johnson, welcher einem zehnmonatlichen Knaben, der am rechten Beine Krämpfe bekam, ein orangegrosses, in der Tiefe ganz abgekapseltes Lipom vom Os sacrum exstirpirte, dabei die Dura mater blosslegte, Pulsationen wahrnahm und in eine Oeffnung des Os sacrum den Finger einführen konnte. Aussen an der Haut hing noch ein gestieltes Lipom in der Grösse einer grossen Erbse und zwar neben einer über dem Kreuzbein gelegenen Hautnarbe, welche sich aus einem angeborenen „Ulcer“ gebildet hatte. Als das Kind 6 Wochen später an Peritonitis gestorben war, ergab die Autopsie eine weite Oeffnung in der hinteren Wand des Sacralkanals und mangelhafte Knochenbildung in der rechten Hälfte des Körpers des III.—V. Sacralwirbels, darüber die Narbe, ihr adhärent ein Rest des Lipoms aussen auf einer Ausstülpung der Dura gelegen und unter dieser eine runde abgekapselte auf das Rückenmark drückende Fettmasse, endlich eine Verlängerung des Rückenmarks bis zum Ende des Sacralkanals. Eine mikroskopische Untersuchung scheint nicht ausgeführt worden zu sein. Die grosse „Merkwürdigkeit" dieses Falles, welche Virchow zu der Auffassung veranlasste, dass hier das Subarachnoidealgewebe als eine Art von unvollständigem Panniculus thätig gewesen und gleichzeitig das extradurale Gewebe die Matrix für das äussere Lipom abgegeben hätte, wird im Lichte unserer Deduction wohl verringert mittelst der Annahme, dass aus dem äusseren Panniculus adiposus in die einer Meningocele adhärenten Rückenmarkshäute die Keime des Lipomgewebes transponirt wurden. — Einen analogen Befund bringt Chiari's Mittheilung über eine Spina bifida lumbosacralis (IV, V lumbalis und I sacralis) bei einer 18jährigen noch mit Eierstockshernie und -spaltung und einem Uterus unicornis behafteten Hysterischen. Ein halbkugeliges um 4 cm prominirendes, mit einem Naevus pigmentosus und einer Narbe versehenes, schon in frühester Kindheit wahrgenommenes Lipom ist in der Tiefe mit der durch die Knochenlücke vorgestülpten Dura mater spin. und auch mit der verdickten Arachnoidea innig verwachsen, gleichzeitig das Rückenmark so weit verlängert, dass sein Conus bis zur letzten Bandscheibe, zum Os sacrum reicht. — Auch das Lipom, an den Häuten des Rückenmarks, welches Obré bei einem 3jährigen Knaben anatomisch untersuchte, würde man in Anbetracht der Erscheinungen (Convulsionen, Hemiplegie) hier anreihen können, wenn eine Spina bifida nachgewiesen und wenn die Angabe, dass die Fettmasse external to the theca and between it and the bodies of the VII cervical and I dorsal vertebrae für eine Lagerung sowohl ausserhalb des Wirbelkanals, als zwischen den Bögen der genannten Wirbeln zu deuten, bodies also nicht im strengen Sinne für Wirbelkörper zu nehmen wäre.

Aehnliche Fälle von Lipomen der Lendenkreuzgegend, bald prominirend, bald nicht, sind von Chirurgen (vgl. v. Bergmann) oft beobachtet und der Operation unterworfen worden. Fand sich dabei eine kleine abgeschlossene mit seröser Flüssigkeit gefüllte Höhle (Jefferson, v. Bergmann) oder ein Kanal im Stiel (M. Reiner) oder eine Paralyse der Beine mit Klumpfussstellung (A. G. Drachmann, v. Bergmann), oder wurde bei der Operation in einer Knochenlücke die Dura mater erkannt (Mair) und Pulsationen wahrgenommen, so war damit die auf Spina bifida, bezüglich auf Meningocele spinalis zu stellende Diagnose anerkanntermaassen gesichert. — Unter den falschen oder Hautschwänzen befinden sich wohl mehrere Fälle dieser Kategorie, wenigstens gehört hierher wahrscheinlich der anderthalbzöllige, auf dem Kreuzbein etwas nach rechts gelegene Schwanz, der bei einem Neugeborenen mit Schädeldefecten und Schistoprosopus von Roloff wahrgenommen wurde. Sicherlich das von Bartels als „Pseudoschwanz" oder „Lipoma pendulum caudiforme" bezeichnete, auf dem Kreuzbein ziemlich genau auf Sacr. II links 1—3 cm neben der Mittellinie aufsitzende, 4,5—6,5 cm lange, gekrümmte, fingerdicke und schwach behaarte Gebilde; denn nicht nur hatte der achtzehnjährige Besitzer desselben hochgradige Klumpfüsse und ein asymmetrisches Becken, sondern bei der Exstirpation wurde auch die Dura mater erreicht, wenigstens in der Tiefe zwischen dem Kreuzbein und dem V. Lendenwirbel ein deutlich pulsirender Bezirk von der Grösse eines Fingernagels wahrgenommen.

Ein Verhältniss, welches bei diesen Lipomen des Rückgrats mehrfach angegeben wird, hat noch ein besonderes Interesse, der Umstand nehmlich, dass sie häufig nicht genau über den Dornfortsätzen, sondern etwas seitlich von der Mittellinie aufsitzen. Wahrscheinlich hängt damit eine leichte Krümmung der Wirbelsäule an der defecten Stelle zusammen, die gewöhnlich wegen der Untersuchung der Dornfortsatzreihe durch die Haut hindurch nicht leicht zu constatiren ist, die sich aber bei der anatomischen Untersuchung, auf dem sagittal geführten Schnitt, wenn sie auch nur gering ist wie in unserm Falle, ganz deutlich herausstellt. Giebt es doch auch Fälle von wirklich seitlicher Wirbelspaltung! Schon Rosenmüller sah die eine Hälfte eines Lendenwirbelbogens fehlen. Bisweilen kann sich auch der Stiel der Geschwulst zwischen zwei nicht defecten Wirbelbögen ansetzen, wie es Cruveilhier und Bergmann für den Stiel der Meningocelen, Förster für die Myelocele als thatsächlich vorgekommen angeben.

Es bedarf kaum noch der Erwähnung, dass die starke Ausbildung des Fettpolsters, welche man häufig über den sacrolumbalen, aber auch über den cervicalen cystischen Tumoren beobachtet hat, dass der continuirliche Zusammenhang dieses hypertrophischen subcutanen Fettpolsters mit dem lipomatös entwickelten Fettpolster, welches neben der Pforte der Wirbelspalte innerhalb des Rückgratskanals an der Aussenseite der Dura liegend nachgewiesen wurde (Natorp's Beobachtung II), wenn auch hier die Fettmassen nur diffus, nicht scharf zu begrenzen waren, unserer Deutung jener circumscripten Lipome als Hinterlassenschaften einer in früherer Entwicklungszeit vorhandenen Meningo- oder Myelocystomeningocele eine Stütze verleihen. Auch die nicht cystischen Tumoren, namentlich Lipome am Rückgrat, in und an den Rückenmarkshäuten, vor allem die sacrolumbalen, können, wie die hier angestellte Vergleichung wirklich beobachteter Fälle gelehrt hat, dadurch zu Stande kommen, dass Gewebskeime innerhalb der Wachsthumsperiode, solange eine Bahn für den Transport in den Wirbelkanal hinein offen ist, transportirt werden. Wenn die Chirurgen, denen solide äusserlich am Kreuz oder zunächst der Mittellinie des Rückens gelegenen Tumoren vorgestellt wurden, die Möglichkeit des Zusammenhangs mit einer Spina bifida und demgemäss ein Noli tangere aussprachen (Billroth), so ist dieser Auffassung von der Gefährlichkeit durch die hier zusammengetragenen Beobachtungen die noch erforderliche anatomische Basis gegeben worden. Wenn wir ferner das Recht erlangten, jene heterologen Lipome der Rückenmarkshäute von einer Transposition der Fettgewebskeime abzuleiten, und demnach ihre Heterologie als eine Heterotopie zu bezeichnen, so werden dadurch diese Vollgeschwülste mit den pankreasartigen Adenomen in der Jejunalwand, mit denjenigen Lipoadenomen der Niere, welche von versprengten Nebennierenkeimen herrühren, mit den gestielten aufsitzenden oder ins Beckenbindegewebe dislocirten Uterusmyomen, wohl auch noch mit manchen andern heterologen gutartigen Tumoren, insofern auch ihre erste Anlage von dem gehörigen Standorte versprengt oder wie ich es bezeichne, transponirt wurde, in eine und dieselbe Kategorie gebracht. Andererseits wird darin aber auch die innige Beziehung jener hyperplastischen Rückgratsgeschwülste zu den dorsalen cystischen Geschwülsten ausgedrückt. Koch äussert allerhand Bedenken gegen die Bezeichnung derselben als Menningocelen und erhebt mit Recht den Vorwurf, dass die Schilderungen der anatomischen Verhältnisse oft zu ungenau ausgefallen sind. Dennoch bezeugten in solchen Fällen schon die jähen Erscheinungen, welche bei der Operation der gestielten Cystome auftraten, wenn sie auch keinen Verbindungskanal auf der Wirbelsäule erkennen liessen, den Zusammenhang mit dem centralen Nervensystem und die Hoffnung des Chirurgen, jede Gefahr der Operation durch die Anwendung der Antisepsis zu beseitigen, wird wohl in den Fällen dieser Kategorie nicht in Erfüllung gehn, weil neben der wenn auch abgesperrten Meningocele noch die Brücke zu den Rückenmarkshäuten, selbst zu dem mit ihnen eventuell verwachsenen Rückenmark fortbesteht, als eine Bahn für mechanische Reize, aber auch für chemische — letzteres, weil das in dem Stiel die Verwachsung der Rückenmarkshäute vermittelnde Gewebe mehr ein Sieb, als eine solide Scheidewand darstellt. Von Natorp's Fall I liegt sogar die positive Angabe vor, dass der durchschnittene Stiel des Arachnoidealsacks die Flüssigkeit aussickern liess. Um dieser thatsächlichen Beobachtung Ausdruck zu geben, wurde in der auf Froriep's Kupfertafel gegebenen Zeichnung eines sagitallen Durchschnitts diese Verwachsungsmasse siebförmig dargestellt, was in der Reproduction derselben, auf der Tafel II des Koch'schen Werkes fehlt.

Wenn wir in dieser literarischen Auslese Vollgeschwülste aufführen und dem Fibromyolipom unserer Beobachtung anreihen, wenn wir zu der Annahme gelangen, dass in ihrem Innern eine Cyste oder gar eine wasserhaltige Rückenmarkshernie einmal vorhanden war, aber wieder geschwunden ist, so dürfen wir vielleicht auch vermuthen, dass die Spalte der Wirbelbögen durch nachträgliche Verknöcherung der Deckmembran (Membr. reuniens sup.) ebenfalls verschwinden, die Spina bifida nicht nur eine occulta werden, sondern spontan vollständig heilen kann. In der Literatur ist allerdings nur ein Fall aufzufinden, der diese Möglichkeit andeutet, auch nur in bescheidenster Weise, da nichts, als das pathologische Verhältniss des macerirten Knochens angegeben, keine Notiz über die anatomischen Verhältnisse der zugehörigen Weichtheile mitgetheilt wird. Sandifort bildet in den Figuren 1—3 seiner Taf. XLV Vol. II ein Kreuzbein ab, dessen Sacralkanal gleichsam spindelförmig erweitert ist, in der Höhe des III. Sacralis am breitesten, hier nehmlich $1\frac{1}{2}$ Zoll = 40 mm misst, also die Erweiterung des Wirbelkanals unseres Falles in querer Richtung noch um 10 mm übertrifft. Da die Erweiterung eine äusserst regelmässige, da ferner die Oberfläche des Knochens durchaus nicht rauh wie auf ostitischen Substanzverlusten des Knochens dargestellt wird, so kann wohl nur daran gedacht werden, dass eine langsam sich vergrössernde Masse auf den Knochen drückte und so den Kanal erweiterte. Der Sagittalschnitt zeigt den Körper des II. Sacralis nach unten verschmälert, des III., IV. und V. von hinten her so verdünnt, dass fast gar keine spongiöse Substanz zum Vorschein kommt, was aber besonders hervorzuheben ist, fast genau dasselbe Profil, wie es die Zeichnung der Natorp'schen Myelocele sacralis angiebt. Die hintere Wand des Sacralkanals zeichnet Sandifort nun als eine vollkommen geschlossene Platte und ihre Innenfläche glatt, eine Spina bifida fehlte also im erwachsenen Zustande. Hatte sie nicht etwa in der Kindheit existirt und einem Tumor den Ursprung verliehen, welcher dann in die Bresche trat und, in seinem Wachsthum dem Knochen voraus, die Höhle des Kreuzbeins erweiterte, auch während die Sacralwirbelbögen mit einander verschmolzen und verknöcherten?

Es ist zu erwarten, dass auch die Bildungsweise anderer congenitaler Geschwülste, namentlich derjenigen, welche am Kopfe vorkommen, durch die hier gepflogene Betrachtung verständlicher wird. So z. B. scheint es nahe zu liegen, den höchst merkwürdigen von J. Arnold beschriebenen Fall eines congenitalen zusammengesetzten Lipoms der Zunge und des Pharynx mit Perforation in die Schädelhöhle ebenfalls zu denjenigen zu rechnen, welche aus einer Transposition von Gewebskeimen hervorgehen, da sich in demselben grosse lipomatöse Fettpolster und wiederum in diesem Fettgewebe Muskelfasern vorfanden, welche auch Arnold als „dislocirte" bezeichnet, desgleichen ein Knorpelstückchen, welches ein dislocirter Abkömmling der Knorpel der Schädelbasis sein konnte, ferner Cysten mit Schleimdrüsen, die wohl als Derivate der Schleimdrüsen der Zungen- und Rachenschleimhaut und der Glandula sublingualis aufzufassen waren, endlich in dem pharyngealen Theil des Tumors und dem Stiel der Schädelbasis feinkörnige kernhaltige Massen (graue Hirnsubstanz?). Die Aehnlichkeit mit unserer Beobachtung wird durch die Anwesenheit einer Oeffnung in der Wurzel des grossen Flügels des Keilbeins, gerade desjenigen Knochens welcher regelmässig den Durchgang für den selten vorkommenden basalen Hirnbruch, die Hydrencephalocele inferior, enthielt (Klinkosch, Beclard, Lichtenberg, vor allem Virchow's ausgezeichneter Fall) noch erhöht. Auch passirte diese Oeffnung ein rundlicher, mehr als Bleistift dicker Strang, welcher den äusseren Tumor mit einem zweiten neben dem Türkensattel in der rechten mittleren Schädelgrube gelegenen, zwischen zwei Schichten der harten Hirnhaut eingeschlossenen, wallnussgrossen Tumor, einem Gliom, verband; dabei eine Erweiterung des rechten Seitenventrikels und Umbiegung seines Unterhorns medianwärts, endlich rechtsseitige Gaumenspalte und Pedes valgi. Diese ganze Summe pathologischer Verhältnisse erinnert in so vielen Punkten an die abgelaufene Hydromyelomeningocele, an das Myolipom und die Spina bifida occulta unseres Falles, dass wir für jene in analoger Weise die Bezeichnung wählen dürfen, nehmlich Hydrencephalocele inferior sive palatina (Virchow), die zu einer occulta geworden durch ein Myolipom, welches aus der rechten Zungen- und Schlundseite gegen das Gehirn und in die rechte mittlere Schädelgrube gewachsen ist und hier mit einem „Gliom“ abschliesst. Selbst dieser Tumor findet seine Analogie und somit seine Interpretation in den oben referirten Hydrorrhachisfällen, welche von Förster, F. Schultze und H. Meckel genau untersucht wurden; denn derselbe war aussen gefurcht, wie ein Fötusgehirn, welches an Windungen arm ist, sah auf dem Schnitte weisslich grau aus, stand aber namentlich in seiner Textur (feinkörnige Substanz mit grossen Kernen und spärliche grosse Zellen), den von diesen Autoren geschilderten tumorartigen Anschwellungen „der grauen Rückenmarkssubstanz“ gewiss nahe und erscheint identisch gebaut mit den neurogliaartigen Einschlüssen vom Rückenmarksgewebe, welche Tourneux und Martin in der fibrösen Haut einer gewöhnlichen Spina bifida eines 7monatlichen Fötus untersuchten. So geartete Gewebsmassen dürfen wohl als allernächste Verwandte der tumorartigen Neubildungen grauer Substanz, die gerade in den Wandungen der erweiterten Ventrikel hydrocephalischer Gehirne öfters gefunden wurden, bezeichnet werden, um so mehr, als derartige Tumoren in dem dilatirten vierten Ventrikel des Falles Schultze-Wolf angegeben werden, als sich zweitens mitten in Arnold's Gliom noch eine Höhle vorfand, die ja eine cystenartige Abschnürung des „dilatirten“ Seitenventrikels darstellen konnte. Während in jenen drei Fällen die Tumorbildung nur gering war, die Structur der grauen Substanz vielleicht vollständig gewahrt wurde, tritt in der Beobachtung Arnold's die Hyperplasie im grossen Maassstabe, vielleicht auch eine geringe Veränderung des Gewebstypus, des Zellen- und Fasergehalts hervor, aber im Wesentlichen doch dieselbe Hyperplasie und eine analoge Aufstellung der verschiedenen Gewebe hinter einander, nehmlich von aussen nach dem Schädelinnern hin zunächst entweder eine Schleimhaut oder äussere Haut, alsdann ein Fettgewebe, dem subcutanen und submucösen entsprechend, tiefer ein Fettgewebe mit Muskelfasern und Schleimdrüsen, selbst mit Knorpel, endlich Nerven-, speciell modificirtes Gehirngewebe an der ventralen und dorsalen Seite der Schädelbasis, also stellenweise auch eine Transponirung von Keimen des Muskel-, Knorpel- und Nervengewebes in der Richtung von innen nach aussen. Die Auffassung des Ganzen als ein Teratom wies Arnold schon zurück, erklärte aber, indem er sich für die Annahme eines Ausganges von der Zunge entschied, das Eindringen in und durch die Schädelbasis und die Besonderheit des am Gehirn gelegenen Tumors nicht. — Eine zweite Beobachtung Arnold's lässt ebenfalls eine analoge Deutung zu. Bei einem 9 Monate alten Knaben liegt auf der Stirn in der Form einer phrygischen Mütze ein Lipom von der grossen Fontanelle her flach auf und durchsetzt die sehr breite Sutura frontalis namentlich eine darin am untern Rande eines Schaltknochens gelegene Oeffnung (1 cm), um innerhalb des Schädels die Dura zu durchbrechen, zwischen die Stirnlappen und median durch die vordere Wand des sehr weiten, (wegen Defects des Balkens, Septum und Fornix) einfachen Ventrikels einzudringen und hier in einer kugeligen Prominenz zu enden. Während die Peripherie der letzteren ebenfalls aus Fettgewebe besteht, lagern in ihrem Innern mehrere Stückchen, die aus Knorpel-, Knochen- und Knochenmarkgewebe aufgebaut sind und zwar constant in dieser für die normalen Knochenepiphysen typischen Reihenfolge der Gewebe. Die Lage der Oeffnung median in der Glabella des Stirnbeins, dem häufigen Sitz der Hernia cerebri frontalis (Rinckenraat, Henckel, Béclard, Osiander, Schnieber, Meiners und Benecke, Raynaud, H. Meckel, Dolbeau, Jos. Talko, K. Löbker u. A.), begünstigt gewiss die Hypothese, dass in diesem Falle das Erste eine Schädelspalte mit Hydrencephalocele war, welche rückgängig und gedeckt, also occulta wurde durch mächtige Wucherungen des subcutanen Fettgewebes, dessen Keime durch die Stirnnahtöffnung bis in's Vorderhirn, ja in den Ventrikel transponirt wurden, indem vor ihnen embryonale Gewebslagen für Knorpel und Knochen, etwa aus dem Primordialschädel abgesprengt, hergetrieben wurden. Wäre es anders gewesen, die Geschwulst vom Gehirn aus oder von der äusseren Hautdecke her gewachsen, so wäre es unverständlich, warum sie in dem Stirnbein nur die kleine Oeffnung machte, warum sie gerade seine Mittellinie traf.

Es empfiehlt sich, die den beiden Beobachtungen Arnold's beigegebenen Zeichnungen mit anderen zu vergleichen, und zwar die des ersten Falles mit derjenigen Virchow's Geschwülste I, 188, die des zweiten mit Talko's in Virchow's Archiv Bd. L Taf. XVI Fig. 1 und 2 und Löbker Fig. 10; die Aehnlichkeit der Fälle leuchtet sofort ein.

Noch nach einer anderen Seite kann die hier vorgetragene Lehre von der pathologischen Transposition der Gewebe eine Anwendung finden, freilich nur mit einigem Vorbehalt, indem der betreffende von Billroth als eine Meningocele spuria beschriebene Fall der Deutung grosse Schwierigkeiten bereitet und schon mehr wie einen Interpreten gefunden hat. Da bei dem 2½jährigen Kinde die subcutane angeborene über dem vorderen inneren Winkel des rechten Scheitelbeins gelegene grosse Cyste mittels eines durch zwei Oeffnungen des Knochens hindurchgehenden und den Stirnlappen durchsetzenden Fistelganges zwar mit dem rechten Seitenventrikel communicirte, aber keine Ausstülpung der Hirnhäute in den äusseren Sack nachgewiesen wurde, so wies Billroth die Theorie, dass eine gewöhnliche

Hydromeningocele vorgelegen, von der Hand und suchte nach einem traumatischen Moment, welches eine Ruptur sowohl des Hirns und seiner Häute, als auch des Knochens veranlasst haben konnte. Indessen enthielt der äussere Sack eine besondere auskleidende Membran, welche durch die Knochenöffnung hindurch die Hirnfistel nicht nur, sondern auch den rechten, dann den dritten, und zuletzt den linken Hirnventrikel durchzog und hier auspolsternde Säcke bildete, die auch die Plexus chorioidei in sich aufnahmen. Diese Sackmembran war äusserlich stellenweise mit Gefässen durchzogen, wurde von Billroth aber deswegen, weil sie innen Fibrin und Eiterkörperchen führte, als eine in Organisation begriffene Pseudomembran aufgefasst. Konnte sie aber nicht eben so gut eine alte (durch die Jodinjection) in Entzündung versetzte, zarte, schwach vascularisirte Membran sein, welche in der äussern Cyste sich verhielt wie die Pia mater in der Hydromeningocele, und welche ungewöhnlicher Weise nach innen durch den hydrencephalocelischen Kanal gegen die Ventrikelhöhle vorgetrieben wurde, um in ihr die auspolsternden Säcke zu bilden? War nicht etwa bei einer Hydrencephalocele superior ein Hygrom der vorgestülpten Pia mater, aus einer Cisterna lymph. zwischen der Arachnoidea und der Pia mater eine Cyste gebildet worden, welche einerseits nach aussen vortrieb, andrerseits ihr proximales Blatt gegen und in die Ventrikel hineinschob, also die eigentliche Pia mater in die erweiterten Hirnhöhlen transponirte?

Nachdem wir die Effecte der Störungen, welche sich bei der tumorbildenden Wirbel- und Schädelspalte an und in den nervösen Centralorganen einstellen, betrachtet haben, kommen wir zu den nicht minder interessanten Consequenzen, die an der Peripherie, entweder an der Hautdecke am Orte des Tumors oder innerhalb der Verbreitungsbezirke derjenigen Nerven auftreten, welche an der afficirten Stelle aus der cerebrospinalen Axe entspringen. Ist die äussere Haut über jenen Tumoren auch vollständig gebildet, was namentlich bei den Meningocelen das Gewöhnliche ist, so finden sich doch oft starke Verdickungen, (Pepper, Chambard), Verhärtungen, Narben, alsdann Pigmentflecke, (Wyss-Reali), seltner stärkere, aber doch für die betreffende Hautstelle ungewöhnliche Behaarungen. Ob die an der äusseren Haut der Meningocelen beobachteten Pigmentflecke von Entzündungen der Haut abhängig zu machen sind, muss noch unentschieden bleiben, mag auch von untergeordnetem Interesse sein. Dagegen ist diese Möglichkeit schon ernstlich erwogen worden bezüglich der ungewöhnlichen Behaarungen.

Als Virchow zuerst auf die Combination der sacralen Hypertrichose mit Spina bifida occulta aufmerksam machte, war die Discussion über die Bedeutung der cuticularen Steissanhänge in lebhaftem Gange und die alte Frage auf's Neue erhoben, ob dem Menschengeschlecht unter normalen Verhältnissen gegenwärtig noch ein Schwanzrudiment zukommen kann, ob die Angaben der Alten, dass es geschwänzte Völker gebe, Dichtung oder Wahrheit sei. Wenn der Schwanz des heutigen Menschen auch als eine Missbildung zu bezeichnen, so konnte er doch noch eine atavistische Bedeutung haben, was anfänglich als Zierde gegolten, konnte im Laufe der Jahrtausende dem Menschen, seitdem er vom Baume der Erkenntniss gegessen und die verheissene Gottähnlichkeit erlangt hatte, als überflüssiges oder gar als hässliches Zeichen der Thierähnlichkeit abhanden gekommen sein. Die Möglichkeit des Vorkommens des Schwanzes beim Menschen war auch in der medicinischen Welt zugegeben worden, seit J. F. Meckel einen deutlich ausgebildeten Schwanz am menschlichen Embryo und zwar in den anfänglichen Entwicklungsstadien deutlich beobachtet hatte. Als dann durch Ornstein thatsächliche Beobachtungen von Haarschwänzen auf dem Kreuzbein bei griechischen Rekruten der Berliner anthropologischen Gesellschaft mitgetheilt und Haarschwänze als ein häufigeres physiologisches Vorkommniss in Griechenland bezeichnet worden waren, wurde trotz der Bestätigung Treiber's die Auffassung derselben als atavistischer Bildungen hinfällig, indem Virchow einen ganz ähnlichen sacralen Haarschwanz bei einem im Berliner pathologischen Institute zur Section gelangten Frauenzimmer beobachtete und durch den Nachweis einer Spina bifida occulta unter dem Insertionspunkte der Haare die pathologische Natur dieser Form des Menschenschwanzes feststellte. In Folge dessen lenkte man nunmehr die Discussion auf die aus

Weichtheilen bestehenden caudalen und sacralen Anhangsgebilde und streitet noch gegenwärtig darüber, ob sie als wahre, wenn auch unvollkommene Schwänze (Virchow) oder ob sie als falsche, mit Bartels als Pseudoschwänze zu bezeichnen sind.

Eine Bestätigung erhielt alsbald Virchow's Entdeckung durch die schon eingangs erwähnte Beobachtung, welche von F. Fischer mitgetheilt wurde. Bei einem 10jährigen Kinde trug die Haut der Lendengegend ein Haarfeld, welches longitudinell 8 cm und in circulärer Richtung oben 16, unten, 4,5 cm maass. An den unter dem unteren Theil des Feldes gelegenen II. und III. Lendenwirbel fühlte man die Processus spinosi verkümmert und nach links abgewichen, anstatt des Dornfortsatzes des V. Lendenwirbels sogar eine Grube. Gleichzeitig fand sich ein zweiter kleiner Haarschopf über den Dornfortsätzen des III. und IV. Halswirbels, ohne dass diese bei der Betastung eine Abnormität erkennen liessen. Während alsdann in Ornstein's zweiter Mittheilung von sacraler Hypertrichose nichts von einer vorhandenen Spina bifida verlautete, konnte Sonnenburg in einem weiteren Fall das Vorhandensein dieser Combination berichten, indem er bei einem 16jährigen Mädchen über einer Spaltbildung der Lendenwirbelsäule, welche zugleich nach rechts verbogen war, ein Haarfeld von 9 cm auffand. In der jüngsten Zeit hat alsdann Lücke von einem 9jährigen mit spontaner Hüftgelenksluxation behafteten Mädchen, bei welchem er unter einem lumbalen Haarschopf eine kleine Spalte am Dornfortsatz des V. Lendenwirbels durchfühlen konnte, Mittheilung gemacht. Fehlt nun auch in diesen Beobachtungen noch die Probe auf's Exempel, nehmlich die anatomische Constatirung des Wirbelbogendefectes, so muss der hier von uns beschriebene Fall als die evidenteste Bestätigung gelten und wurde als solcher auch schon von Herrn Virchow, nachdem er ihn persönlich in Augenschein genommen, bei der Gelegenheit seines Vortrages vom 29. October 1884 erwähnt; nicht dem obigen Fall F. Fischer galt diese Erwähnung, wie Herr Michelson (Virchow's Archiv Bd. C. S. 74) vermuthete.

Ausserdem kann sich aber die Lehre, dass die sacralen Hypertrichosen genetisch von einer Spaltbildung der Wirbelsäule abhängen, auch auf ältere und neuere Beobachtungen von behaarten dorsalen und sacralen Tumoren stützen, welche als Spinae bifidae apertae, wenigstens mit einer gewissen Wahrscheinlichkeit, angesprochen werden durften. Vor Allem müssen hier die beiden Beobachtungen, die von Rizzoli und die von Weaver berichteten herangezogen werden, noch aus dem besonderen Grunde, weil diese Autoren den Tumor nicht nur in der frühesten Kindheit selbst beobachteten und operirten, sondern auch nach einer Reihe von Jahren wiederum untersuchten und nun die an seiner Stelle entwickelte evidente Hypertrichosis constatirten. — Bei einem Mädchen sah Rizzoli den hühnereigrossen Tumor der Lendengegend schon 14 Tage nach der Geburt mit normaler Haut überzogen, welche indessen feinste, blonde, 8 cm lange Härchen trug. Die Dornfortsätze des IV. und V. Lendenwirbels fehlten, dagegen waren die Stümpfe ihrer rechten Bogenhälften als nach unten umgebogen durchgefühlt worden. Mittelst einer zweckmässig modellirten Bleiplatte wurde der durchscheinende Tumor comprimirt, und im Laufe eines Jahres beseitigt, die Bogenstümpfe grade gerichtet und der Spalt in den Wirbelbögen durch ein fibröses, unnachgiebiges (assai consistente) Gewebe geschlossen. Bis zum Alter von 6 Jahren hatten alsdann die Haare auf dem Kreuz wie die Kopfhaare eine kastanienbraune Farbe angenommen, und entsprangen von einem 15 cm breiten Felde, welches sich nach oben durch eine symmetrisch über die untere Lendengegend ausgespannte Bogenlinie abgrenzte und oben dicht, unten schwächer bestanden war. So bildeten sie einen Haarschwanz, welcher breit über die Nates herabhing und mit seiner untern Spitze bis an die Kniekehlen reichte, in einer Gesammtlänge von 32 cm (die in Virchow's Archiv Bd. LXXIII S. 624 von W. Stricker gegebene Copie übertreibt etwas die Dichtigkeit des Schwanzes und deutet Strähnen in demselben an, während die Haare in der Originalzeichnung glatt verlaufen, wie in einem Pferdeschwanze). — Weaver's Beobachtung einer angeborenen hühnereigrossen mit einem mindestens 2 Zoll langen und fingerdicken Stiel versehenen cystischen Geschwulst über dem letzten Rücken- und ersten Lendenwirbel, welche von ihm 2 Monate später abgebunden wurde, ist deswegen von zweifelhaftem Werth, weil von keiner Spaltung der Wirbelbögen, keiner Erscheinung, welche den Zusammenhang der Cyste mit dem Wirbelkanal durch den Stiel hindurch etwas angegeben wird. Dagegen beansprucht sie unser Interesse, weil 14 Jahre später constatirt wurde, dass an der Insertionsstelle des Tumorstiels ein handtellergrosses Feld von langen Haaren entstanden war. — Der gleiche Zweifel trifft in Anbetracht des tiefen Sitzes die schon 1855 von Berardi berichtete Beobachtung eines multiloculären cystischen Tumors von der Gestalt eines stumpfen Kegels, dessen Basis an der Grenze zwischen Kreuz- und Steissbein und zwar über einer Spalte der beiden letzten Sacralwirbelbögen und der Steissbeinwirbel aufsass. Freilich füllte sich der Sack praller, wenn das Kind aufgerichtet wurde, und nach vielen Punctionen und einer Ligirung der Basis wurden im Durchschnitte des Halses des amputirten Sackes zwei obliterirte Oeffnungen, anscheinend die früheren Communicationen mit dem Spinalkanal, erkannt. Auf der Spitze des nach der Heilung zurückbleibenden Stumpfes erhob sich ein Haarschöpfchen, welches schon vor der Operation auf der Haut der Dorsalseite des Tumors wahrgenommen worden war.

Vereinzelt stehende Haare ungewöhnlicher Stärke sind auf dem Hautüberzuge der mit Wirbelspalte combinirten evidenten Tumoren öfters gesehen worden, so von Bärensprung auf der Haut der fibrös gewordenen Meningomyelocele eines Kindes, welches 27 Wochen alt starb (s. S. 25), kleine Wollhärchen, von Hennemann auf dem breiten Stiel einer cystischen Geschwulst am Kreuzbein eines 4jährigen Knaben kurze krause Härchen, von Billroth, Wyss und Reali an dem Hautüberzug einer geschrumpften Spina bifida, die median den ersten Brustwirbel auflag, kräftige Haare, welche sich im Laufe von 12 Jahren, wie es scheint, nicht vermehrt hatten. Der Beobachtung Bärensprung reiht sich unmittelbar der von F. Tourneux und Martin beschriebene Fall (X), nehmlich une tumeur dure, résistante, fibreuse, couverte de longs poils et sans cavité, comme dans l'hydrorhachis externe traversé par la moelle épin. et des filets nerveux, qui allaient se perdre dans les couche superficielles au voisinage de la peau. Auch mehrere der genauer untersuchten falschen Schwänze (Fettschwänze), der oft besprochene Elsholz'sche, der von Virchow untersuchte Greve'sche und der von Bartels beschriebene Pseudoschwanz (s. oben S. 30) mögen hier als mit spärlichem Haare bestandene deswegen erwähnt werden, weil sie mitten am Rücken gelegen waren und daher wahrscheinlich zur Spina bifida eine Beziehung hatten.

Die grosse Literatur der Spina bifida ist sonst an Angaben über einen auffälligen Haarbestand auf den Tumoren durchaus nicht reich. Freilich ist es nicht selten notirt worden, dass in der allernächsten Umgebung der gewöhnlichen Tumorenart, derjenigen, deren Hülle grösstentheils aus einer serösen Haut besteht, die Hautränder schon bei Neugebornen deutlich behaart sind (s. Ecker, A. f. Anthr. XII. S. 153). Jüngst noch sah ich unterhalb einer totalen Sacralspalte eines 7monatlichen Fötus (Fall V) den Steisshaarwirbel ungewöhnlich kräftig und bei einem ausgetragenen Fötus den Hautrand einer vom letzten Dorsalwirbel bis zum Steissbein reichenden Rhachischisis (Fall II Fig. 4), stärker den rechten, wie den linken, mit vereinzelten schwarzen, 12—15 mm langen Härchen besetzt. Aber Behaarungen dieses Grades treten doch gegenüber den sonstigen so auffälligen Eigenschaften einer Spina bifida sehr in den Hintergrund und wurden daher wohl in den meisten Beschreibungen nicht ausdrücklich erwähnt. Ferner hält der verstärkte Haarwuchs — das können wir nach dem jetzt vorliegenden Material, namentlich auf Grund der hier referirten Fälle schon behaupten — in seiner Entwickelung gleichen Schritt mit der stärkeren Behaarung anderer Körpertheile (Kopf, Achsel, Scham) und bildet sich erst mit den Jahren, am stärksten in der Pubertät heran, ist dagegen beim Kinde des ersten Lebensjahres noch unbedeutend. Unsere Literatur betrifft aber, wie wegen der grossen Mortalität der Spina bifida leicht begreiflich, ganz vorwiegend Fälle aus den ersten Lebensmonaten und ist an Berichten von Fällen, welche bis zum zweiten oder dritten Jahrzehnt am Leben blieben, entschieden sehr arm zu nennen. Jede günstige Gelegenheit, die Beobachtungen alter oder gar abgelaufener Fälle von Spina bifida vorzunehmen, wird wegen der mannichfachen Fragen, die sich jetzt darüber erheben, in der nächsten Zeit gewiss mit Eifer ergriffen und neues Material zusammengetragen werden zur Stütze des Satzes, dass die über der Wirbelsäule gelegenen circumscripten Hypertrichosen oft, wenn nicht immer mit einer Wirbelspalte zusammen vorkommen.

Virchow stellt die Haarfelder dieser Art in genetischer Beziehung mit den Naevi pilosi, den Muttermälern, auf denen ja auch die Haare, namentlich die vereinzelten erst in einer späteren Wachsthumsperiode zum Vorschein kommen, zusammen, wenn ihr Culturboden schon bald nach der Geburt durch eine Abnormität der Haut, eine Pigmentirung (Allix) bezeichnet wird. Er sieht in diesen übermässigen circumscripten Behaarungen den Effect einer Reizung der äusseren Decke, des Zutagetretens einer Entzündung, welche hauptsächlich in der Tiefe, an dem Rückgrat residirt und die eigentliche Veranlassung der Spina bifida darstellt. Gewiss spricht es für diese Auffassung, dass in den Meningocelen so häufig entzündliche Veränderungen nachzuweisen sind, nicht minder der Umstand, dass auch in unserem Falle sclerotische Bindegewebszüge das Myolipom durchsetzen, dass die Nerven in fibröse Stränge wie bei einer Neuritis chronica umgewandelt sind, dass selbst im subcutanen Bindegewebe Stränge emporsteigen. Dennoch muss darauf hingewiesen werden, dass sich die Hypertrichosis in allen Fällen nicht auf die unmittelbare, die Spina bifida bedeckende Haut beschränkte, dass sich ferner in dem ersten Falle F. Fischer's und in dem vorliegenden noch an entfernt liegenden Körpertheilen, dort am Nacken, in beiden Fällen an der Haut der unteren Extremitäten weitere ungewöhnliche Behaarungen vorfanden. Da die letzteren ganz vorwiegend an der deformirten, mit trophischen Störungen, mit leproiden Entzündungen oder chronischer, dem Mal perforant gleichender Alteration behafteten Extremität aufgetreten sind, so dürfen wir ihnen wohl einen neurotischen Ursprung zusprechen. Haben doch Schiefferdecker, Erb, H. Fischer u. A. den Haarwuchs nach Neuritis oder Myelitis, und ferner Duplay und Morat in Fällen von Mal perforant gesteigert gesehn! Für die Hypertrichosis universalis oder Hirsuties ist auch Virchow der Annahme eines neurotischen Ursprungs nicht abgeneigt. Indessen kann auch diese Annahme allein es nicht erklären, warum die Hypertrichosis sacralis die Hypertrichosis an der kranken unteren Extremität so beträchtlich überwiegt, ferner warum jene nicht einseitig wie diese aufgetreten ist, während doch in unserem Falle die linken hinteren Nervenwurzeln allein erkrankt sind. Aus diesen Gründen empfiehlt sich die Annahme, dass mehrere genetische Momente in Wirksamkeit traten, neben der Neurose noch ein congenitales Moment, welches entweder in der ersten Anlage des Haarbodens gelegen war oder mit dem mangelhaften Verschluss des Rückgrats zusammenhing. Gewiss war das Individuum unseres Falles, wenigstens an der unteren Körperhälfte, stark behaart zu nennen. Alsdann spricht aber noch ein besonderer Umstand für die directe Abhängigkeit der Hypertrichosis von der Spina bifida. Alle Haare am Gesäss sind mit ihrer Spitze gegen das Centrum der Spina bifida gerichtet, sie bilden hier einen convergirenden Wirbel. Der Steisshaarwirbel, schon von Eschricht, dann besonders von Voigt und Ecker als ein convergirender erkannt, erscheint auf das obere Ende des Kreuzbeins verlegt, die Haare der Steisshaut streichen nicht wie physiologisch in horizontal gerichteten und alsdann gegen das Steissbein nach unten abgebogenen Linien, sondern aufwärts mit ihren Spitzen zu dem Mittelpunkte der Hypertrichosis gerichtet (Fig. 1), so dass ihr Strich in der Mittellinie von dem Steissbein her, den normalen Richtungslinien Eschricht's und Voigt's gegenüber direct umgekehrt, an den Seitentheilen aber in Linien zu sondern ist, welche mit der Horizontalen einen Winkel bilden, erst in der Höhe der Darmbeinkämme horizontal werden und höher oben von den Seitentheilen nach der Mittellinie immer mehr eine Richtung von oben nach unten einschlagen, immer aber dem dichten Haarfelde zustreben.

Aus der Abbildung von Ornstein hat schon Michelson entnommen, dass es sich dabei um eine Verrückung des Steisshaarkreuzes nach oben handelte, wie sie nicht selten vorkäme. Für den obigen Fall muss ich das Centrum der Hypertrichose als den Steisswirbel, nicht als das Steisskreuz bezeichnen, da nur convergirende Haarzüge, aber gar keine Andeutungen eines divergirenden Haarstroms, wie ihn doch ein Haarkreuz verlangt, zu sehen sind.

Ecker notirte bei einem sechsmonatlichen Fötus auch eine ungewöhnlich hohe Lage des Steisshaarwirbels, nehmlich ziemlich hoch über dem Steissbein 20 mm oberhalb des Afters etwas auf die rechte Seite verschoben, und zwar ohne dass am zugehörigen Skelet irgend etwas Ungewöhnliches aufzufinden war. Mögen daher auch in der Lage des Steisswirbels Unregelmässigkeiten dieser Art nicht selten sein, so müssen wir doch die ungewöhnlich weite Verschiebung des Haarwirbels als eine wirkliche Abnormität ansprechen und hierin etwas der Spina bifida Eigenthümliches erkennen. Denn eine grössere Zahl von Fällen der Spina bifida, welche ich darauf untersuchen konnte und in den nachfolgenden Kapiteln detailliren werde, lehrte, dass regelmässig das fötale Haarkleid der Steissgegend, wenn es nur hinreichend deutlich ist, denselben abnormen Strich darbietet, wie er hier geschildert wurde. Am ausgedehntesten war die Convergenz der Haare gegen die Mitte der Spina bifida, wenn diese eine sacrolumbale war. Aber auch unterhalb einer rein sacralen Spina bifida (7monatlicher Fötus, Fall XII) findet sich in der Gesässfalte ein wegen der dunkelbraunen Haarfarbe auffälliger, 12 mm langer Haarschopf, welcher auf dem unteren Theil des Kreuzbeins steil nach aufwärts strebt und mit seiner Spitze den unteren Rand des Tumors erreicht. Dabei existirt eine starke Behaarung des Kopfes, und auch am ganzen Rücken, sowie an der Rückseite des rechten Oberarms und der beiden unteren mit Klumpfüssen versehenen Extremitäten ist sie ungewöhnlich deutlich, ganz im Gegensatz zu der Vorderseite dieser Theile, denen die Haare fast ganz fehlen. Selbst bei schwacher allgemeiner Behaarung, so bei einem Neugebornen, dessen Hinterhaupt allein und zwar sehr dünn bestanden ist, kann die braune Haut an der Basis der Spina bifida, dichte, wenn auch kurze Härchen tragen, welche aussen an dem Sack zu seinem Gipfel emporstreben. Vor Allem muss ich aber die ungewöhnlich starke Behaarung erwähnen, welche eine Spina bifida (Myelomeningocele) lumbosacralis (Fall VI) als ein bis zu 3 cm breiter Saum umgiebt und hellblonde Haare bis zu 16 mm Länge und zugleich in so dichter Stellung aufweist, dass dieser Fall als eine richtige congenitale Hypertrichosis bezeichnet werden muss. Er liefert also den Beweis, dass letztere schon mit zur Welt gebracht wird, nicht erst in den späteren Lebensperioden, etwa zur Zeit der Pubertät, in welcher die Achsel- und Genitalhaut ihre Behaarung erlangt, deutlich zu werden braucht.

Weitere Thatsachen ,welche die Abhängigkeit der Stärke und Anordnung des fötalen Haarkleides von der Ausbildung der Cerebrospinalaxe erläutern können, liefern die Fälle von Cranio- und Rhachischisis. Bekannt ist es, dass bei Hemicephalen die den Defect begrenzende Haut oft stark behaart ist, dass ferner auf ihrer Stirnhaut die Behaarung stark nach abwärts gedrängt erscheint und so die Kopfhaare mit den Augenbrauen sich vermischen, dass alsdann von hier aus gewöhnlich ein dichter Haarsaum längs des Randes des Schädeldefectes nach hinten zieht. Betheiligt nun der Defect die Halswirbelsäule, so wird gewöhnlich auch eine stärkere Behaarung der umgebenden Nacken- und oberen Rückenhaut, regelmässig aber eine Aenderung des Haarstriches gemäss dem eben erörterten Gesetz, nehmlich so angetroffen, dass die Haarspitzen zur Wirbelspalte hin gerichtet sind, in der Rückenmitte der Haarstrom aufwärts statt abwärts strebt. Bei einem derartigen, der hiesigen Sammlung angehörigen Acranius anencephalus (Omocéphale G. St. Hilaire) von 28 cm Körperlänge, dessen Rückenspalte bis zum III. Brustwirbel hinabreicht, ist der aufwärts zum Spalt gerichtete mediale convergirende Haarstrom 5 cm lang und beginnt auf dem letzten Brustwirbel. Da andererseits ein absteigender Haarstrom hier beginnt und nach beiden Seiten hin divergirende Haarströme auslaufen, so ist an dieser Stelle, nehmlich 7 cm über dem Anus ein sehr evidentes Haarkreuz zu sehen und vielleicht als das stark nach oben dislocirte Steisshaarkreuz zu betrachten. Ausserdem liegt aber zu beiden Seiten der Spina bifida cervicalis die stärkste Behaarung in zwei convergirenden Haarströmen, welche vom Olecranon an auf der Rückseite der Oberarme, alsdann oberhalb der Achselfalte aufwärts in schiefer Richtung über den beiden Schulterblättern senkrecht auf den Defect gerichtet verlaufen. Eschricht und Voigt führen als normal einen longitudinellen convergirenden Haarstrom auf der Aussenseite des Oberarms an, welchen ein auf dem Ansatz des M. deltoides gelegenes Haarkreuz in einen aufsteigenden und einen absteigenden scheidet; bei jener Missbildung fehlt derselbe, indem die Schulter- und die Armhaut sonst nur circulären Haarstrich darbietet.

In diesen Beobachtungen erwies es sich als durchgehende Regel, dass die Wirbelspalte zu einem Centrum eines convergirenden Haarwirbels wird, ähnlich wie der Penis und der Nabel physiologische Haarwirbelcentren darstellen, wohl weil die Spina bifida eine Stelle der Körperoberfläche bezeichnet, an welcher, wie am Nabel und an der Peniswurzel, der Abschluss zum Rohr am spätesten und dazu noch in unvollkommener Weise zu Stande kommt. Zum Verständniss dieses Verhältnisses mögen folgende Betrachtungen dienen. Eine Thatsache ist es, wir können sagen, ein ausnahmslos erfülltes Gesetz, dass an dem fötalen Haarkleid (Eschricht, Voigt), wie auch bei der ungewöhnlich starken Behaarung des Menschen der postuterinen Lebenszeit in der Medianlinie des Rumpfes und Halses auf der ventralen, wie auf der dorsalen Seite, also in der ganzen Länge der Schlussstellen des Körpers die Haarströme convergiren, dass dagegen in den Seitenlinien divergirende Haarströme von der Achselhöhle bis zur Leistenbeuge verlaufen. Der Haarstrich des Rumpfes ist exquisit gürtelförmig, und zwar entspringen die Gürtel in den divergirenden Strömen der Seitenlinien, um auf der Rücken- und Bauchseite je in der Mittellinie zu convergiren; die Haarbälge mit ihren Haaren steigen schief durch die Haut empor der Art, dass die Haarspitze stets medianwärts gerichtet ist. Stehen nun die Haarbälge, wie bekannt, im Moment der ersten Anlage senkrecht zur Hautoberfläche, so können sie nur durch eine ungleiche Spannung der durchbohrten Gewebslager in diese schiefe Richtung gebracht werden, nur dadurch, dass die untere Schicht, welche den Fundus des Haarbalgs aufnimmt, lateralwärts stärker wächst als die obere Schicht, welche die Mündung und den Haaraustritt enthält. Es ist nun wohl zu verstehen, dass in der äusseren Haut eine derartige Gewebsspannung von der Zeit ab eintritt, in welcher der Embryo stärker in der Quere als in der Länge wächst, wenn nehmlich nach dem Abschluss der Rückgrats-, andererseits der Brust- und Bauchhöhle ihre Eingeweide rasch an Umfang zunehmen und gegen die Wände der Höhlen andrängen. Das Hornblatt mit dem Papillarkörper ist als oberste Schicht der Dehnung am meisten ausgesetzt. Sind Stellen in der Hautdecke, welche weniger nachgiebig — und derartige sind wohl in den Schlusslinien, in der Raphe und der Linea alba gegeben — so wird über ihnen das Hornblatt einen relativ fixen Punkt gewinnen. Ist nun sein Flächenwachsthum geringer wie dasjenige des gewiss sehr dehnbaren subcutanen Gewebes und der unteren Cutisschicht, so müssen die Haarbälge mit ihrem unteren Ende lateral verschoben werden und die Haarspitzen sich nothwendigerweise den Mittellinien zuneigen. Ist abnormerweise ein Spalt in diesen bestehen geblieben, hier also das Flächenwachsthum des Hornblatts und Papillarkörpers auf ein Minimum gesunken oder werden diese gar durch von innen her vordrängende Massen, wie z. B. durch die cystischen Tumoren der Spina bifida in der entgegengesetzten Richtung stärker gedehnt und dadurch noch mehr fixirt, so muss die Neigung der Haarbälge zum Spalt hin nur noch auffälliger werden, die Convergenz am ganzen Umfang desselben in grösster Genauigkeit hervortreten. Diese Annahme findet nicht nur in dem bekannten Umstande (Schwalbe), dass sich auf dem Vorsprung des Olecranon ein convergirender Haarwirbel physiologisch vorfindet, dass an den Armen und Beinen der Haarstrich mehr longitudinell und zu den gipfelnden Enden hin gerichtet wird, ihre Berechtigung, sondern auch in einer Thatsache, welche ich bei der Untersuchung der schief gerichteten Haare in der Umgebung der Spina bifida constatiren konnte. Ihre Haare wiesen nehmlich häufig eine besondere Krümmung auf und zwar lag dieselbe jedesmal unter der Epidermisschicht, genau in dem Papillarkörper, so dass die schiefe Richtung der Haare erst von dem Austritt aus dieser obersten Hautschicht an klar ausgeprägt war, während die Haarfollikel in ihrem längeren Theil fast senkrecht die Haut durchsetzten.

Mit dem hier entwickelten Gesetz, welches den Haarstrich in der Umgebung der offen liegenden Spinae bifidae beherrscht, kann man nun die Angaben, welche über die Anordnung des übermässigen Haarwuchses an der Lendenkreuzhaut bisher beigebracht wurden, meines Ermessens vollkommen in Einklang bringen. Freilich ist auf diese Haarstellung in fast allen Schilderungen nicht in wünschenswerthem Maasse Rücksicht genommen worden. Indessen lässt die Abbildung in Virchow's Beobachtung der Spina bifida occulta keinen Zweifel darüber bestehen, dass der lumbale Haarschopf im Wesentlichen von unten nach oben gerichtet, so angeordnet war, wie der Wirbel inmitten der Hypertrichosis des vorliegenden Falles. Ornstein's Abbildung zeigt die Haare etwas verworren und kraus, im Ganzen aber doch auch nach oben aufgerichtet und überwiegend nach dem Centrum des Haarfeldes geneigt. In dem Falle F. Fischer's, namentlich in der Beobachtung Rizzoli's, ist der ganze lumbale

Haarschopf allerdings gerade nach unten gerichtet, es kommt aber hier die bedeutende Länge der Haare, welche schon wegen ihres Gewichts abwärts hangen mussten, mit in Betracht. F. Fischer machte an dem 9jährigen Mädchen nachträglich die Beobachtung, dass die Haarstümpfe, als der lumbale Zierrath abgeschnitten worden war, nunmehr nach oben aufgerichtet waren. Sie stiegen also wenigstens zum Theil aus der Haut in einer Richtung empor, welche der dem fötalen Haarkleid zukommenden ganz entgegengesetzt war. Es wurde dadurch sehr wahrscheinlich, dass auch hier der Haarstrich dem für die Tumoren der Spina bifida entwickelten Gesetz folgt. Voraussichtlich ergiebt eine Untersuchung des Falles Rizzoli ein ähnliches Resultat, wenn sich nicht etwa die Haut über dem Kreuzbein, d. i. der untere Theil des Haarfeldes, an welchem allein die typische Umkehr des Haarstriches hervortreten muss, haarfrei erweisen sollte, was nach der Angabe, dass die Haare in einem halbmondförmig begrenzten Felde entsprangen, wohl denkbar wäre.

So weit man sich aus den oft mangelhaften Abbildungen ungewöhnlicher Haarfelder auf der Lendenkreuzgegend in denjenigen Fällen, welche wegen der ungewöhnlich starken Pigmentirung oder Verdickung der Haut oder wegen der Multiplicität als richtige Muttermäler zu bezeichnen sind und zur Spina bifida keine Beziehung haben, ein Urtheil bilden kann, zeigen dieselben, wie Michelson schon hervorhob, im Wesentlichen den Strich des fötalen Haarkleides (Schönwald, Paget, Hildebrand, Groos, Michelson), jedenfalls keine Andeutung einer directen Umkehr des Haarstriches, und mit Ausnahme des einen Hildebrand'schen Falles auch keine Stelle mit einem convergirenden Haarwirbel. Es scheint also der auf der Lendenkreuzbeinhaut gelegene Haarwirbel mit seiner Umkehr des sacralen Haarstroms nach den bis jetzt vorliegenden Thatsachen eine besondere Eigenthümlichkeit der Spina bifida occulta zu sein und erlangt, die Bestätigung in weiteren Fällen vorausgesetzt, für die letztere eine diagnostische Bedeutung. Damit soll nicht gesagt sein, dass der Haarwirbel in allen Fällen, auch in den geringsten Graden der Wirbelspalte immer deutlich entwickelt sein müsste. Schon jetzt kann ich auf die weiter unten berichteten Resultate der anatomischen Untersuchung dreier Fälle der gewöhnlichen allgemeinen Hypertrichosis hinweisen, in welchen nicht nur eine lumbale Hypertrichose, sondern auch ein Knochendefect im I. Sacralwirbelbogen aufgedeckt wurde, dennoch aber weder eine völlige Umkehr der Richtung des sacralen medialen Haarstroms, noch ein deutlicher Wirbel aufzufinden war. Indessen zeigte der Haarstrich eine andere Abnormität. Die 3—5 cm langen Haare liessen sich sehr leicht in eine senkrechte Stellung bringen der Art, dass alsdann die Haarspitzen meist nach oben umbogen, und entsprangen auch fast alle aus der Haut in senkrechter Stellung; die meisten Haarbälge erwiesen sich entschieden weniger nach abwärts geneigt als in dem fötalen Haarkleid. Die Haarursprünge waren also gleichsam aufgerichtet, somit wohl eine Neigung zur Umkehr ausgebildet, diese aber nicht wirklich erreicht worden. Das aufgestellte Gesetz wurde somit unvollständig erfüllt, aber keineswegs durchbrochen.

Wie verhielt sich nun in diesen drei Fällen das Kreuzbein? In demjenigen Fall, dessen hypertrichotisches Feld mit zarten, 2—3 cm langen Haaren nur dünn bestanden war (etwa in der Gesammtzahl 100), bestand ein Processus spin. sacr. I, aber sagittal in zwei einander innig berührende Hälften gespalten, welche durch ein fibröses Gewebe verbunden waren. In den beiden anderen Fällen mit einem Haarfeld von der Ausdehnung der Vola manus und mit einem Bestand von 200—250 kräftigen Haaren war der Spalt im Proc. spin. sacr. I weit klaffend, freilich trotzdem durch die Hautdecken hindurch nicht abzutasten, und zwar deswegen nicht, weil der deutlich nach unten verlängerte, ja sogar einen Absatz tragende Dornfortsatz des V. Lendenwirbels sich in den Spalt legte und ihn ausfüllte. Seitlich lag das Rudiment des sacralen I. Dornfortsatzes diesem Appendix des lumbalen Process. spin. nicht überall innig an, der Rest des Spaltes war vielmehr mit fettreichem Bindegewebe ausgepolstert. Unter ihm kam aber, nachdem das Fettpolster weggeräumt war, eine besondere rein fibröse Membran zum Vorschein als dorsale Decke des Sacralkanals und als Ausfüllung des Spaltes in der knöchernen Wand, welcher seitlich bis hart an die Wurzeln des II. falschen Dornfortsatzes reichte und von rechts nach links bis 12 mm breit war, bei dem Falle stärkster Behaarung sogar die ganze Breite der hinteren Wand des Sacralkanals einnahm. In dem letzteren Falle waren alsdann die Dornfortsätze des II. und III. Sacralis ungespalten und gut entwickelt, im anderen zu einer knöchernen Crista zusammengeflossen, so dass der Kanal hier des knöchernen Schlusses nicht entbehrte, und zwar auf einer Strecke von etwa 2 cm. Alsdann war aber der Wirbelbogen des IV. an der Stelle des Dornfortsatzes weit klaffend, so dass der Hiatus sacralis, mit einer straffen fibrösen Platte gedeckt, weit nach oben bis hart an die Wurzel des III. Dornfortsatzes emporreichte. Das Rückenmark war in allen drei Fällen völlig normal, endete im II. Lumbalis, die Dura mater dagegen im II.—III. Sacralis, aussen bedeckt von dem gewöhnlichen Fettpolster, welches makro-, wie mikroskopisch keine Muskelfasern auffinden, aber doch in dem Fall stärkster Behaarung zwei mit einander verschmelzende dünne Fäden fibrösen Gewebes, welche sich zwischen der Dura und die fibröse Decke des Sacralkanals im I. Wirbel ausspannten, gleichsam Retinacula tendinea, auspräpariren liess.

Freilich sind die hier beschriebenen Defecte der dorsalen Wand des Sacralkanals in der normalen Osteologie keineswegs Neulinge, jede grössere anatomische Sammlung enthält wohl, wie auch die hiesige pathologische, ähnliche mit unvollständigen Spalten am Anfang und Ende des Sacralkanals versehene Beckenskelette. Dennoch können wir Kreuzbeine dieser Art denjenigen, welche einen in ganzer Länge klaffenden Kanal besitzen, unbedingt an die Seite stellen, wenn wir berücksichtigen, dass sich auch in diesen Fällen der Spalt im II. und III. Sacralis regelmässig am stärksten verschmälert (s. oben S. 8). Nur ein Unterschied des Grades der Spina bifida, keine wesentliche Differenz lässt sich zwischen allen derartigen Fällen aufstellen. Varietät und Missbildung gehen auch hier ohne Grenze in einander über. Bedeutungsvoll erscheint es mir aber, in den beiden letzterwähnten Fällen das Zusammentreffen einer Hypertrichosis lumbo-sacralis mit einer Spina bifida sacralis allergeringsten Grades und zwar totaliter occulta nachgewiesen zu haben. Es ist daher angezeigt, das Augenmerk der Anatomen in Zukunft darauf zu richten, ob nicht die häufigen Varietäten in den Dornfortsätzen des menschlichen Kreuzbeins mit ungewöhnlicher Behaarung der Lenden-Kreuzgegend bei Individuen, deren Haarboden nicht bereits verkümmert ist oder von vorne herein unfruchtbar war, regelmässig verbunden sind.

Die genetische Beziehung zwischen der Hypertrichosis sacralis und der Spina bifida, welche in den hier mitgetheilten Thatsachen eine weitere Illustration erlangt, erscheint nicht nur durch die Aenderung der Haarstellung, sondern auch noch durch ein anderes Moment angedeutet. In den sacralen Haarfeldern stehen nehmlich die Haare in Büscheln. In den zuletzt geschilderten Fällen finden sich freilich nur vereinzelte Büschel von 2 oder 3 Haaren. Dagegen steigen in der weit stärkeren Behaarung des Falles I oft 3—5 Haare neben einander aus der Haut hervor; namentlich sieht man in den Hautschnitten neben dem alten, oft schon von seiner Papille abgetrennten Haupthaare 2—3 schmale Ersatzhaare, bald in demselben, bald in einem gesonderten, aber mit dem Hauptbalg in der obersten Hautschicht zusammenfliessenden Haarbalge. Der in diesem Verhalten ausgedrückte üppige Haarwechsel findet sich aber als Regel nur an denjenigen Haaren, welche den aufgerichteten centralen Haarschopf zusammensetzen, also in der unmittelbaren Umgebung der die Spina bifida bezeichnenden Hautnarbe, dagegen fast gar nicht an den stark geneigten Haaren auf den Seitentheilen des Gesässes. Wie die Spina bifida innerhalb des Wirbelkanals eine Hyperplasie des Fett- und des Muskelgewebes veranlasst hat, so ist auch der Haarboden der die Spina bifida bedeckenden Haut zu einer gesteigerten Anbildung von Haaren befähigt worden, nicht etwa erst befähigt, überhaupt Haare zu produciren, sondern derjenigen Haut, die an anderen Stellen als ungewöhnlich kräftige Haarbildnerin functionirt, den regulären haarbewachsenen Stellen, durch die Existenz der Spina bifida gleichgemacht, namentlich der Kopfhaut in Anbetracht der Anordnung der Haare in Büscheln angeschlossen worden. Da nun diese locale Erregung des Haarbodens zu einer gesteigerten physiologischen Function, wie die congenitale, an die Spina bifida angereihte Hypertrichosis lehrt, schon beim Neugebornen vorhanden ist, in der Kindheit deutlich zu Tage tritt, aber auch beim Erwachsenen andauert, sich also auf viele Jahre erstreckt und sogar progressiv wird, so ist es wohl am richtigsten, diesen Vorgang den Hyperplasien, welche den Tumoren zu Grunde liegen, zuzurechnen.

Es erscheint weniger berechtigt, hier mit Virchow an eine Art der entzündlichen Reizung zu denken. Jedenfalls gehört ausserdem eine kräftige Anlage, eine angeborne Fruchtbarkeit des Haarbodens im Allgemeinen auch zu den Bedingungen dieser sacralen Hypertrichosen. Insofern bilden sie ein Theilglied, gleichsam eine locale Manifestation der allgemeinen Hirsuties.

Hahn und Virchow haben auf die Möglichkeit hingewiesen, dass die antike Mythologie ihre thierähnlichen Gestalten an der Hand thatsächlicher Beobachtungen aufbaute, dass speciell die Figur des Satyrs, welcher von der antiken Kunst auch noch in ihrer Blüthezeit durch ein Haarschwänzchen in der Lendenkreuzgegend ausgezeichnet wurde, vielleicht die Beobachtung menschlicher Wesen, welche die Hypertrichosis sacralis als Missbildung, gar als ein pathologisches Erbstück besassen, zu Grunde lag. Wir können nach unseren jetzigen Kenntnissen noch weiter gehen und daran denken, auch die starke Behaarung der unteren Extremitäten, namentlich aber die Bocksfüssigkeit, mit welcher die älteren Satyrfiguren ausgestattet wurden, in gleicher Weise auf wirkliche Krankheiten, welche thatsächlich im Gefolge der Spina bifida, also auch in Combination mit dem sacralen Haarschwanz auftreten, zu beziehen. Nicht nur ist die Literatur über die Spina bifida aperta an Angaben über das Vorhandensein eines Klumpfusses sehr reich, sondern es lehrt auch der obige Fall, sowie der früher von F. Fischer mitgetheilte, dass auch die Spina bifida occulta den Pes varus oder varo-equinus bedingen kann. Die Aehnlichkeit desselben mit einem Bocksfuss kann sich aber noch steigern, wenn der menschliche Fuss durch Verlust der Metatarsusknochen noch weiterhin verkürzt wird, wie es bei dem neunjährigen Mädchen (F. Fischer) eingetreten war. Derartige trophische Störungen als Folgen der Missbildung am Rückgrat, mag diese auch äusserlich noch so geringfügig erscheinen oder ganz verborgen bleiben, werden in Zukunft gewiss noch öfter auf eine Spina bifida oder eine congenitale Störung des Rückenmarks und der Nervenursprünge zurückzuführen sein. Wenigstens liegt jetzt schon eine bezügliche Mittheilung von Chiari vor. Das im 18. Jahre durch Phosphor vergiftete Mädchen, dessen Spina bifida und Lipom oben S. 29 beschrieben, hatte seit seiner Kindheit an seinen unteren Extremitäten leichte Parese und Neigung zum Kühlwerden gezeigt; seit dem 14. Lebensjahr war am Innenrande des Fusses über der Articulatio metatarso-phalangea I und vor dem Sprunggelenk eine Hautulceration und später eine partielle Sequestration des Metatarsusknochens mit Ausgang in Heilung, alsdann aber noch ein richtiges langwieriges, bis in den Knochen dringendes Mal perforant an der Ferse aufgetreten. Treu und H. Wendt berichten ebenfalls schon von Ulcerationen an den Extremitäten, letzterer auch von livider Färbung des unteren gelähmten und anästhetischen Körpertheils. Von einem auffälligen Haarbestand an den betroffenen Extremitäten ist allerdings in diesen Fällen keine Rede. Ihre Verbindung mit anderen trophischen Störungen an den Beinen in der Combination mit Hypertrichosis sacralis wird aber durch die beiden erwähnten Fälle vollkommen gewährleistet. Gewiss können wir uns darnach vorstellen, wie solche Naturspiele die Phantasie der Mythen dichtenden Heiden anregen konnten, um schliesslich ein Mittelding zwischen Mensch und Thier, einen menschlichen Oberkörper auf einem bockähnlichen Unterkörper zu erschaffen, eine Gestalt durchaus pathologisch, aber keineswegs naturwidrig. Wie würde sie sonst aus der heidnischen Mythologie in das personificirende Dogma und die bildende Kunst des Christenthums hinüber getragen und in den körperlichen Attributen des Teufels auf Jahrtausende hin erhalten worden sein!

II. Ueber die Art und die Entstehung der Spina bifida, ihre Beziehung zur Rückenmarks- und Darmspalte.

Nachdem Virchow in seinem Werke über die krankhaften Geschwülste auf die schon öfters beobachtete Thatsache hingewiesen hatte, dass bei der sacrolumbalen Spina bifida das Rückenmark der Wand des Sackes entsprechend einer nabelförmigen Einziehung adhäriren, hier sogar seinen Centralkanal ausmünden lassen kann, und daraus den Schluss gezogen hatte, dass diese regulären Formen der Spina bifida sich der landläufigen Theorie, welche in ihnen nur eine Ausdehnung der Dura mater oder Arachnoidea zu einem wasserhaltigen Sacke fand, keineswegs fügen, dass sie vielmehr aus einem geplatzten Hydromyelossack entstehen müssten, sind sie gemäss dieser Theorie späterhin gewöhnlich zur Hydromyelocele gerechnet worden. Erst in dem letzten Jahrzehnt gab man jener Thatsache eine andere Deutung; namentlich belegte H. Ranke die von Cruveilhier schon als causal betonte Adhärenz des Rückenmarksendes an der äusseren Haut mit den in der Embryologie gebräuchlichen Ausdrücken und bezeichnete als den Ausgangspunkt dieser Spina bifida das Ausbleiben der Abtrennung des Hornblattes von dem Medullarrohr. Hofmokl versuchte eine Vermittlung zwischen der alten und der neuen Theorie herzustellen und durch ein physikalisches Experiment die Erklärung dafür zu gewinnen, dass beim Platzen einer Hydromeningocele das Rückenmarksende gegen die Rissstelle geschleudert würde, um alsdann hier zu adhäriren. Andererseits wurde erwogen, dass ein Hydromyelossack sich nicht bilden kann, so lange das Medullarrohr nicht geschlossen ist, dass aber der höchste Grad der Spina bifida, nämlich die allgemeine oder partielle Rachischisis nicht nothwendig, wie Rokitansky und Förster urgirten, aus einem platzenden Hydromyelos hervorzugehen brauchte, sondern ebenso gut als ein Stehenbleiben auf einer niedern Entwicklungsstufe, nehmlich auf dem Stadium der offenen Medullarrinne, deren Abschluss zum Rohr unterbliebe, bezeichnet werden dürfte. Namentlich hat Dareste in mehreren Mittheilungen an die Pariser Akademie die verschiedenen Formen und Grade der Spina bifida, wie der Cranioschisis und der Hirnbrüche auf eine Verzögerung des Abschlusses des Medullarrohrs oder der meningealen und knöchernen Hüllen zu vollständigen Röhren und Kapseln zurückzuführen versucht. Embryologische Untersuchungen gaben dieser Auffassung einige thatsächliche Unterlagen, als Martin und Tourneux bei einem menschlichen Embryo von 9 mm den Sinus rhomboidalis noch weit klaffend fanden, als Lebedeff, ebenfalls bei einem menschlichen Embryo von 8 mm und in bebrüteten Hühnereiern ein partielles Restiren der Medullarrinne beobachtete, als endlich Dareste selbst gelegentlich experimenteller Störungen des Brütegeschäftes ähnliche Embryonen, die mit Spina bifida oder mit einem Mangel der medullaren Nervensubstanz in der Medianlinie des Markrohres versehen, aufzog. Lieferten diese embryologischen Untersuchungen auch den Beweis dafür, dass eine Verzögerung des Abschlusses factisch vorkommt, so erhellten sie doch in keiner Weise das Dunkel, welches über die Bildungsart der circumscripten Rückgrats- und Kopfspalten, namentlich über die Entstehung der tumorartigen Spina bifida und Kopfspalten, über die der sackförmigen Geschwulst so evident zu Grunde liegenden Ansammlung wässriger Flüssigkeit herrschte. Wurde in Dareste's Experimenten der Hühnerembryo in Folge gestörter Blutbildung anämisch und damit hydropisch, so entstand keineswegs ein richtiger Hydromyelos oder gar eine Hydromyelocele, bezüglich eine Hydrencephalocele, sondern der frühzeitige Tod unterbrach jede weitere Entwicklung. Wenn Dareste die Defectbildung des Knochens auf einen Druck seitens der zu engen Amnioskappe zurückführte, so konnte Lebedeff thatsächlich widersprechen, indem er bei seinen Embryonen die Kopfkappe des Amnios gänzlich fehlen sah; aber auch Lebedeff, welcher ungewöhnlich starke Krümmungen ihrer Körperaxe entsprechend den klaffenden Spalten des Medullarrohrs auffand, konnte sich hierbei nur auf die His'sche Theorie über ungleiche Wachsthumsspannungen der Platten des Embryos beziehen, dagegen den Ursprung des eigentlichen Grundübels, jener ursächlichen Verkrümmung des Embryokörpers, nicht angeben.

Ist somit die Theorie über die eigentliche Aetiologie der Spina bifida thatsächlich nicht gefördert worden, so hat sich doch insofern in dieser Lehre eine Wandlung vollzogen, als sich mit der directeren Anlehnung an die Lehren der Embryologie bei den Forschern auf diesem Gebiete der Teratologie die Tendenz immer mehr Bahn brach, zwischen der Spina bifida und der Rachischisis eine principielle Differenz, nicht bloss einen Unterschied des Grades zu statuiren. Hauptsächlich war es W. Koch, welcher die Frage nach dem Zustandekommen der Rückenspalten zu lösen versuchte, indem er an der Hand des literarisch zusammengetragenen Materials und eigener Beobachtungen die Rachischisis von der Spina bifida scharf absonderte. Jene, die Rückgratsspalte ohne Tumor, sei nichts weiter, als die persistente Medullarrinne und Medullarplatte, die gegewöhnlichste Form der Spina bifida dagegen, die Myelocele (Myelomeningocele) datire aus einer späteren Periode; erst wenn das Medullarrohr bereits geschlossen ist, also nach dem 14. Tag könne sie entstehen und zwar mittelst einer Störung, welche das Abtrennen des Hornblattes von dem Medullarrohr, nehmlich das Hineinwachsen der Membrana reuniens zwischen beide verhindert. Einem Hydromyelos wäre aber die Andauer des Zusammenhangs des Rückenmarks und des Hornblattes nicht zuzuschreiben; denn wenn er vorhanden, wäre er erst viel später gebildet, nicht wäre er ein persistentes oder gar ein hydropisches Medullarrohr, sondern secundär durch eine Erweichung der grauen den Centralkanal umgebenden Substanz entstanden. Vielmehr würden die von den beiden Seiten her zunehmenden, namentlich sich verdickenden Muskel- und Hautplatten, indem sie das Hornblatt emporheben, auch das mit ihm adhärente Medullarrohr aus der Wirbelrinne dorsalwärts hervorzerren. Es leuchtet ein, dass durch diese Triebkraft wohl eine geringe Dislocation des Rückenmarks, bis unter die Fläche der Rückenhaut, niemals aber eine Prominenz über dieses Niveau hinaus, niemals der richtige Tumor der Spina bifida zu Stande kommen kann; die gewöhnliche Erklärung desselben, so wie der Dislocation des Rückenmarks überhaupt aus einer Wasseransammlung in den Meningealräumen weist Koch aber zurück, da der Druck, unter welchem die Cerebrospinalflüssigkeit secernirt würde, sicherlich nicht den Druck der aussen auf dem Fötus seitens des Fruchtwassers lastet, übersteigen könnte. Woher der herniöse, oft prall vorgewölbte Tumor entsteht, dafür giebt Koch keine genügende Erklärung.

Man kann nicht gerade behaupten, dass durch diese neueren Discussionen unsere Einsicht in das Wesen der Spina bifida und der analogen Missbildungen des Kopfes viel an Klarheit gewonnen hat, wie wenig, das wird wohl jeder Leser einer der neuesten Publicationen, nehmlich Ahlfeld's „Bemerkungen zur Aetiologie der Spina bifida“, in dem II. Abschnitt seiner Missbildungen S. 294 empfinden. Es scheint, dass die embryologischen Forscher ihre theoretischen Constructionen an dem menschlichen Material nicht erproben konnten, dass anderseits die neueren Pathologen in der Variabilität der bezüglichen Tumoren den Faden verloren und in der Artbestimmung unter einander nicht harmonirten. Eine reichere thatsächliche Ausbeute ist in der kürzlich erschienenen ausführlichen Publication der von der Clinical

Society in London eingesetzten Commission enthalten, indem sie 125 in den dortigen und anderen Museen vorhandene Fälle zur anatomischen Untersuchung ziehen konnte. Für meine Untersuchungen fand ich mehrere günstig conservirte, noch gänzlich intacte aus älterer Zeit der hiesigen Sammlung angehörige Exemplare vor, namentlich erlangte ich aber in neuen Fällen, welche im Laufe der letzten Jahre einliefen und, wenn noch frisch, in zweckmässigster Weise mittelst Alkohol oder Müller'scher Flüssigkeit erhärtet und für die vervollkommneten Färbemethoden vorbereitet werden konnten, das günstige Material zur Lösung so mancher Fragen nach der Art und dem Wesen der Rückenmarksspaltungen, welche sich mir bei den Untersuchungen des Falles I aufgeworfen hatten. Einige sehr ungewöhnliche Fälle von richtigen Rückenmarks- und Darmspalten konnten in Vergleich gezogen werden und ihrerseits dazu beitragen, das ganze Gebiet dieser Missbildungen zu erleuchten.

Im Nachstehenden bin ich dem neueren, allerdings noch nicht ganz allgemein angenommenen Gebrauch gefolgt, die Ausdrücke Rachischisis und Spina bifida einander gegenüberzustellen. Diese Bezeichnung wende ich nur für diejenigen Wirbelspalten an, welche mit einem hernienartigen Tumor verbunden sind, rede dagegen von Rachischise, wenn sich kein festes oder flüssiges Material tumorartig aus der offenen Wirbelrinne emporhebt.

1. Die Rachischisis und die Myelomeningocele — die Darmspalte.

Bei der totalen Rachischise liegt gewöhnlich eine dünne ganz durchsichtige Membran auf der flachen Wirbelrinne, die bekanntlich entweder allgemein als eine seröse Membran oder direct als weiche Rückenmarkshaut bezeichnet wurde, nackt zu Tage. Nur in seltenen Fällen hat man auf derselben weisse Bänder anscheinend von nervöser Structur gesehen und als rudimentäres Rückenmark oder auch im Falle sie durch einen medianen Zwischenraum deutlich von einander getrennt waren, als ein getheiltes Rückenmark, als eine Diastematomyelie (Ollivier) angesprochen. Bei der partiellen oder beschränkten Rachischisis trifft man dagegen häufiger auf der Oberfläche jener serösen Membran ein rothes sammetartiges Lager, nicht minder blutreich wie das offenbar gleichartige Gewebe, welches sich oft bei der Akranie und Anencephalie auf der Mitte der Schädelbasis vorfindet, als eine unregelmässige zottige blaurothe Masse, welche an die Stelle der Hirnsubstanz getreten ist und wiederholt mit cavernösem Gewebe verglichen wurde. So parallelisirte Joh. Müller auf der Taf. III seines Werkes über den Bau der krankhaften Geschwülste in den Fig. 16 und 17 Abbildungen dieses Gewebes mit den Structuren einer erectilen Geschwulst, deren specielle Beschreibung leider nicht zur Publication gelangte; auch Dareste betont die Analogie, ohne aber die volle Identität aus Mangel einer eigenen Untersuchung behaupten zu wollen. Nach zweckmässiger Erhärtung in Müller'scher Flüssigkeit ergiebt sich indess, dass dieses Gewebe nur röhrenförmige Blutgefässe enthält, wohl daneben noch bluterfüllte Räume, namentlich diffuse blutige Infiltrationen eines lockeren Zwischengewebes, welche aber offenbar nur von Hämorrhagien herrühren, und durchaus nicht die Regelmässigkeit und die scharfe Begrenzung der Bluträume des cavernösen Gewebes darbieten. Die grossen bluterfüllten scharfrandigen Oeffnungen, welche auf dem Schnitte dieses Gewebes vor allem auffielen, sind nichts als die Durchschnitte von cylindrischen Gefässen. Allerdings sind diese von ganz ungewöhnlicher Weite, oft buchtig, und einander so nahe, von so wenig Grundsubstanz geschieden, dass sie oft sich unmittelbar berühren. Auch da, wo diese Grundsubstanz noch eine nervöse Beschaffenheit (feinkörnige und feinfaserige Zwischengewebe, polyedrische Zellen, auch Ganglienzellen) besitzt, sind in ihr Capillaren von der gewöhnlichen Weite und Anordnung, welche den Hirncapillaren, namentlich der grauen Substanz zukommt, nicht aufzufinden. Die colossalsten Gefässe mit sehr dünner Wand sind aber in den lockersten Gewebsschichten vorhanden, welche nur durch ein Balkenwerk von Bindegewebe aufgebaut werden, dagegen keinerlei Nervensubstanz mehr enthalten.

Dasselbe Verhältniss, was dieses verkümmerte Hirngewebe auszeichnet, nehmlich die ungewöhnliche Erweiterung der kleinsten Blutgefässe und der successive Schwund der nervösen Substanz, tritt uns nun auch an den rothen Auflagerungen der Pia bei der partiellen Rachischisis entgegen. In einem derartigen Fall (Fall II) sieht man nach gelungener Erhärtung in Müller'scher

Flüssigkeit schon mit blossem Auge, noch besser mittelst der Lupe die Oberfläche der rothen Plaques ganz fein geädert, selbst ein zierliches Relief gebildet, dessen Hauptbälkchen vorzugsweise in querer Richtung verlaufen (Fig. 4 Taf. I). Besonders in den medialen Theilen, wo die rothen Auflagerungen regelmässig am dicksten und gleichmässigsten sind (Mv), tritt ein äusserst dichtes Gefässflechtwerk gleichsam aus den tieferen Schichten an die Oberfläche, während sich die bluthaltigen Massen der lateralen Theile in gröbere Flöckchen und fimbrienartige Leisten, die ihrerseits wieder aus einem feinsten Geäder gebildet werden, auflösen oder auch ein schleierartiges Netzgewebe mit grossen Maschen, welche die Pia durchscheinen lassen, herstellen. Wie die mikroskopische Untersuchung ergiebt, sind diese Schleier nichts als nackte Blutgefässnetze (Fig. 5 Bn), jene dichteren rothen Auflagerungen von 1—2 mm Dicke dagegen nur in den oberflächlichen Schichten Netzwerke, deren Balken sämmtlich ungewöhnlich weite Gefässe darstellen, in den der Pia unmittelbar aufliegenden Schichten dagegen auch noch nervöser Natur. Hier sind die Maschen des Gefässnetzwerks durch eine Substanz eingenommen, die sich aus feinsten Fäserchen aufbaut, Zellen, die nach ihrer Anordnung, ihrem Verhalten zu Farbstoffen und ihrer Grösse als Neurogliazellen zu bezeichnen, enthält, aber ebenso wie die oben erwähnte Hirnsubstanz keine eigenen Blutgefässe, keine gewöhnlichen feinen Capillaren besitzt. Grössere Zellen, welche als evidente Ganglienzellen (MG) bezeichnet werden dürfen, sind aber nur spärlich, bald vereinzelt, bald in Gruppen, meistens in der Nähe von Blutgefässknäueln aufzufinden, einzelne so gross, so deutlich multipolar und mit einem so typischen Kern versehen, dass sie positiv Ganglienzellen genannt werden müssen, wenn sie auch keine längeren, keine verästelten Fortsätze aussenden. Dass diese Substanz nervös ist, wird am klarsten nachgewiesen, wenn man die Schnitte nach Weigert's Methode mit Hämatoxylin und Eisensalz färbt, und nun in ihr die myelinhaltigen Nervenfasern, an der schwarzblauen Tinction leicht erkennbar, auftauchen sieht, entweder in Bündeln, die horizontal durch die Pia hindurchtreten und in die evidenten Nervenwurzeln zu verfolgen sind, oder auch zerstreut, schliesslich ganz vereinzelt innerhalb der von der Pia abgewendeten Theile (Fig. 5, M). Hier werden die aus nervöser Substanz gebildeten Balken immer schmäler, schliesslich auf Klümpchen reducirt, welche den Gefässen noch anhängen; dagegen nehmen die letzteren nicht nur relativ, sondern auch absolut insofern zu, als in demselben Balken mehrere Gefässe neben einander verlaufen und sich nicht nur um einander ranken, sondern auch wirkliche Schlingen bilden. So entstehen gleichsam Gefässzotten oder Gefässknäuel wie etwa in den Plexus chorioidei (Bp) und liegen zuweilen noch in den oberflächlichsten, der nervösen Substanz gänzlich entbehrenden Gefässnetzen (Bf), deren Maschen nur feinkörnige Substanz, die bisweilen schwach faserig erscheint, keineswegs aber eine richtige Neurogliafaserung darbietet. Dinge, die wir sonst beim Untergang nervöser Substanzen zu finden gewohnt sind, Körnchenkugeln, Corpora amylacea, geschwollene Axencylinder oder Aehnliches werden von mir nicht nachgewiesen. Wohl finden sich aber in den Wänden der Blutgefässe, vorzugsweise der grösseren und zwar, nach der Wandstructur zu urtheilen, der venösen Gefässe mächtige Verdickungen, welche aus Leucocyten bestehen, oft so dicht aufmarschirt, dass sie sich gegenseitig abplatten und den Anschein einer epithelialen Mosaik hervorbringen. Wiederum an anderen Stellen ist die Gefässscheide sehr dick und von fibrillärer Beschaffenheit, so dass die Hypothese nahe liegt, dass aus den Zellenwucherungen Bindegewebe entstanden ist und die Blutgefässe die grösste Aehnlichkeit mit den dicken Gefässbalken (Bd) des Falles I bekommen haben. — Die Ränder der aufgelagerten gefässreichen Platten, die fimbrienartigen Leistchen und verzettelten Flöckchen, welche jene einsäumen, lassen mikroskopisch kaum etwas Anderes erkennen als Netzwerke von solchen Gefässen, grösstentheils baar aller nervösen Substanz, selbst da, wo sie dem Piagewebe aufsitzen. Nur diejenigen Schichten der Flöckchen, welche der Pia unmittelbar aufliegen, lassen reichliche Nervenfasern und zwar unmittelbar über der Eintrittstelle der hinteren (lateralen) Nervenwurzeln, auffinden; auch diese bilden ebenso wie die medialen (vorderen) Wurzeleintritte (N) jedesmal die Knotenpunkte für die noch erkennbare medulläre Substanz, während mit der grösseren Entfernung von ihnen der Charakter des reinen Gefässgewebes immer mehr zu Tage tritt.

Nach diesen Untersuchungsresultaten, welche hauptsächlich an zwei Fällen (II und III) von lumbosacraler Rachischisis gewonnen wurden, kann es wohl keinem Zweifel unterliegen, dass jene rothen sammetartigen Massen die Ueberbleibsel der Rückenmarksanlagen, also der Medullarplatten sind, dass in ihnen die nervösen Anlagen, vielleicht infolge des Nacktliegens und der innigen Berührung mit dem Fruchtwasser verkümmerten, während die Blutgefässe sich erhielten und erweiterten, oder gar noch weiter wuchsen, auch da, wo keine specifische Substanz zu ernähren war. Trotz dieses Uebermaasses von Gefässen darf aber nicht an eine Gefässwucherung, wie sie den Angiomen zukommt, selbst nicht an diejenige, welche im Granulationsgewebe auftritt, gedacht werden. Das verbietet ihre typische Anordnung, welche auch in den rudimentärsten Flöckchen noch hervortritt, besonders der quere Verlauf ihrer Hauptstämmchen, welcher ganz dem Typus der das Rückenmark durchsetzenden Arterien- und Venenzweige erster Ordnung entspricht, sowie der Umstand, dass diese Hauptzweige aus der Pia meistens an den Stellen emporsteigen, welche die normalen Eintrittsstellen bedeuten, in der Medianlinie und an den Nervenwurzeln; letzteres lässt sich auf der ventralen Seite der Pia, bisweilen in auffälligster Weise deswegen erkennen, weil hier dicht gestellte Gefässranken, offenbar abnorm weite Gefässplexus, lagern.

Das so charakterisirte Gefässgewebe, gleichviel ob in continuirlichen Platten angeordnet oder in schleierartigen Netzen ausgebreitet oder in Flöckchen und Leistchen zerstreut, giebt auf der Oberfläche der serösen Membran die Marken für die Ausdehnung der Medullarplatte; so weit es reicht, sollte Rückenmark angelegt sein. Das ganze hierdurch bezeichnete Feld wollen wir hiernach als Area medullo-vasculosa (Mv) bezeichnen.

Die volle Berechtigung dieser Definition erlangen wir aus den Beziehungen dieser Area zu den Nervenwurzeln und dem ausgebildeten Theil des Rückenmarks, zu den Meningen und der umgebenden äusseren Haut. Die Mittellinie der Area, die stellenweise als flache Rinne, in welcher ich aber nicht etwa Cylinderepithel, wie es Koch angiebt, auffinden konnte, angedeutet ist, endigt an ihrem cranialen Ende (Pk), wie an dem Schwanzende (Pc) in eine schief trichterförmige Grube oder eine kleine

Kerbe, den cranialen und caudalen Pol, in welche auch die fimbrienartigen Leistchen zusammenlaufen und an welchen das rothe Gefässgewebe massiger wird. Auf der ventralen Seite sitzt an diesen beiden Polen regelmässig das übrige cylindrische Rückenmark an, am caudalen Pol, wenn die Schisis auch den Sacraltheil betrifft, nur das Filum terminale, als evidentester Ausläufer der Pia mater noch dadurch gekennzeichnet, dass ein medial an dieser angebrachtes Blutgefässstämmchen, die Arteria medullae spinalis anterior, auf dasselbe übergeht. Ein Querschnitt lehrt, dass zwischen der nackt liegenden serösen Membran und der darunter verborgenen, der Wirbelrinne eng angehefteten Dura mater ein Spaltraum besteht, der sich beiderseits bis tief in die hautbekleidete äussere Decke des Rückens forterstreckt. Ihn durchziehen, wie schon in den Lehrbüchern beschrieben wird, die Nervenwurzeln und zwar ganz regelmässig aufgereiht in Fällen der hier geschilderten Art, wenn nehmlich die Area medullo-vasculosa gut entwickelt ist, mediale (die vorderen) und laterale (die hinteren) Wurzeln, je mit einander convergirend in der Durchtrittsöffnung der Dura mater, und zwischen ihnen eine bindegewebige longitudinell gestellte Lamelle, offenbar das Lig. denticulatum (Lg), welches entweder auch bis zur Dura reicht und dann sogar stark ausgezogen, selbst hypertrophisch sein kann oder auf eine scharfrandige Leiste, schliesslich sogar nur auf einen weissen Verdickungsstreif, der der ventralen Seite der Pia aufgelegt ist, reducirt wird. Der Reihe der Nervenwurzelursprünge entspricht nun genau die Area, nicht nur erreichen die kräftigsten Theile der medialen Markstreifen die Ursprünge der vorderen (medialen), sondern auch die lateralen Säume der Area liegen wesentlich über den Ursprüngen der hinteren (lateralen) Wurzeln (vergl. Fig. 4 u. 5). Zwischen diesen medullo-vasculösen Zügen tauchen Streifen von nackter Pia auf, selbst in dem medialen Theile ist nicht selten eine solche Insel, welche die Area in eine linke und eine rechte Hälfte scheidet.

An den Randtheilen der Area tritt ebenfalls nackte Pia zu Tage, auf welcher noch versprengte Flöckchen angesiedelt sein können, nach aussen folgt eine neue Linie, deren Epidermissaum bisweilen etwas abgehoben und endlich noch weiter der die Wirbelbogenstümpfe überlagernde Randwulst (Zona derm. = Zd), der oft mit starken Haaren bestanden ist und aus eigentlicher Cutis gebildet wird, während in dem Epidermissaum ein gefässreiches seröses Gewebe, offenbares Piagewebe, vorliegt und von mehrschichtigem Epithel, mit richtiger, wenn auch äusserst dünner epidermoidaler Decke überzogen wird (Zona epithelio-serosa = Zes).

Bis in das subcutane Fettgewebe dieses Randwulstes reicht nun der zwischen Dura und Pia mater gelegene Spalt (Fig. 4 Sp), so dass sich beide in diesem angrenzenden Bindegewebe einfach verlieren, ohne dass sich jene dorsalwärts oder diese ventralwärts am Seitenrande des Spaltes umschlüge. Die Arachnoidea ist als feinstes besonderes Häutchen von der Dura fast überall, von der Pia nur unvollständig abzuheben, kann aber auch nicht als besondere Auskleidung am Rande des Spaltes isolirt werden, scheint vielmehr hier verloren zu gehen, und zwar indem sich zahlreiche Arachnoidealbälkchen zwischen der Dura und Pia ausspannen und den Spaltraum segmentiren (Fig. 4).

Diese specielleren Verhältnisse charakterisiren die partielle Rachischisis als den Zustand des offenen Medullarrohrs, sie dienen somit der Dareste-Koch'schen Auffassung, dass das Rückenmark auf dem Stadium der Medullarplatte stehen bleiben kann, zur Stütze. Dagegen erscheint die alte Theorie, dass das Medullarrohr zuerst geschlossen, alsdann aber durch Hydromyelie wieder eröffnet wurde, noch wegen folgender besonderer Thatsachen unzulässig.

Fall II und III. Rachischisis lumbo-sacralis.

In beiden Fällen stehen die Reihen der Ursprünge der hinteren Nervenwurzeln nicht weiter von einander ab, als es ein völlig ausgebildeter Theil des Rückenmarks zeigen würde, wenn es von hinten geschlitzt und zur Fläche ausgebreitet würde; eine stärkere Dehnung, wie sie doch der Hydromyelos erheischen würde, hat also im ganzen ventralen und lateralen Theil des Umfanges des Medullarrohres nicht stattgefunden, die Medullarrinne ist mit dem transversalen Wachsthum der Wirbelrinne ganz proportional verbreitert worden. Zweitens ist in dem gut gebildeten Rückenmarkstheil kein Hydromyelus nachzuweisen, obwohl in dem einen Falle ein starker Hydrocephalus vorhanden ist, im anderen eine Cranioschisis mit Hinterhauptsschuppenrudiment. Dagegen reicht im Halstheil des Rückenmarks des Falles II die Fissura longitudinalis posterior bis in den klaffenden und verbreiterten Centralkanal, so dass gefässhaltiges Piagewebe hineingewachsen und den Resten des Cylinderepithels, welche noch die Seiten- und Vorderwand des Kanals bekleiden, direct und zwar ohne Epithelbekleidung gegenübersteht.

Im Fall III ist unterhalb des sacralen Pols der Area, der hier durch ein Löchelchen, welches eine Borste in den intrameningealen Spaltraum einführen lässt, bezeichnet wird, ein noch 3 cm langes Rückenmark vorhanden, aber auf 2,5 cm in eine rechte und linke Hälfte vollkommen entzweigespalten. Beide Rückenmarke liegen vollständig verhüllt unter der Zona epithelioserosa und der sacralwärts folgenden stark behaarten Zona dermatica in dem glattwandigen Spaltraum zwischen Dura und Pia mater auf der von der Dura bekleideten lumbalen Wirbelrinne dicht neben einander, aber als zwei vollständig getrennte cylindrische, 3 mm dicke Säulen, und fliessen schliesslich wiederum zusammen, um einen kleinen einfachen Conus medullaris zu bilden, welcher alsdann ein einfaches Filum terminale durch den Sacraltheil der Wirbelrinne aussendet. Der Zusammenfluss der beiden gesonderten Rückenmarkshälften hat hinter einem konischen, im Innern knöchernen, aussen mit Dura bekleideten Zapfen statt, welcher breitbasig von den tieferen Schichten des subcutanen Gewebes der Zona dermatica ohne irgend welche Verbindung mit den Wirbeln entspringt, sich dann rasch verjüngt und seine lange schmale Spitze genau in sagittaler Richtung, aber mehr dem Kopf- als dem Schwanzende zugekehrt, hart vor dem sich bildenden Conus medullaris durch das sacrale Ende des intrameningealen Spaltraumes des Rückenmarks hindurchsendet, gleichsam um wie ein Markstein seine beiden Hälften von einander zu scheiden. Die Spitze des Zapfens erreicht die Dura mater und inserirt sich auf der dorsalen Fläche des ungespaltenen III. Lendenwirbelkörpers mit einem beweglichen, wohl fibrösen Strang, vielleicht einer Pseudarthrose, jedenfalls ohne knöchern angewachsen zu sein. Die beiden Rückenmarkssäulen sind platt, geben je an ihrem lateralen Rande sehr langen und kräftigen Nervenwurzeln den Ursprung, welche zu den lumbalen und sacralen Intervertebrallöchern verlaufen und zwar parallel neben einander gelegen, so dass schliesslich in der Sacralrinne auch eine richtige Cauda equina gebildet wird. Der Conus medullaris ruht auf dem wohlgebildeten Körper des IV. Lendenwirbels, hat also den Sacralkanal schon verlassen, ist aber durch den trennenden knöchernen Dorn festgehalten und verhindert worden, die richtige Stellung, nehmlich die an dem Körper des II.—III. Lendenwirbels zu erreichen. Der Körper des V. Lendenwirbels bildet einen von links nach rechts gerichteten Keil, dessen Basis links, dessen Kante rechts gelegen ist. In Folge dieser Gestalt ist die Axe der wohlgebildeten Sacralwirbel nach rechts gerichtet. Der Defect der Wirbelbögen reicht vom letzten Dorsalwirbel bis zum Schwanzbein nach bekannter Art. Es braucht kaum hervorgehoben zu werden, dass sich die Verdoppelung des sacralen Rückenmarks, eine durchgreifende Spaltung, welche mittelst eines von der dorsalen Seite durchgetriebenen knöchernen Zapfens dauernd erhalten, wahrscheinlich auch erzeugt wurde, nicht mit der Annahme verträgt, dass vor dem Beginn dieser Spaltung, wie der ganzen Rachischisis eine Hydromyelie bestanden hätte.

In dem Falle II, einem ebenfalls ausgetragenen sehr kräftigen Fötus, welcher kurz nach der Geburt gestorben war, ragt das sacrale Ende der Area bis in die Sacralrinne hinein; dem entsprechend gehen die unteren

Nervenwurzeln unter einem stumpferen Winkel vom Rückenmark ab, wie im Falle III, sind kürzer und bilden keine volle Cauda equina. Hier ist der Ascensus des Rückenmarksendes fast ganz ausgeblieben. Dagegen ist die Dura mater in der ganzen Länge verdickt, besonders stark im oberen Theil (2 mm), da wo auch das Lig. denticulatum so stark verbreitert ist, und jederseits bis 6 mm misst; es macht den Eindruck, als ob mittelst des letzteren das Rückenmark an der Dura mater und auf den Wirbelkörpern festgehalten wurde.

Auch an der Brustwirbelsäule kann man ganz beschränkte Rachischisen antreffen, welche die geschilderten Anordnungen der Area und die Beziehung der Nervenwurzeln zu derselben auf's Vollständigste darbieten. Als Beispiel diene folgendes, etwas ungünstig conservirtes älteres Stück der hiesigen Sammlung A II 74.

Fall IV. Rachischisis dorsalis.

Ausgetragener Fötus von 40 cm Länge, Acranius. Die defecte auf der Mitte des Rückens gelegene Stelle ist in ihrer grösseren cranialen Hälfte eingesunken und rauh, in der caudalen flacher, sogar leicht emporgehoben, so weit es sich durch Anpassen der Lappen, welche hier geschnitten sind, jetzt noch bestimmen lässt, und vor Allem auffällig glatt und spiegelnd. Diese Beschaffenheit ist auch den lateralen Theilen der cranialen Hälfte, welche die Grenzwülste der Wirbelrinne bilden, eigen. Die rauhen Theile werden durch evidentes medullo-vasculöses Gewebe zu einem bis 2 mm dicken Lager aufgebaut, die glatte Schicht ist dagegen ihrem feineren Bau nach eine evidente Zona epithelio-serosa. Von der ventralen Seite dieser Schicht entspringen keine Nervenwurzeln, vielmehr überdacht sie nur das untere Rückenmarksende und seine Cauda equina, welche durch Aufhängefäden, Arachnoidealbälkchen, an diesem Dach befestigt sind. Dagegen entspringen auf der ventralen Seite jener Area medullo-vasculosa aus der Pia mater die kräftigen Nervenwurzeln, in vier regelmässigen Reihen neben einander gestellt, etwas lang und ventralwärts zur Dura mater im Boden der Wirbelrinne eilend, um hier die letzten Dorsal- und ersten Lumbalnerven zusammenzusetzen. Eine craniale und eine caudale vor der glattflächigen Zone in der Mittellinie gelegene Grube bezeichnet die Grenze der Area, die, hiernach bestimmt, 25 mm lang und 20 breit ist. Der ganze Defect der Wirbelbögen reicht vom X. Dorsal- bis zum III. Lumbarwirbel, an der äusseren Haut gemessen, beträgt die Länge der ganzen Stelle 45, die Breite 25 mm.

In denjenigen Fällen von partieller Rachischisis, in welchen die die Wirbelrinne deckende seröse Membran eine vollkommen glatte freie Oberfläche besitzt und auch im Blutgehalt einer gewöhnlichen hyperämischen serösen Membran gleicht, kann man zwar auf dieser dorsalen Fläche keine richtige Substantia medullo-vasculosa, höchstens einige gefässhaltige Flöckchen finden, und selbst diese können, wie ich an einer 2 cm langen und 1,5 cm breiten sacralen Rachischisis (Fall V) constatirte, gänzlich fehlen, aber man bedarf nur eines Querschnitts, um auf der ventralen Oberfläche der serösen Membran den Abgang der Nervenwurzeln zur gegenüberstehenden Dura und den Wirbellöchern zu besichtigen und so die Ueberzeugung zu gewinnen, dass die nackt liegende seröse Membran die Pia mater ist, baar jedes Rückenmarksrestes.

Bei den gewöhnlichen Arten der sackigen lumbosacralen Spina bifida, denjenigen, welche man als Myelomeningocele (Myelocele Koch) bezeichnet, konnte ich nun ganz analoge Verhältnisse in der Anordnung und Beschaffenheit der aufbauenden Membranen nachweisen. In einem älteren Präparate der hiesigen Sammlung (A II 87, Fall VI) zieht über die Mitte des Sackes eine durchschnittlich 2 cm breite Zone sammetartigen oder zottig-schwammigen Gewebes, welches hier der äusseren Fläche das Aussehen giebt, das die mit langen Zotten besetzte Innenfläche des Dünndarms, etwa des Hundes, darbietet. Mikroskopisch erweist sich diese Substanz in ganzer Dicke als ein aus evidenten Blutgefässen gebildetes Rüstwerk, welches einer scharf gezeichneten Pia mater aufgesetzt ist. Sind auch keine Reste nervöser Substanz in seinen Maschen oder als Belag der Gefässbalken aufzufinden, so ist doch schon wegen der Weite und des transversalen Streichens der Hauptstämmchen seine Identität mit der Substanz der Area medullo-vasculosa nicht zweifelhaft und wird auf dem Durchschnitt der Geschwulst noch evidenter. Der unter dieser Pia gelegene Hohlraum ist mehrfächerig und von Strängen, deutlichen Nervenfäden, ausserdem von einer kräftigen Säule, dem richtigen Rückenmark, an welchem recurrirende Nervenwurzeln angelagert sind, durchzogen. An der ventralen Seite des Sackes finden sich dicke Schichten sehr weichen Bindegewebes, auf einer Unterlage, welche leicht als Dura mater aus der Wirbelrinne herauszuheben ist, und auch jene Nervenfäden, nachdem sie in das massige Deckgewebe eingetaucht sind, in gewöhnlicher Weise durchtreten lässt. Aussen sind dagegen die seitlichen Abdachungen des Tumors von evidenter äusserer Haut überzogen, in der Umgebung der

Geschwulstbasis erscheint dieselbe sogar hypertrophisch, jedenfalls mit dickem Fettpolster und jener ausgezeichneten Hypertrichosis versehen, welche oben (S. 45) geschildert wurde.

Zur weiteren Erläuterung der Eigenthümlichkeiten dieses Falles dienen die folgenden specielleren Angaben.

Fall VI. Myelomeningocele lumbo-sacralis mit Hypertrichosis congenita.

Altes Sammlungspräparat A II 87, reifer männlicher Fötus, nur der Rumpf vorhanden mit Nabelstrang und normalen Beckenorganen. Auf der Lenden- und Kreuzgegend erhebt sich eine breitbasige halbkugelige Geschwulst, die longitudinell 5, transversal 5—6 cm beträgt und am meisten an ihrer caudalen Hälfte, nehmlich um 2,5 cm über der Rückenfläche vorspringt, deren Seitenränder von einem breiten Wulst, der grösstentheils von wirklicher Cutis gebildet wird und schon von vereinzelten, aber kräftigen Haaren bestanden ist, gebildet werden. Die medialen Theile der Tumorwand tragen dagegen auf der freien Oberfläche das 1—2 mm dicke Gewebe der Area medullo-vasculosa, welche 4 cm lang und in ihrem cranialen Theil 23 mm, im caudalen 15 mm breit ist, dort sich zur Wirbelrinne senkt, hier dagegen zum Gipfel des Tumors emporsteigt, um auf demselben mit einer tiefen Einsenkung, in welche das medullo-vasculöse Gewebe hinabsteigt, einer caudalen Poltasche, zu endigen. Hinter diesem Pol ist die Wand des Tumors durch eine spiegelnde seröse Membran gebildet in fast 1 cm Breite; eine solche Zona epithelio-serosa umgreift in wechselnder Breite die Area auch an ihren beiden Seiten und verliert sich an ihrem cranialen Ende, so wie an ihrem peripherischen Rande in der äusseren Haut. Auf dem Durchschnitt zeigt der Sack eine besondere Wand, die namentlich unter der Zona dermatica abzugrenzen und zur Wirbelrinne zu verfolgen ist. Hier setzt sich an diese Wand deutlich die derbe Dura an; als diese durchschnitten wird, kommt an der ventralen Seite des Tumors eine zweite Membran zu Tage, auf deren ventralen Oberfläche die grösstentheils lang gezogenen Nervenwurzeln, wie es scheint, in vollständiger Reihenfolge verlaufen und zwar zu ihren entsprechenden Durchtrittsstellen an der auf der Wirbelrinne gelegenen Dura, dabei eingebettet in ein sulziges, aber lockeres Bindegewebe. Jene zweite Membran ist hiernach unbedingt eine mächtig verdickte Arachnoidea, zu verfolgen auch auf die dorsale Sackwand und zwar als eine durchscheinende verschiebliche Schicht, welche das innere Lager der Wand bildet und sich zugleich auf die Fäden, namentlich aber auf die longitudinell gestellten bis 1,5 cm breiten Scheidewände innerhalb der Sackhöhle umschlägt. Während letztere sich als einfache Duplicaturen der Arachnoidea erkennen lassen, sind es jene Nervenwurzeln, welche von der dorsalen Wand entspringen, mitten durch die Sackhöhle, aber in einer dicken Arachnoidealscheide eingehüllt, verlaufen und die ventrale Sackwand erreichen, um hier die Arachnoidea zu durchsetzen und als die früher erwähnten Nervenfäden in dem

Zwischengewebe zwischen der Arachnoidea und Dura weiterzuziehen. Der grösste Theil der Nervenwurzeln scheint aber gar nicht durch die eigentliche Sackhöhle zu verlaufen; vielmehr bleiben sie, von der Area entspringend, stets aussen an der arachnoidealen Wandschicht, eingescheidet der äusseren Wandschicht, nehmlich der Pia. An dem caudalen Ende des Sackes und zwar ganz in der Tiefe entspringt ein 4 cm langer, anfangs 4 mm, später 3 mm dicker, unten zugespitzter durch eine rein weisse Farbe ausgezeichneter Strang ohne Kanal, aus Fett- und Bindegewebe nebst starken Gefässen gebildet, frei von Nervenfäden und in genau medialer Stellung in ganz lockerem Gewebe eingebettet, auf der Wirbelrinne bis zum äussersten Ende des Kreuzbeins verfolgbar — offenbar ein lipomatöses Filum terminale. Der Defect der Wirbelbögen beginnt am II. Lendenwirbel und reicht bis zum Kreuzbeinende. Während die Brustwirbelsäule sich unten etwas nach vorn biegt, treten die Lenden- und Kreuzwirbelkörper nach hinten, aber mit geradgestreckter Axe; besonders auffällig ist aber, dass vom III. Lumbalis ab die Wirbelkörper in ihrer Frontalansicht bedeutend schmäler sind (um 3 mm) als der I. Lumbalis und die unteren Dorsalwirbel; auf der ventralen Seite des Körpers des II. Lumbalis sitzt rechterseits ein 2 mm hoher Auswuchs.

Fall VII. Myelomeningocele sacralis. (Fig. 6 und 7 Taf. I.)

Ein zweiter Fall, eine sacrale Geschwulst, welche sich mehr als eine halbe Kugel über der Rückenfläche eines rechts mit Varus, links mit Valgus behafteten Neugebornen von 43 cm Körperlänge erhebt, zeigt die Area medullo-vasculosa, wenn auch äusserst zart, dennoch dem blossen Auge unter dem Wasserspiegel gut sichtbar und mit allem unverkennbarem Detail versehen, wie die in natürlicher Grösse entworfene Fig. 6 leicht beurtheilen lässt.

Schon mittelst der Lupe betrachtet, noch deutlicher, wenn es mikroskopisch untersucht wird, ist das ganze nackt der serösen Membran aufliegende Gewebe als ein richtiges Geflecht von kleinen Gefässen wiederum in der typischen Anordnung, welche mit dem Gefässverlauf im Rückenmark harmonirt, zu erkennen. Obwohl die Blutkörperchen in den Gefässen bei der Alkoholhärtung gut erhalten sind, ist ausserhalb der dicken, stark fibrillären Gefässscheiden von Resten der nervösen Substanz nichts aufzufinden. Demnach ist dieser dem Sack aufgelagerte aus Gefässen gewobene Schleier unzweifelhaft das typische Gewebe einer Area medullo-vasculosa (Mv) auch schon wegen seiner Form und Lage. Von länglich elliptischer Gestalt wird das Mittelfeld der Area in ihrem Kopftheil durch eine linke und rechte Fimbrie von 1,5 mm Höhe besäumt, beide laufen am cranialen Ende zusammen in den Randwulst einer trichterförmigen Oeffnung (Pk), welche in das sich auf der ventralen Seite (Fig. 7) inserirende Rückenmark eingelassen ist. Im Schwanztheil der Area bilden ihre Ränder zwar keine fimbrienartigen Leisten, sind aber nicht weniger scharf und sammeln sich zu einem am Schwanzpol gelegenen ganz feinen Grübchen (Pc), welches nach der Erhärtung eine Schweinsborste ohne Anwendung jeder Gewalt einführen liess, und zwar zur Wirbelrinne, aber nicht frei durch die Tumorhöhle, sondern aussen auf dem geschlossenen Arachnoidealsack hingleitend. Zu beiden Seiten der medial gelegenen Area erscheint die Oberfläche glatt und spiegelnd wie die einer serösen Membran, die laterale Grenze dieser Zona meningealis ist wiederum durch einen Kreisbogen gebildet, der sich in der Nähe des cranialen und caudalen Pols verwischt und auf der rechten Seite einige sinuöse Ausbuchtungen trägt. Darauf beginnt mit einem etwas abgehobenem, aus Epidermis gebildetem Saum die Zona dermatica (Zd), welche sich lateralwärts etwas vorwölbt und makroskopisch schon durch die matte Beschaffenheit der Oberfläche gekennzeichnet wird, deren cuticulare Structur aber deutlich aus den geflochtenen Bindegewebsbündeln (dem Hautgerüst), aus dem senkrecht zur Oberfläche gerichteten Verlauf ihrer Blutgefässe, aus der Anwesenheit von sehr schmalen Schweisskanälen, zuletzt auch von Haarbälgen bei der mikroskopischen Untersuchung erhellt. Der innere Saum dieser Zone zieht an dem Grübchen des Schwanzpols hart vorüber. Der in sagittaler Richtung geführte (Fig. 7) hart neben dem Aussenrande der Area eindringende Durchschnitt des Sackes zeigt ein Bild, welches die grösste Aehnlichkeit mit der bekannten Abbildung in Fig. 24 S. 180 des Bandes I des Virchow'schen Geschwulstwerkes darbietet. Wie hier findet sich innerhalb des äusseren ein zweiter innerer selbständiger, aber innig dem äusseren angeschmiegter, unzweifelhaft aus der Arachnoidea gebildeter Sack, der auch auf der ventralen Seite so selbständig ist, dass er sich von der in der Wirbelrinne gelegenen Dura mater glatt abheben und ferner an dem normalen Theil des Rückgrats in das die Dura mater bekleidende und ihr locker adhärirende Hauptblatt der Arachnoidea verfolgen lässt. Andererseits schlägt sich dieser innere Sack auf die durch seine Höhle ziehende lange Rückenmarkssäule an ihrem Ansatzpunkt über, um hier mit der Piascheide derselben zu verwachsen oder sie vielmehr als zartestes noch zu lockerndes Häutchen zu überziehen und die Nervenwurzeln durchtreten zu lassen. Die innere Fläche des inneren Sackes ist überall so glatt, seine Abschälung von der äusseren Sackwand so leicht auszuführen, der Uebergang in die beiden Blätter der Arachnoidea so deutlich, dass die innere Höhle der Geschwulst als ein mächtig erweiterter Arachnoidealspalt anerkannt werden muss. Es drückt sich dieses Verhältniss auch noch durch die Beziehung dieses inneren Sackes zu den Nervenwurzeln aus. Während an der den Sack durchsetzenden Rückenmarkssäule 1 cm von ihrem Insertionsende deutliche Wurzeln entspringen, ihr innig angeschmiegt, ventralwärts recurriren, durch den Hals des Sackes hindurch mit der Rückenmarkssäule umbiegen und alsdann erst dasselbe verlassen, um die Dura mater zu durchbohren und als IV. Lumbalis das Intervertebralloch zu erreichen, verlaufen caudalwärts frei durch den Arachnoidealsack rechts und links je zwei Nervenwurzeln, die ohne jede Beziehung zu der Rückenmarkssäule sind, deutlich von der äusseren Wand des Tumors und zwar innerhalb des Bereichs der Area lateral hart an ihrer Grenze entspringen und sich erst an der Umbiegungsstelle dem Rückenmark anlegen, um als V. Lumbales durch die Dura mater zu treten. Auf diesem Verlaufe dringen sie gleich nach ihrem Ursprunge in den Arachnoidealsack ein (a und p), nicht aber mittelst einer besonderen Oeffnung in dem letzteren, sondern so, dass sich derselbe auf sie umschlägt und dass sie in ihrem ganzen Verlauf von einer erkennbaren serösen (bindegewebigen) Scheide, die eine äusserst glatte, spiegelnde Oberfläche besitzt, eingehüllt werden. Der letzte Theil des inneren Sackes enthält nun gar keine Nerven- oder Bindegewebsstränge; dafür schimmern zahlreiche Nervenwurzeln durch den arachnoidealen Schleier hindurch, und als dieser abgehoben wird (A), ergiebt sich, dass rechts und links in regelmässiger Anordnung, parallel neben einander die Nervenwurzeln zwischen den beiden Sackwänden, demgemäss im Bogen gekrümmt verlaufen, unter ihnen auch das deutliche sehnige Filum terminale (Ft). Letzteres nimmt seinen Ursprung hart an dem Grübchen des Schwanzpols (Pc), die Nervenwurzeln dagegen mehr auf der Höhe des Tumors, aber deutlich von seiner äusseren Wand nahe an der Grenze der Area medullovasculosa und hinter den Ursprungsstätten der als freie Stränge durch die Höhle ziehenden Wurzeln der Nn. lumbales V. Stets ausserhalb des Arachnoidealsackes verlaufend, biegen diese sacralen Nervenwurzeln (NIS — NIIIS) in die Wirbelrinne ein und erreichen die bezüglichen Sacrallöcher (I — IV), nachdem sie die aufliegende Dura durchbohrt haben. Während also diejenigen Nervenwurzeln, welche den lumbalen Antheil an der Cauda equina bilden sollten, den Arachnoidealsack durchsetzen, verläuft der sacrale Antheil ausserhalb desselben, eingeschlossen in dem zwischen ihm und dem äusseren Sack gelegenen capillaren Spaltraum. Mögen sie innerhalb des Sackes geradlinig oder ausserhalb des Sackes im Bogen gekrümmt sein, niemals erreicht eine dieser von der Sackwand kommenden Wurzeln die Rückenmarkssäule selbst, um von ihr zu entspringen, keine zieht von ihr dorsalwärts zur Wand des Sackes, um hier zu verwachsen, alsdann sich umzuwenden und ventralwärts zum Intervertebralloch zu eilen, um also eine Schleife zu bilden, wie es Martin und Tourneux darstellen, auch in schematischer Weise abbilden und selbst Virchow aufzufassen scheint. Die Anheftungspunkte der einzelnen Nervenwurzeln werden auf der ventralen Seite der äusseren Sackwand dort nachgewiesen, wo die Zeichnung 6 die schwarzen Punkte angiebt; rechts sind sie fast vollzählig, links fehlen die Wurzeln der letzten Sacralnerven zum Theil, rechts können die vorderen (medialen) Wurzeln und Wurzelursprungsstätten nur bis zum II. Sacralis nachgewiesen werden. Die Ursprünge des II. — IV. Sacralis liegen evident im Bereich der Grenze der Zona epithelio-serosa und dermatica. Der grösste Abstand symmetrischer Nervenwurzelursprünge (II. Sacral.) von einander beträgt 38 mm. An der ventralen Seite der Pia ist rechts eine longitudinelle bindegewebige Leiste, stellenweise 2 mm hoch, als Ligament. denticulatum nachzuweisen, links nur ein correspondirender Verdickungsstreif; der grösste Abstand beider von einander beträgt 17 mm.

Nachdem das Verhalten der Arachnoidea festgestellt ist, erregt die Dura mater unser Interesse. Sie biegt durch den Spalt der Wirbelbögen in den Halstheil des Sackes um, verfliesst hier mit der äusseren Sackwand, oder vielmehr sie verliert sich schon früh, wie namentlich mikroskopisch leicht zu zeigen, innerhalb der Zona dermatica und zwar in dem subcutanen Bindegewebe (D), indem sich die fibrösen, dichten glänzenden Faserbündel des Duragewebes zwischen den lockergefaserten wellig geordneten und dicke Gefässe einscheidenden Bindegewebsbündel zunächst verschmälern und dann aufhören. Namentlich an dem sacralen Pol endigt das sehnige Gewebe der Dura mater in der Höhe des hier gelegenen Grübchens (Pc), hängt aber mit einer feinfasrigen Bindegewebsschicht (P) zusammen, welche alsdann auf der ganzen Höhe des Tumors die Wand bildet und als Pia mater angesehen werden muss, weil in ihr eine vorwiegend circulär verlaufende Faserrichtung zu erkennen ist; bezeichnet diese doch nach A. Key und Retzius (Studien I. Hälfte 145) den Typus der Intima Piae spinalis, wenn auch die steifen Querfasern, welche diese Autoren beschreiben, nicht deutlich hervortreten!

Nach dieser Schilderung sind wir gewiss berechtigt, den Sachverhalt in diesem Falle folgendermaassen zu bezeichnen. Auf dem prominenten Theil des Tumors wird seine Aussenwand durch die Pia mater (P) gebildet, der Art, dass sie im Mittelfelde, der Area, von medullären Gefässen bedeckt wird, seitlich theilweise nackt liegt, theilweise durch eine epidermoidale Schicht (Zes) verborgen wird, überall aber ihre innere, sonst dem Rückenmark zugekehrte Seite frei zu Tage kehrt, dass die Pia also umgewendet ist; erst an der Basis oder dem Halse der Geschwulst (Zd) wird ihre Aussenschicht durch äussere Haut und subcutanes Fettgewebe, ihre Innenschicht aber durch die Dura mater gebildet, indem letztere weiterhin in die Pia mater übergeht. Ein innerer Sack, offenbar die verdickte Arachnoidea (A), ist gegenüber der Wand der Pia und Dura mater vollkommen selbständig und leicht abzuheben; seine Höhle erscheint gleichsam als ein colossal erweiterter Subarachnoidealraum mit einem ventralen und einem dorsalen Blatt. Das Ganze können wir uns, wenn wir mit der früher geschilderten partiellen Rachischisis vergleichen, aus dieser so entstanden denken, dass durch eine Wasseransammlung die nackt liegende Pia mater von der die Wirbelrinne bedeckenden Dura abgehoben wurde, um mit ihr statt eines Lymphspaltes einen annähernd kugelig gestalteten Sack zu bilden, dessen ventraler Theil die Dura, dessen dorsaler die Pia mater vorstellt.

In dieser Anordnung liegt die grösste Aehnlichkeit mit derjenigen Art der Bauchspalte vor, welche ich als Nabelschnurbruchdarmspalte bezeichnen will. Wenn ich zwecks der Vergleichung zwei Fälle dieser Missbildung specieller beschreibe, so wird die Beziehung derselben zu den strittigen, als Inversionen von Dünndarmschlingen durch einen persistirenden Ductus omphalo-entericus und als Kothfisteln am Meckel'schen Divertikel beschriebenen Fällen (s. Tillmanns' Aufzählung) ohne Weiteres einleuchten und die Deutung derselben gefördert werden. Zugleich wird damit aber auch die von Ahlfeld in seinen Missbildungen auf S. 195 hingestellte Vermuthung berichtigt werden, dass, abgesehen von dem nicht seltenen, häufig aber unrichtig geschilderten Anus praeternaturalis der Bauchblasenschambeinspalte, „die wirklichen Darmspalten entweder gar nicht vorkommen oder im höchsten Grade selten sind“.

Fall VIII. Nabelschnurbruchdarmspalte (Fig. 8 Taf. II.).

Nach den Angaben, welche ich dem behandelnden Arzte Herrn Professor Kuhn verdanke wurde der achtmonatliche Fötus infolge einer heftigen Körpererschütterung der 20jährigen Erstgebärenden geboren, erbrach alsdann jede flüssige Nahrung nach wenigen Minuten und entleerte am Nabelbruch durch eine untere Oeffnung meconiumhaltige Massen, niemals aber aus dem regelmässig gebildeten After. Als er nach 7 Tagen an Peritonitis zu Grunde gegangen, fand sich auf dem Gipfel des Nabelschnurbruches dicht neben dem eingetrockneten Nabelschnurrest ein länglicher blutrother Wulst (D) mit sammetartiger, schleimbedeckter Oberfläche, der besonders bei stärkerer Vordrängung in zwei Hörner auslief, jedes versehen mit einer Oeffnung, welche in den innerhalb des Bruchsackes enthaltenen Darm führt. Der Wulst steigt als ein ambossartiger Körper aus der Wand des halbkugeligen durch eine seröse, glatte Membran gebildeten Bruchsacks hervor. Seine Basis ist gegen diese seröse Membran, obwohl in sie die oberflächliche Schicht des Wulstes ringsum continuirlich übergeht, scharf abgegrenzt; denn bis zur Basis ist der äussere Ueberzug des Wulstes durch evidenteste Darmschleimhaut und zwar, weil mit gut entwickelten, richtigen Darmzotten besetzt, durch Dünndarmschleimhaut gebildet. Circulär über ihn verlaufende Runzeln sind durch Contraction oder Schrumpfung entstanden; dass sie Anlagen Kerkring'scher Falten darstellten, lässt sich nicht sicher nachweisen. Der noch haftende, eingetrocknete Rest der Nabelschnur hat mit dem Wulst nichts zu thun, tritt eben so wenig mit der äusseren Haut der Bauchdecken in Zusammenhang, entspringt vielmehr gänzlich aus der serösen Wand des Brucksackes, welche neben dieser Insertion mehrfach eingerissen ist. Als diese Membran von aussen mit Schonung des Wulstes eingeschnitten wird, erweist sie sich zweischichtig; ausserdem lässt sich jetzt von der Höhle des Bruchsackes aus ihre Fortsetzung in das Innere des Wulstes hinein verfolgen und erkennen, dass die Höhle des Wulstes ebenfalls mit einer engen Dünndarmschlinge gefüllt ist, ferner, dass die Darmwand innerhalb des Gipfels nicht nur der Wulstwand adhärirt, sondern sogar ganz in dieselbe aufgeht. Derjenige Schenkel dieser Schlinge, in welchen die äussere Oeffnung, die bei Lebzeiten als die untere erkannt wurde, hineinführt, verlässt auf kürzestem Wege den ganzen Bruchsack und geht innerhalb der Bauchhöhle in den oberen, stark aufgetriebenen Theil des Ileums (I) über. Der abführende Schenkel bildet dagegen die Windungen, welche den Bruchsack füllen und, innerhalb der Bauchhöhle angekommen, den letzten Theil des Ileums, der noch 2 cm lang und sehr eng ist, eben so wie der darauf folgende normale Dickdarm (C).

Fall IX. Nabelstrangbruchdarmspalte (Fig. 9 Taf. II.).

Ein zweiter Fall dieser Art wurde mir von Herrn Dr. Schrumpf in Wesserling zugesandt. Bei einem ausgetragenen Fötus, welcher gleich nach der Geburt gestorben war, erhebt sich ein apfelgrosser, fast gestielt aufsitzender Nabelschnurbruch, auf dessen Gipfel ein kirschengrosser Aufsatz emporsteigt, ausgezeichnet vor der glatten Bruchsackwand durch die Bekleidung mit richtiger Dünndarmschleimhaut, so wie durch zwei in das Lumen der im Bruch eingeschlossenen Darmschlingen führende Oeffnungen, von denen die eine etwas zu einem Horn ausgezogen und auf dem höchsten Punkt gelegen ist. Der etwas trichterförmige kurze Stiel trägt aussen eine evidente äussere Haut mit Epidermis, in 2—3 niedrige Falten gelegt und gegen die übrige spiegelnde glatte durchsichtige Bruchsackwand ringsum scharf abgegrenzt mit Ausnahme einer Stelle (A), an welcher eine nach aussen nicht vorspringende Verdickung durch richtiges Hautgewebe gebildet wird und daher die eingeschlossenen Darmschlingen nicht durchschimmern lässt. So weit letzteres der Fall, ist die Bruchsackwand meistentheils in zwei seröse Membranen zu sondern, deren innere in das parietale Peritonäum gleichmässig übergeht. In dem Bruchsack ist ein grosser Theil des Dünndarms, aber auch noch ein Theil des Colon ascendens enthalten, ein Abschnitt des letzten Theils des Ileums ist es, welcher entsprechend dem Aufsatz adhärirt oder vielmehr die Wand des letzteren bildet mit Auswärtskehrung der Schleimhautseite. Der übrige Darm und die sonstigen Eingeweide sind durchaus normal.

Nach diesen Beschreibungen ist es wohl einleuchtend, dass bei der begrenzten Bauchspalte, welche wir als Nabelschnurbruch bezeichnen, eine Darmspalte mit richtiger Inversion oder Exstrophie der Darmwandung entstehen kann. Ihre Genese kann nur von einer sehr frühen Zeit des embryonalen Lebens her datiren, vor der Zeit, in welcher das Darmrohr vollends abgeschlossen wird. Denn wir können uns kaum vorstellen, durch welche Macht ein einmal geschlossenes Darmrohr in embryonaler

Zeit wieder eröffnet werden sollte. Da die oben geschilderten Darmspalten in der That dem unteren Theil des Ileums, derjenigen Stelle, die am längsten offen bleibt, zukommen, so erscheint die Annahme selbstverständlich, dass hier der Darm die ursprüngliche Rinnengestalt beibehielt, dass also ein richtiger Dottergang gar nicht gebildet wurde. Nicht nur wurde wie bei der Rachischisis der ursprüngliche Zustand der Platte oder Rinne bewahrt, sondern auch dieser pathologische Theil des Darmes gerade wie der gespaltene Theil des Medullarrohrs in der beschriebenen Meningomyelocele, nach aussen vorgestülpt und bewahrte gleicherweise mit der äusseren Decke den continuirlichen Zusammenhang; die physiologische Trennung der Darm- von der Bauchwand blieb aus. Die Vergleichueg beider Störungen lässt sich noch weiter durchführen, namentlich hinsichtlich der Zonen und Schichtungen, welche wir in der vorliegenden Art der Omphalocele unterscheiden können. Der von der Darmwandung (D) gebildete Aufsatz ist zu vergleichen mit der Area medullo-vasculosa, die an ihm gelegenen Oeffnungen (P_1 und P_2), welche je in die Darmhöhle führen, entsprechen den beiden Polen der Area. Die seröse (amniotische) Wand, welche die Abdachung der Hernie bekleidet, correspondirt der Zona epithelio-meningeale, und sie setzt sich am Stiel des Tumors in die fertig gebildete äussere Haut fort, welche somit die Zona dermatica (Z d) repräsentirt. Endlich wird die Analogie noch dadurch vervollständigt, dass sich das Peritonaeum viscerale des in der Hernie gelegenen Darmes auf der Innenseite des Tumors nicht nur, sondern auch des ganzen Herniensackes fortsetzt und somit gerade wie die Arachnoidea die innere Lamelle der Wandung des Sackes bildet. Der zwischen den beiden Lamellen gelegene Spaltraum wird in der Nabelschnurhernie, wie in der Myelomeningocele theils von Bindegewebssträngen, die sogar Adhäsionen in breiter Fläche bilden können, theils von besonderen Gebilden, dort von den Nabelgefässen, hier von Nervenwurzeln durchzogen. Ein Analogon der Dura mater ist in dem Nabelstrangbruch auch noch zu finden, nehmlich innerhalb der Wand seines Stiels aussen zwischen dem Peritonäum und dem subcutanen Gewebe ein zellenarmes fibröses Gewebe, offenbar die Fascia transversa, welche eben so plötzlich wie die Dura mater da aufhört, wo sich die Sackwand rasch verjüngt und anfängt, nur noch aus den zwei erwähnten Lamellen zu bestehen.

Ist der Aufbau dieser Arten der Nabel- und der Rückgratsspalte in den wesentlichen Dingen analog, so dürfen wir ihnen auch eine gleiche Entstehungsart zuerkennen. Bevor wir uns aber hierauf näher einlassen können, bedürfen wir noch der Kenntniss der Variationen dieser Missbildungen.

Nachdem ich die Eigenthümlichkeiten der Area medullovasculosa erkannt hatte, war es die nächste Aufgabe, ihren Spuren auch in solchen Fällen von Myelomeningocele, welche nur von einer ganz durchsichtigen Membran gebildet sind, ganz in dem äusseren Habitus der gewöhnlichen congenitalen Nabelhernien erscheinen, nachzugehen. Hierfür standen mir zunächst zwei ältere, aber äusserlich intacte Exemplare von Spina bifida lumbosacralis, welche der hiesigen Sammlung schon von früherer Zeit her angehörten, und zwar das kleinere (A II 12) bei einem sechsmonatlichen Fötus von 29 cm Länge: Fall X, das grössere bei einem wohl achtmonatlichen von 38 cm Länge: Fall XI (A II 19), zu Gebote. An beiden Präparaten sieht man durch die collabirte Sackwand (Punction) hindurch den eingeschlossenen Strang des Rückenmarks, sowie lang ausgezogene Nervenwurzeln, beide scheinbar frei durch die Höhle ziehen und sich in der Wand am Geschwulstzipfel innerhalb des Feldes grösster Dünnheit und Durchsichtigkeit inseriren.

Fall X und XI. Grosse dünnwandige Myelomeningocelen.

Sobald der Sack aufgeblasen und der Tumor dadurch in voller Grösse wieder hergestellt wird, erlangt der kleinere, etwa 3 cm sich erhebende, eine fast kugelige Gestalt mit einem Längsdurchmesser von 38 mm, einem queren in der oberen Hälfte von 35 und in der unteren von 32, der grössere die Form einer biconvexen gegen 4 cm dicken mit der convexen Seite auf der Unterlage aufsitzenden Linse, deren Durchmesser in der Länge 6 cm und 7 cm in der Quere beträgt. Die Wand erscheint jetzt bei beiden auf dem grössten Theil ihrer Oberfläche sehr durchsichtig und dünn, dabei fast überall spiegelnd, und nur mit grosser Mühe sind auf ihr vereinzelte Flöckchen abzuheben, welche bei der mikroskopischen Untersuchung ein Gerüstwerk aus Bindegewebsbalken erkennen lassen. Ob sie sämmtlich Blutgefässe sind oder gewesen sind, lässt sich nicht mehr sicher entscheiden. Wohl enthalten manche in ihrer Axe einen Kanal, wohl spricht die Verästelung und die netzförmige Anordnung für Blutgefässe, jedoch baut sich durchschnittlich jeder Balken nur aus feinen Bindegewebsfibrillen auf, ohne die für die Gefässwand charakteristischen Elemente zu enthalten; selbst durch die Tinctionsmittel sind orientirende Kerne überhaupt nicht deutlich zu machen. Offenbar ist also die Conservirung ungünstig gewesen und neben dem Zellenschwund eine Maceration eingetreten, so dass die Bindegewebsfibrillen allein erhalten, ja sogar ungewöhnlich deutlich wurden, weil sie sich leicht von einander trennten. Vielleicht war diese cadaveröse Auffaserung des Bindegewebsbalkens nicht die einzige Ursache des Schwundes des Gefässlumens in seinem Innern. Gewiss könnte ja auch eine bindegewebige Obliteration des Gefässes in dem Balken, eine Umwandlung des Hohlcylinders in einen soliden Cylinder schon bei Lebzeiten eingetreten und als der Ausdruck einer weit fortgeschrittenen Verkümmerung der medullaren Gewebsanlage anzusehen sein. Dass diese Balken Gefässe der Rückenmarksanlage gewesen sind, dass ferner ihr Standort die Stelle des Medullarrohres bezeichnet, das lässt sich bei dem jüngeren Fötus durch ein weiteres Verhältniss erweisen. Auf der Höhe dieser Geschwulst entsteht beim starken Aufblähen genau in der Mittellinie, aber am Kopfende eine wohl 5 mm tiefe trichterförmige Einsenkung mit nach aussen vorgewölbter Abdachung, auf deren caudalem Theil eine krümlige Masse aufliegt, welche sich wegen ihrer feinkörnigen Beschaffenheit und ihrem Gehalt an Neurogliazellen als embryonales Markgewebe leicht erkennen lässt. Sie enthält unzweifelhafte Blutgefässnetze ganz in der Weite und der Anordnung, wie sie der Substanz des Hirnrückenmarks zukommt. Die gleiche Breite und Anordnung bieten nun die nackten Balken der beschriebenen Flöckchen. An der entsprechenden Stelle des grösseren Tumors findet sich nur eine flache Kerbe, ohne dass ein Rückenmarksgewebe aufgelagert erschiene. Dieselbe ist in ihrer Tiefe vollkommen geschlossen, ihr cranialer Rand bildet einen Doppelbogen, während schwanzwärts eine dreieckige schildartige Verdickung ihre Grenze bezeichnet und in der sonst äusserst dünnen und sich vorbauchenden Membran die Gestalt einer seichten Rinne bewahrt. Es lässt sich leicht beweisen, dass diese Kerbe dem cranialen Pol einer Area entspricht. Denn im Innern des Sackes verläuft gegen diese Stelle hin das 2 mm breite und 35 mm lange platte Rückenmarksende, um sich von der Ventralseite her an der Kerbe selbst mit einer Verbreiterung auf 7 mm zu inseriren, und zwar ist dieses bandförmige Ende in seiner Mittellinie etwas durchscheinender, eine Spaltung leicht angedeutet, welche dem Doppelbogen des Kopfrandes der Kerbe entspricht. Dem im Sack aufgerichteten Rückenmarkspfeiler schmiegen sich Nervenwurzeln an, welche mit ihm durch die Oeffnung am Grunde des Sackes in den geschlossenen Theil des Wirbelrohres recurriren. Sie entspringen zum Theil von dem Pfeiler selbst, zum Theil neben seinem Insertionspunkt von der Wand des Sackes. Andere Nerven entspringen an ganz entfernt liegenden Stellen des dorsalen Theils der Wand nahe dem Aequator des Tumors, ziehen aber nur eine Strecke frei durch den Binnenraum, durchbohren an der Basis des Tumors die innere Sackmembran, nehmlich die Arachnoidea und ziehen alsdann eine Strecke zwischen dieser und der Dura hin zur Wirbelrinne. Nach ihrem ganzen Verlauf muss man sie als die lateralen (hinteren) Wurzeln des II. und III.

N. sacralis anerkennen. Die caudalwärts nachfolgenden Fäden liegen in ihrem ganzen Verlauf zwischen der Arachnoidea und der äusseren Lamelle des Sackes. Die zuletzt genannten Nervenwurzeln entspringen sämmtlich innerhalb einer Randzone des Tumors, hart neben der Stelle, wo seine Wand rasch dicker wird und cuticularen Charakter bekommt, somit am Aussenrande einer Zone, welche, wenn wir die frühere Bezeichnung beibehalten, als Zona epithelio-serosa angesehen werden muss, so mangelhaft auch ihre Aussen- und Innengrenze hier ausgesprochen ist. Deutlicher erkennbar sind nun in den durchsichtigen Theilen der Wandung die weissen Streifen, welche dem rechten und linken Lig. denticulatum entsprechen, als solche erkenntlich deswegen, weil sie an beiden Tumoren aus der Grube des cranialen Pols hervorkommen, alsdann zum Schwanzende neben einander hinziehen, anfangs divergirend, dann wieder convergirend, und sich hier, wenn sie nicht unkenntlich werden, wiederum treffen. Bei dem kleinen Tumor beträgt die grösste Entfernung der beiden Streifen von einander 15 mm, bei dem grösseren 35 mm, während bei diesem die grösste Entfernung der Insertionspunkte gleichnamiger hinterer Nervenwurzeln an der Sackwand auf 75 mm gestiegen ist. In der Mittellinie ist am Schwanzende der beiden Tumoren je eine schief caudalwärts gerichtete polare Tasche nachzuweisen, sogar von 5 mm Tiefe bei dem grösseren Tumor. Die Entfernung zwischen den beiden Poltaschen beträgt bei letzterem 6, bei dem kleineren 4 cm. Das Filum terminale nimmt von jener Poltasche seinen Ursprung, um auf seinem intraduralen Verlauf eine Richtung nach oben, vom Durchtritt durch die Dura an extradural nach unten einzuhalten.

Aus allen diesen Daten ergiebt sich, dass wir unbedingt auch in diesen beiden Fällen das durchscheinende Mittelfeld des Tumorgipfels als die offene Medullarrinne ansehen dürfen, als eine durch die umgewendete Pia mater gebildete Area, auf welcher aber das medullo-vasculöse Gewebe fast ganz zu Grunde ging, während eine ausserordentliche Dehnung namentlich in querer Richtung zu Stande kam und die ventrale durch das rechte und linke Lig. denticulatum begrenzte Seite der Medullarrinne des Falles XI in einem solchen Maasse betraf, dass auch die vorderen Nervenwurzeln grösstentheils abhanden kamen.

Verkümmerungen der Area medullo-vasculosa auf dem Gipfel der Myelomeningocele dürfen wir aber meiner Meinung nach nicht nur in den Fällen von beträchtlicher Grösse gewärtigen, auch an kleineren kommen sie vor, gerade wie auch bei der ausgedehnten oder totalen Rachischisis. Als Beleg diene zunächst folgender Fall, der auch interessant erscheint als Uebergangsstufe von der begrenzten Rachischisis zur Meningomyelocele, insofern als das Rückenmark selbst am Kopfpol der Spina bifida, da wo sich es als solider Cylinder zur offenen Medullarrinne entfaltet, nicht so ausgezogen und gedehnt wurde, wie es sonst geschieht.

Fall XII. Myelomeningocele lumbo-sacralis.

Siebenmonatlicher Fötus von 32 cm Länge, das gut ausgebildete Hirnrückenmark abhanden gekommen. Der Spalt der Wirbelbögen, welcher vom V. Lumbalis bis zum letzten Sacralis reicht, klafft in regelmässig elliptischer Gestalt und misst longitudinell 3, quer 2 cm. Ueber ihn spannt sich eine seröse Membran aus, welche sich nur um 5 mm über das Niveau der Oberfläche der umgebenden Haut erhebt, und, als der Fötus zwei Tage an der Luft gelegen, sogar bis auf die Wirbelrinne einsinkt. In der Kopfhälfte liegt die Membran flach und bildet am cranialen Pol eine trichterförmige Vertiefung, die sich unter dem Bogen des IV. Lumbalis in das hier verborgene Rückenmark verliert; an der caudalen Hälfte hebt sich die Membran aus der Wirbelrinne immer stärker hervor, am stärksten in ihren medianen sehr durchsichtigen Theilen. Die Verdünnung derselben nimmt hier schliesslich an einer Stelle so zu, dass sich die Membran ein- und ausstülpen lässt — offenbar der eigentliche Schwanzpol der Area medullo-vasculosa. Auf der dorsalen Seite der Membran in ihrer ganzen Ausdehnung ist richtiges medullo-vasculöses Gewebe ausgebreitet und zwar in der Kopfhälfte als ein unvollkommener Schleier, in der Schwanzhälfte dagegen ganz lückenhaft, namentlich in den medialen Theilen, in den lateralen auch nicht zu längeren Fimbrien, sondern nur in Flöckchen sich erhebend. Auf der ventralen Seite der Membran markirt sich das rechte Lig. denticulatum als eine etwa 1 mm hohe Leiste, anstatt des linken tritt ein weisser Streif zu Tage, die Entfernung beider von einander auf ihrem longitudinellen Verlauf beträgt im Maximum 10 mm. Lateralwärts von ihnen entspringen in anscheinend lückenloser Reihe kräftige hintere Wurzeln, deren beide Reihen 15 mm aus einander stehen. Ihr Eintritt in die gerade gegenüberstehenden Dura- und und Intervertebrallöcher lässt sich klar verfolgen und so der I.—IV. N. sacralis feststellen. Dagegen sind die medialen (vorderen) Nervenwurzeln fast ganz ausgefallen, nur in der vorderen Hälfte werden einige zarte Fädchen aufgefunden, welche nach ihrem Ursprung und Verlauf als die Reste der motorischen Wurzeln des I. und II. Sacralnerven leicht erkannt werden können. Endlich ist zu constatiren, dass der Schwanzpol durch eine deutliche genau caudalwärts gerichtete Tasche, welche eine Millimetersonde 5 mm tief eindringen lässt, deren Eingang 2 mm vor dem Rande der Zona dermatica gelegen ist, klar bezeichnet wird. Beiderseits Klumpfuss, äusserst dünne Schädelknochen, welche mit vielen Knochendefecten versehen sind, sehr biegsame Röhrenknochen, schliesslich zu erwähnen noch eine Defectbildung am Oberarm und Mangel des Radius, welche von Ehrlich in Virchow's Archiv Bd. C S. 108 genauer beschrieben wurden.

Die atrophirende Degeneration kann aber statt der Nervenwurzeln das Rückenmark, sogar in seinem der Spina bifida zunächst liegenden Theil befallen, auch dann, wenn das Rückenmark nicht gleich einer Säule im Innern des Sackes ausgezogen und dorsalwärts aufgerichtet ist. In solchen Fällen müsste man, weil innerhalb der Geschwulst kein Rückenmarksstrang vorhanden ist, eigentlich Anstand nehmen, den Namen Myelocele anzuwenden. Die vollste Berechtigung hierfür erhellt aber nicht nur aus der Anwesenheit von säulenartig im Sackinnern aufgerichteten Nervenwurzeln, sondern auch aus dem Nachweis aller übrigen Eigenthümlichkeiten der Myelomeningocele, namentlich der Area. Das Ueberwiegen der Degeneration am Rückenmark selbst drückt sich in solchen Fällen schon von aussen her dadurch aus, dass sich eine Art Kanal an der freien Oberfläche eröffnet, dass statt einer Polkerbe eine tiefe Poltasche vorhanden ist, welche eine Sonde in einen axialen Kanal des Rückenmarks selbst einführen lässt, wie folgender Fall lehrt.

Fall XIII. Myelomeningocele sacralis (Fig. 10 Taf. I.).

Herr College v. Bergmann in Berlin hatte die grosse Güte, mir die frische Leiche eines neugeborenen Mädchens mit Spina bifida sacralis und Hydrorachissack zuzusenden, dessen Conservirung in Müller's Flüssigkeit und Spiritus noch vollkommen gelang. Bei der Ausweidung hatte sich eine Hufeisenniere vorgefunden, die nach links gerückt war, so dass die rechte Nebenniere vollkommen frei lag, die mir mitgesandten Beckenorgane boten dagegen nichts Abnormes. Der Tod war am dritten Lebenstage erfolgt, nachdem der Hydrorachissack eingesunken, anscheinend „geplatzt" war.

Ausgetragenes Kind von 47 cm Körperlänge. Ober- und Unterschenkel etwas flectirt, rechts Varus, links Krümmung des Fusses nach innen. Kyphose der unteren Brust-, Lordose der Lendenwirbelsäule. Grosser langer Kopf 12 : 9, Kopfumfang 32,5 cm, sehr nachgiebig, Augen etwas abwärts gedrängt. Fontanellen und Nahtverbindungen sehr breit, auch die Stirnnaht, Pfeilnaht bis 7 cm, einzelne Schaltknochen; ausserdem sind in den platten Schädelknochen zahlreiche, meist rundliche, noch häutige Stellen, durchsichtig fast wie Glas, so dass man sehr leicht die Hirnwindungen durch sie hindurch erkennen kann. Sie finden sich nicht nur in den Rändern der Knochenplatten, sondern auch in der unmittelbaren Nähe der Tubera, am zahlreichsten an den Parietal- und Schläfenbeinen. Starke Erweiterung aller Hirnventrikel, 140 ccm leicht trübe und flöckchenhältige Flüssigkeit werden daraus aufgefangen, alsdann sinken die Gross-, namentlich auch die Kleinhirnhemisphären sehr stark zusammen, so dass der auffallend schmale Pons und die Hirnstiele mit den Vierhügeln ganz frei liegen. Die Nervi abducentes bilden auffällig breite platte Bänder, während die übrigen Hirnnerven schmal sind. Hirnplexus und Foramen Magendie normal. Ependym schält sich von der Marksubstanz leicht ab.

Die Spina bifida sacralis wird durch eine in der Mitte eingesunkene, 4 cm lange, 3 cm breite genau eiförmige Stelle bezeichnet, die dadurch ausgezeichnet ist, dass an ihr die richtige äussere Haut fehlt, namentlich hat die mittlere oben 15, unten 10 mm breite Rinne eine Auskleidung, die einer Schleimhaut ähnelt, allerdings etwas verhüllt durch eine dünne eitrig fibrinöse Schicht. Im cranialen Theil feucht, ist sie im caudalen eingetrocknet und dunkelroth. Die Rinne hat ihre grösste Tiefe am cranialen stumpfen Pol (9 mm) und hebt sich gegen den caudalen spitzen Pol bis in das Niveau der Gesässhaut. Jener gestaltet sich durch eine quere Falte der Membran zu einer 6 mm breiten Grube, die sich tunnelartig unter der diesen Pol bildenden Brücke in der Richtung des Rückgrats fortsetzt und eine dicke Sonde leicht aufnimmt, aber kein Aufblähen des Rückenmarks gestattet. Dagegen kann durch Lufteinblasen vom Einschnitt der Dura mater lumbalis her die Membran der sacralen Rinne weit (bis 11 mm) über das Niveau der äusseren Haut vorgetrieben werden. Hierbei wird die craniale rundliche Grube zu einem quer verlaufenden Spalt (Fig. 10), dessen hintere Böschung sehr steil zur Sackhöhe emporsteigt und sich durch grössere Undurchsichtigkeit und Dicke auszeichnet. Dagegen dacht sich am caudalen Ende die Wand flacher ab und bildet medial mit der äusseren Haut eine 3 mm tiefe, unten zugespitzte, hier borstenweite, caudale Poltasche (Pc), deren Entfernung vom klaffenden After 3 cm beträgt. Die oben erwähnte mittlere Rinne wird nun nach dem Aufblasen besonders stark vorgebuchtet und seitlich je durch eine Furche von einem peripherischen Grenzwall, der aber auch noch hohl ist und aufgebläht wird, abgesondert, wodurch die seitliche Grenze einer Area gegeben ist. In dieser Furche, namentlich aber an jenen Böschungen liegen stark geröthete Massen, welche aus einem dichten Flechtwerk relativ weiter Gefässe bestehen, die stellenweise durch eine feinkörnige und an grossen länglichen Zellen reiche Substanz verbunden sind, ganz in der Anordnung des medullo-vasculösen Gewebes, nur dass sie meistentheils noch durch fibrinöse Blättchen oder Knöpfchen oder Membranen verschleiert werden. Nach der Erhärtung können letztere meistentheils von dem medullo-vasculösen Gewebe wenigstens am cranialen und caudalen Pol, wo es fast 1 mm dick (s. Fig. 10) ist, glatt abgezogen werden. In den lateralen Grenzfurchen gelingt die Ablösung nur in Bruchstücken, aber auch hier wird alsdann ein medullo-vasculöses Gewebe blossgelegt. Epithel irgend einer Art ist auf der ganzen Area medullo-vasculosa nicht aufzufinden. Der peripherische Grenzwall, welcher vor dem Aufblähen den lateral gelegenen knöchernen Grenzpfählen der Wirbelrinne, nehmlich den Rudimenten der Processus transversi und obliqui, flach auflag, ist dagegen mit Epidermis überzogen, medialwärts spiegelglatt, lateralwärts matt und schon mit vereinzelten Haarbälgen besetzt, bildet also die Zona epithelio-serosa und dermatica ohne scharfe Scheidung beider von einander. Dagegen trennt eine weitere Furche diesen aufgeblähten Grenzwulst von der umgebenden haarreichen äusseren Haut. Auf dem medialen Durchschnitt des Tumors hat seine Höhle eine grösste Tiefe von 17 mm und die Anordnung wie das Innere einer Kathedrale. Ihr mittleres der Area medullo-vasculosa entsprechendes Hauptschiff enthält zwei mediale Reihen von Säulen, unzweifelhaften vorderen Nervenwurzeln, die am dorsalen Gewölbe breitbasig oder auch mit zwei Aesten entspringen und in schiefer Richtung zur ventralen Seite streben, um hier von dicker Arachnoidea verhüllt, die Dura mater zu durchbohren. Eine laterale Säulenreihe ist auf beiden Seiten weniger vollständig, wie die mediale, und bildet theilweise longitudinelle Wände, andererseits auch Fäserchen, die schon ihrer Feinheit wegen für Arachnoidealbälkchen, nicht für Nervenwurzeln genommen werden müssen. Ganz lateral findet sich endlich jederseits eine longitudinell ausgespannte von einzelnen Oeffnungen durchbrochene Membran, die das unter der Zona epithelio-serosa und dermatica gelegene Seitenschiff von dem Hauptschiff trennt. Dieser Wand, welche stellenweise die lateralen (hinteren) Nervenwurzeln aufnimmt, entspricht aussen die tiefe Furche an der Grenze der Area medullo-vasculosa. (Vergl. den identischen Fall No. 13 des Londoner Comitéberichts.)

Eine besondere Säule, die das Rückenmark selbst repräsentirte, findet sich in der Höhle nicht vor, vielmehr geht die Wand des weiten cranialen Tunnels mittelst einer scharfen Biegung gleich in das innerhalb der Axe des Wirbelkanals gelegene Rückenmark über. Indessen ist letzteres keineswegs normal, sondern viel zu dünn für die Weite des Kanals und des Sackes der Dura mater und zwar bis zum Halsmark hin. Hier 6 mm dick, bildet es im Dorsaltheil einen Strang von 3 mm Dicke und im Lendentheil sogar ein ganz plattes Band von 3 mm Breite. Diese Abplattung beruht auf einer starken Veränderung seiner Substanz, welche so stark gelockert, so sehr auf ein richtiges vasculöses Gewebe reducirt ist, dass das Rückenmark hohl erscheint und zwar deutlich bis zur Abgangsstelle des IV. Lumbalnerven (Fig. 10). Querschnitte der dorsalen Theile zeigen ein sehr zellen- und gefässreiches Markgewebe, gar keine weisse Substanz, wenigstens keine markhaltigen Nervenfasern, weisse Stränge erscheinen erst im Cervicaltheil. Der Centralkanal ist im Dorsal- und Cervicaltheil durch sein wohl geordnetes Cylinderepithel deutlich erkennbar, auch weit, von elliptischer Gestalt mit sagittal gestellter Längsaxe, aber sicher nicht auffällig erweitert. In dem röhrenförmigen Lumbaltheil kann ein Cylinderepithel eben so wenig aufgefunden werden, wie auf der Fläche des cranialen Tunnels oder an dem übrigen medullo-vasculösen Gewebe der Area. In Querschnitten dieses günstig gehärteten Gewebes gelingt es auch mittelst der Weigert'schen Methode nirgends, myelinhältige Nervenfasern nachzuweisen. — Am frischen Präparat ist das Rückenmark von einem fast gallertigen rothen, offenbar blutdurchsetzten Arachnoidealgewebe eingehüllt. Nach der Erhärtung lässt sich im ganzen Bereich der Atrophie des Rückenmarks eine kräftige Arachnoidealmembran abheben, welche meistens der Dura aufliegt, stellenweise aber, namentlich an den Nervenwurzeln mit dem Rückenmark in breiter Fläche verwachsen ist. Auf dem links etwas neben der Mittellinie angelegten Längsschnitt erscheint der knorpelige Bogen des III. Lendenwirbels dünner wie seine Vorgänger, noch schmäler ist der des IV., aber sie sind noch geschlossen, erst der des V. Lumbalis fehlt, eben so wie die hintere Wand des Sacralkanals in ihrer ganzen Länge.

Wie mir scheint, giebt diese genauere Beschreibung die volle Berechtigung, auch diesen Fall, gleich Fall XII, zur Myelomeningocele zu rechnen und ihn deswegen hervorzuheben, weil die Anlage des Rückenmarkgewebes nicht nur in dem offen gebliebenen sacralen Theile der Medullarrinne, sondern auch noch in dem zum Rohr abgeschlossenen Theil derselben verkümmert ist, weil auf dem Mittelfelde der emporgehobenen Pia sogar jede Spur des medullo-vasculösen Gewebes fehlt und weil es daher wahrscheinlich erscheint, dass diese Verkümmerung nicht primär, sondern erst nachträglich, nehmlich an denjenigen Stellen auftrat, welche am meisten den von aussen kommenden Einwirkungen, etwa dem Einfluss des Fruchtwassers ausgesetzt waren oder unter der Zerrung zu leiden hatten. Wahrscheinlich ist für derartige Fälle auch die Anschauung Koch's wohl begründet, dass die Aushöhlung des Rückenmarks das Product eines secundären Schwundes seiner axialen Substanz ist, aber nicht ein präformirter Hydromyelus, ein primärer Hydrops des Medullarrohrs zu sein braucht.

Diesen Fällen XII und XIII kann ich nun mehrere Exemplare von partieller und von totaler Rachischisis, insofern sie den gleichen Grad der Verkümmerung des medullo-vasculösen Gewebes darbieten, an die Seite stellen. Man trifft an ihnen nicht überall dieselbe Anordnung dieses Gewebes, sondern die Verödungen desselben an verschiedenen Stellen der Area. Als Regel hierfür, wenn auch nicht als bedingungslos erfülltes Gesetz ergiebt sich die grösste Verkümmerung an denjenigen Stellen, wo die Wirbelrinne vorgewölbt wurde, so namentlich über den kyphotischen Krümmungen, welche bekanntlich solche Schisen nicht selten in eine Kopf- und Schwanzhälfte theilen, zweitens im umgekehrten Falle bei stärkerer Ausbildung oft ein Aufmarsch der Flöckchen in continuirlichen oder stellenweise unterbrochenen Längsreihen, eventuell sogar zu Fimbrien entwickelt, drittens aber in diesem Fall die Lagerung der Reihen auf der Pia ziemlich genau über denjenigen Stellen, wo auf ihrer ventralen Seite die Nervenwurzeln entspringen. Wenn auch das Gefässgewebe, wie gewöhnlich, nicht mehr den geringsten Rest nervöser Substanz auf den Gefässbalken trägt, so spricht doch diese Anhäufung über den Ursprungsstellen der Nervenwurzeln mit beredten Worten für die Abhängigkeit des Gefässgewebes von den letzteren und bestätigt das oben begründete Gesetz der Fixation der Rückenmarksreste über den vorderen und hinteren Nervenwurzelansätzen. Stellenweise aber nicht immer erscheinen die medialen Flöckchenreihen den lateralen in der Grösse überlegen, während ja bei der Spina bifida umgekehrt diese hinteren Wurzeln jenen vorderen gegenüber bevorzugt sind.

Es giebt nun aber recht häufig — und solche Exemplare birgt auch die hiesige Sammlung in grösserer Zahl, zum Theil allerdings mit vielen Zerfetzungen der äusserst zarten Rückenmarkshäute, welche die Wirbelrinne bedecken — cervicale Rachischisen, als Fortsetzungen der Cranioschisen und ferner totale mit letzteren combinirte Rachischisen, bei denen die Oberfläche der Membranen durchweg glatt erscheint, wo auch jedes Flöckchen Gefässgewebe fehlt, mit Ausnahme der Eingänge zu den beiden Poltaschen, falls sie nicht, was für die caudale wohl die Regel sein mag, durch eine blosse Kerbe ersetzt sind. Der Kopfpol bildet alsdann oft einen regelmässigen Tunnel, der sich unter den zwei hemisphärischen Lappen, welche die Reste des Grosshirns darstellen, verbirgt oder auch einen Trichter, welcher, auf der Höhe der Knickung der Schädelbasis gelegen und zu dieser hingerichtet, das cerebro-vasculöse Gewebe durchsetzt.

Die geradlinigen weissen Streifen, welche dem Ligamenta denticulata entsprechen, pflegen auch bei der totalen Rachischisis in ihrer ganzen Länge deutlich zu sein, verlaufen einander fast parallel mit einer leichten Convergenz nach dem Schwanzpol und mit einem Abstand von 8—12 mm von einander, jeder in gleicher Entfernung von einem medianen ähnlichen Streifen, welcher offenbar das Rudiment des Piafortsatzes, der sich innerhalb der Fissura longitudin. anterior entwickeln sollte, darstellt und streckenweise ein grosses Blutgefäss, die Arteria medull. spinalis anterior (s. Fig. 5 A), einschliesst. Hinsichtlich der Nervenwurzeln gilt die Regel, dass sie um so spärlicher und um so mangelhafter ausgebildet sind, je glatter die dorsale Oberfläche der zu Tage liegenden serösen Membran ist. Dass letztere die Pia mater und unter ihr verborgen eine zweite derbere Membran, die Dura, constant nachzuweisen ist, die Arachnoidea aber selten eine deutliche besondere Schicht bildet, sondern sich meist nur in Fäden und Membranen darstellt, die sich durch den Spaltraum zwischen Pia und Dura mater ausspannen, versteht sich nach den bisherigen Schilderungen der Rachischisen mit kräftig entwickelter Area medullo-vasculosa leicht.

Ist der Spaltraum in viele abgeschlossene Abtheilungen gesondert und ist in diesem viel Flüssigkeit angesammelt, so macht diese Füllmasse den Eindruck eines „gallertigen, schleimartigen Gewebes, welches mit demjenigen der Nasenschleimpolypen, der Wharton'schen Sulze des Nabelstranges, der weichen Myxomform der Chorionzotten" verglichen wurde (W. Koch, Mittheilungen etc. S. 25). Indessen kommen auch eigenthümliche Wucherungen längs der innerhalb dieses Gewebes gelegenen Gefässe, nehmlich platte Endothelschichtungen, welche grosse Aehnlichkeit mit den epithelialen Massen der Perlgeschwülste besitzen, vor.

Durch die Aufzählung der Variationen der Rachischisis einerseits, der Myelomeningocele andererseits hat unsere Auffassung dieser Missbildungen, namentlich die Annahme ihrer innigen Verwandtschaft gewiss noch thatsächliche Unterlagen gewonnen. Selbst in denjenigen Fällen von Spina bifida, in welchen die Dinge, die am Rückenmark und Rückgrat ausgebildet werden sollten, ganz rudimentär bleiben, lässt eine genaue Untersuchung diese Rudimente immer noch auffinden und, was das Wichtigste, in einer Anordnung, welche durchaus den richtigen Typus einhält. Markreste, Nervenwurzeln, Ligamenta denticulata und die Rückenmarkshäute können wir stets an einer Stelle nachweisen, welche sich aus der Persistenz der Medullarrinne im Bereich des gespaltenen Rückgrats von selbst ergiebt, mit dem principiellen Unterschiede, dass bei der Rachischisis die Nervenwurzeln und die Lig. denticulata in annähernd parallelen Ebenen aufgestellt sind, bei der Myelomeningocele dagegen Kreisbögen und gekrümmte Flächen bilden, weil bei ihr die Pia mater mit dem aufliegenden Markrest aus der Wirbelrinne emporgehoben und durch eine Dehnung, welche vorwiegend in der Richtung von rechts nach links erfolgte, einen kugelähnlichen Tumor gestaltete. In dieser Erkenntniss des thatsächlichen Verhaltens liegt gegenüber den Schilderungen, welche namentlich in den letzten beiden Jahrzehnten über die Spina bifida gegeben wurden, ein Fortschritt vorzugsweise nach zwei Seiten. Erstens haben es alle Autoren bisher als selbstverständlich betrachtet, dass bei einem blasenartigen Tumor, an dessen Aufbau sich die Rückenmarkshäute betheiligten, die obere oder äussere Membran die Dura mater sein müsse, möge sie nackt liegen an den Stellen grosser Durchsichtigkeit oder noch von einer Dermaschicht verhüllt sein (Virchow, Hofmokl, W. Koch). Selbst Tourneux und Martin, welche auch auf den von ihnen untersuchten Tumor einer Spina bifida eines siebenmonatlichen Fötus die Theorie der Persistenz der Medullarrinne anwenden, sogar eine Ausbreitung von rudimentärem Markgewebe zu einer Platte an der Anheftungsstelle des Rückenmarks erkannten, lassen letzteres auf der Dura mater aufruhen, und geben davon eine schematische Darstellung, als ob sich das Rückenmark an dieser Stelle durch ein Loch der Dura mater auf ihre Aussenseite ergossen hätte. Statt dessen erkannten wir als das Aussenlager der Sackwand ganz gesetzmässig die Pia mater und zwar mit ihrer Innenseite nach aussen gewendet, während die Dura mater auf der Sackhöhe gänzlich fehlt. Zweitens lassen alle Autoren die Nervenwurzeln aus der unmittelbaren Nachbarschaft der Rückenmarksanheftung an der Sackwand entspringen. Entweder sah man sie sämmtlich von hier aus direct zur Wirbelrinne, bezüglich zu den Wirbellöchern zurückkehren (W. Koch, Tourneux und Martin) oder erst noch eine Zwischenstation aufsuchen, vom Rückenmark aus überspringen zur Sackhöhe, um hier sich anzuheften und erst dann umzubiegen in die recurrirende Richtung (Depaul, Virchow, Hofmokl). Dieser Darstellung liegt die richtige Beobachtung zu Grunde, dass einzelne Nervenwurzeln nicht auf dem kürzesten Wege in gerader Richtung zu ihren Wirbellöchern eilen, sondern im Bogen verlaufen, solche nehmlich, welche an die Wand des Sackes angeschmiegt werden, indem sie zwischen den beiden Membranen der aussen gelegenen Pia mater und der inneren Auskleidung, nehmlich der Arachnoidea, eingeschlossen sind und auf dieser Strecke ihres Verlaufes daher auch nicht frei die Höhle der Geschwulst durchziehen. Demnach muss ich der von dem Londoner Untersuchungscomité aufgestellten Behauptung vollkommen beistimmen, dass die Nervenwurzeln niemals eine wirkliche Schlinge bilden, sondern immer nur von der Höhe des Sackes entspringen und alsdann auf geradem oder krummem Wege das Intervertebralloch erreichen. Das Gesetz muss lauten: sie entspringen grösstentheils gar nicht von dem die Höhle durchziehenden Rückenmarkspfeiler, sondern ausserhalb der Stelle seines Ansatzes an die Sackwand, indem sie mit diesem keinerlei Verbindung durch nervöse Substanz besitzen. Oft liegt ihr Ursprung an der Sackwand mehrere Centimeter entfernt von der Medianebene, oft bilden sie nicht so continuirliche Reihen, wie die Nervenwurzeln am normalen Rückenmark, namentlich fallen oft innere (vordere) Wurzeln aus, aber immer halten sie doch Standorte innerhalb eines Feldes ein, welches man wegen mehrerer anatomischen Eigenschaften als der Pia mater, der Trägerin der Area medullo-vasculosa, zugehörig demonstriren kann. Die Seitwärtsstellung und der Verlauf im Bogen, ebenso wie die starke Verlängerung und Verdünnung ja der vollständige Schwund begreifen sich leicht, da der Tumor entstand, indem die Pia mater und die Rückenmarksplatte aus der Wirbelrinne emporgezerrt wurde und zwar mittelst der Flüssigkeit, die sich in dem Arachnoidealsack ansammelte (s. unten). Wenn in den Säcken oft nur wenige Nervenwurzeln gefunden und ein Analogon der Cauda equina vermisst wurde, so lag es wahrscheinlich daran, dass man Fäden nur dann, wenn sie frei durch die Sackhöhle verliefen, als Nerven anerkannte und die aussen auf der Arachnoidea gelegenen Nervenwurzeln übersah. Auch der sog. intradurale Theil des Filum terminale, welches die von der Londoner Clinical Society eingesetzte Commission in den von ihr untersuchten Fällen nicht auffinden konnte, lässt sich gebogen aussen an der Arachnoidea in dem zwischen ihr und der Dura mater zu der Wirbelrinne hin ziehenden Spaltraume leicht nachweisen, ist aber wohl niemals frei, oder von der Arachnoidea eingescheidet, innerhalb der Höhle in geradem Verlauf right down to the bottom of the canal zu finden, was auch Parker misslang.

Allen diesen Verhältnissen gebe ich am besten Ausdruck, wenn ich das Schlussresultat ziehe, dass der Tumor der Spina bifida seine Höhle innerhalb der Arachnoidea bildet und also eine Hydrorachis externa darstellt, wenn ich damit die von Prescott Hewett und von Virchow gewonnene Erkenntniss bestätige, dass sich jedenfalls „der grösste Theil des Wassers innerhalb der Arachnoides um das Rückenmark und die Nervenwurzeln befindet", wenn ich demnach diese Art der Spina bifida als eine mit Hydromeningocele verbundene Myelocele und dabei letztere als eine constant aus einer Rückenmarksspalte hervorgehende Vorbuchtung der Pia bezeichne. Stimme ich hinsichtlich dieser Lagerung der Flüssigkeit in dem Subarachnoidealraum mit dem Londoner Comité überein, so differiren wir in dem letzterwähnten Hauptpunkte gänzlich; anstatt die Rückenmarksspalte als allgemeine Grundbedingung anzunehmen, stellt dasselbe nehmlich die Regel auf, dass das zum Rohr abgeschlossene Rückenmark ganz abgeplattet innerhalb der ganzen Strecke der Nervenursprünge an der Innenseite der Area der Sackwand, die hier amniotisch sei, angewachsen oder gar intramural eingebettet wäre.

2. Die Myelocystocele (Hydromyelocele) und die Myelocystomeningocele.

Rokitansky und Förster gingen von der Vorstellung aus, dass die Hydrorachissäcke, auch die ganz dünnwandigen, aus einer Hydromyelie entständen, daher ihre Angabe, dass innen an der Sackwand, die durch die Dura mater gebildet würde, noch verkümmerte Reste der Rückenmarkssubstanz zu finden wären. Vermuthlich hat man sich an Spirituspräparaten zuweilen durch Eiweissgerinnsel täuschen lassen. Thatsächlich ist diese Behauptung für die bisher geschilderte Form der Spina bifida zurückzuweisen, aber auch nur für die bisher besprochene Art, die Myelomeningocele. Es kommt aber noch eine zweite Art, die richtige Hydromyelocele oder Myelocystocele in Betracht.

Seitdem W. Koch den Versuch, den Hydromyelus als eine secundäre Bildung hinzustellen, gemacht und ihm eine ursächliche Bedeutung für die Tumoren der Wirbelsäule bestritten hat, seitdem man ferner angefangen hat, die allgemeine, wie die partielle Hydromyelie oder Syringomyelie der Erwachsenen als einen erworbenen Zustand zu betrachten, ist die Hydromyelocele entschieden in Misskredit gekommmen. Gewiss hat es, wie man Koch zugeben muss, seine Schwierigkeit, nachzuweisen, dass die congenitale Hydromyelie, deren Zusammenhang mit dem Hydrorachissack man in mehreren Fällen (Ammon, Natorp, Vrolik, Förster, Virchow) in zuverlässiger Weise, durch vorsichtiges Aufblasen z. B. demonstrirte, wirklich schon existirte, bevor sich die bruchsackartige Ausstülpung bildete; namentlich folgt aber aus dem offenen Uebergang der Höhle des Sackes in den erweiterten Centralkanal noch nicht unbedingt, dass jener im Wesentlichen nur eine partielle Ausbuchtung des letzteren darstellt, oder dass er auch nur aus demselben durch ein Platzen hervorgegangen ist. Hat doch Dareste in neuerer Zeit bei experimentell an Hühnerembryonen erzeugter Hydromyelie nachgewiesen, dass auch hier der reguläre Abschluss des Medullarrohrs ausgeblieben war, dass vielmehr die Medullarrinne zum Rohr vervollständigt wurde, indem sich das „seröse Blatt“ — wir würden sagen die Membrana reuniens superior — zwischen den rechten und linken Medullarwulst hineinlegte und als ein Schaltstück die dorsale Wand des Rohres vervollständigte. Nicht die Wasseransammlung, sondern die Hemmung der Entwicklung des Medullarrohrs in der Medianlinie wäre hiernach das Primäre und auch diese Aufstellung Dareste's hat dazu beigetragen, die Hydromyelocele ganz in den Schatten zu stellen.

Wenn man aber auch von den kleinen seitlichen Aussackungen, die man gelegentlich innerhalb der aus Rückenmarkssubstanz gebildeten und in die Höhle einer Hydromeningocele hineinragenden Zapfen vorfand (Sandifort, Natorp) und in einen weiten centralen Kanal des Rückenmarks verfolgte, als Bildungen secundärer, mindestens zweifelhafter Art absieht, so erhält doch ein Fall die Kategorie der wirklichen, reinen Hydromyelocele aufrecht, nehmlich der von Virchow mitgetheilte Fall eines hühnereigrossen Sackes, complicirt mit seitlichem Defect des Brustrückgrats und entsprechenden Missbildungen der Thoraxwand nebst Defecten des Urogenitalapparates. Hier stellte der Sack „geradezu eine Unterbrechung“ zwischen dem oberhalb und unterhalb gelegenen Stück des Rückenmarks dar und enthielt auf seinem Grunde noch dem Rückenmarksrest, neben der Communication mit dem Centralkanal, welcher innerhalb der grauen Substanz des oberen Rückenmarksstückes bis zum vierten Ventrikel verfolgt werden konnte.

Wenn die Schilderung dieses Falles bei ihrer Kürze noch Zweifel darüber aufkommen lässt, ob der Sack in der That nur eine colossale Erweiterung des hydropischen Centralkanals darstellte, bezüglich ob er aus dem Medullarrohr allein entstand, so werden wohl die folgenden elf Fälle, welche ich genauer untersuchen konnte, geeignet erscheinen, diese Zweifel zu zerstreuen, und unser Interesse um so mehr beanspruchen, da sie der gewöhnlichsten Art der Spina bifida, nehmlich der sacrolumbalen angehören. Ich konnte selbst die aus früherer Zeit stammenden Exemplare unverletzt zur Untersuchung ziehen, da die Säcke offenbar wegen einer gemeinsamen Eigenthümlichkeit, nehmlich wegen ihres geringen Vorspringens, namentlich aber wegen des Vorhandenseins anderer viel augenfälligerer Missbildungen, von meinen Vorgängern in der anatomischen Untersuchung übersehen worden waren. Merkwürdig ist es gewiss, dass in zehn Fällen als Hauptsache eine grossartige Bauchblasendarmspalte hervortritt, bei welcher nicht nur die Darmbeine in bekannter Weise aus einander gewichen und nach der Seite, ja nach hinten verlagert sind, sondern auch meistentheils eine starke seitliche Verkrümmung des Lendenrückgrats und zugleich eine Verrückung der unteren Lendenwirbel und des Kreuzbeins nach der ventralen Seite hin zu Stande gekommen ist. Ausserdem wollte es ein glücklicher Zufall, dass diese Fälle die verschiedenen Altersstufen darstellten und gerade dadurch die Erkennung ihrer genetischen Verhältnisse erleichtert wurde.

Fall XIV. Myelocystocele und Bauchblasendarmspalte.

Fötus (A II 4) von 25 cm Körperlänge, Länge des Halses 2 cm, des Beines 8, des Rumpfes von der Schulterhöhe bis zum Steissende 8 cm, letztere ist also relativ zu gering. Zarter Haarflaum auf der ganzen äusseren Haut, namentlich deutlich auf dem Rücken. Die Bauchhaut ist in ihrer ganzen unteren Hälfte und noch über den Nabel hinaus ersetzt durch eine durchsichtige Membran, auf deren caudalem Ende die Harnblasenwand mit den Ureterenmündungen, darüber eine 5 mm weite Oeffnung, die Darmspalte, hinter welcher das Ileum im Uebergang zum Colon adhärirt. Genitalöffnung und After, sowie Rectum und absteigender Theil des Dickdarms fehlen, aber hinter der Bauchwand liegen zwei Hoden, und ein breiter, dem Penis ähnlicher Körper, in dem ein feiner 7 mm langer Kanal zu sondiren, prominirt median auf dem Spaltungsfelde (Rectumrudiment). — Die linke Beckenhälfte steht höher wie die rechte. Auf ihrer dorsalen Seite ist eine flache Anschwellung, vollkommen überzogen von ganz normaler, durchweg abziehbarer, mit Haarbälgen und Schweisskanälen ziemlich dicht besetzter Cutis; beim Anschneiden der letzteren tritt ein plattes pflaumensteingrosses Säckchen, 3 cm lang, 2 cm breit, zu Tage, welches sich lateralwärts flach zwischen den Gesässmuskeln und der Haut einschiebt, medialwärts aber in die Tiefe dringt und zwar in einen hinteren Spalt der Lendenkreuzbeinwirbel, der zur Körperaxe schief gestellt ist wie die Wirbelsäule, nehmlich von rechts oben nach links unten gerichtet ist. An dieser medialen Seite verbirgt sich das Säckchen unter den Muskelmassen, welche von der Fascia lumbo-dorsalis überzogen sind. Diese selbst lässt sich in ihrem Verlauf über die dorsale Seite des Sackes deutlich verfolgen, auch die Verdünnung und die Durchbrechung, welche sie erfahren hat, ebenso wie das Aussenden von Fäden zur Sackwand, die sich mikroskopisch als Blutgefässe ausweisen. Von dem Wirbelkanal her steigt alsdann die Dura mater zur Wandung des Säckchens empor und zwar deutlich auf die Aussenseite, verliert sich aber schon früh an seiner Basis, so dass hier alsdann die eigentliche Sackwand auf Fettgewebe aufruht. Als nun die Dura mater der Länge nach gespalten wird, erscheinen alsbald kräftige Nervenwurzeln, hintere und vordere leicht zu unterscheiden, längs des Säckchens in Reihen geordnet, wie am normalen Rückenmark. Sie erheben sich mit dem Säckchen deutlich aus dem Wirbelspalt und verlaufen in querer Richtung aussen an der eigentlichen Sackwand bis zu ihrer halben Höhe, in einer Gesammtlänge von durchschnittlich 1 cm, um sich alsdann in dieser Wand, von der sie bis dahin mittelst Zerreissung eines ganz lockeren Zwischengewebes leicht zu trennen sind, fest zu inseriren. Den dorsalen Gipfel des Säckchens erreicht keine Wurzel. Aufgeschnitten erscheint das Säckchen ganz leer, einkammerig, von gar keinen Fäden durchzogen, die innere Oberfläche seiner Wand vollkommen glatt, aber nicht wie die einer serösen Membran, sondern ähnlicher einer glatten Schleimhaut, auch leicht gefaltet, vielleicht weil der Sack jetzt zusammengefallen ist. Auf dem Grunde des Säckchens treten alsbald zwei grössere, einander berührende, 3 mm hohe Falten hervor, welche im Gegensatz zu den feinen, quer verlaufenden, genau parallel der Längsaxe des Sackes neben einander gestellt sind, und, auseinander gelegt, eine tiefe Rinne zwischen sich lassen. Die Faltengipfel sind etwas wellig und noch 1—1,5 mm dick, aber eben so glatt wie die Innenfläche der übrigen Wandung, in welche sie sich an der Aussenseite ihrer Basis gleichmässig verlieren. An ihrem cranialen Ende nimmt ihre Höhe zu, hier wird mittelst einer Verschmelzung ihrer Gipfel die von ihnen gebildete Rinne zum Rohr geschlossen, hier liegt der Uebergang zum cylinderförmigen Rückenmark gewöhnlicher Art vor. Es lässt sich leicht nachweisen, dass in dem der Wirbelrinne aufliegenden Grunde die Wand des Säckchens aus zwei Schichten, einer äusseren weisslichen bindegewebigen und einer inneren gelbgefärbten mehr durchscheinenden und leicht zerbröckelnden besteht, dass ferner die äussere Schicht an der Stelle, wo die innere sich zu jenen zwei Längsfalten erhebt, keine Falten bildet, dass endlich die innere Schicht auch noch neben diesen Falten und zwar etwa an der ganzen ventralen Hälfte des Säckchens als eine deutliche besondere Innenschicht existirt. Mikroskopisch erscheint dieses Lager als eine evidente nervöse Substanz, die in den meisten Punkten mit der medullaren Substanz der Area medullo-vasculosa übereinstimmt. Nur fehlt ihr das oberflächliche Lager nackter Gefässe, statt dessen erkennt man hier eine Schicht, welche nur aus Zellen besteht, die obersten derselben sind deutlich palissadenartig aufgepflanzt und bilden unverkennbar ein continuirliches einfaches Lager von kleinen Cylinderepithelien. Der Versuch, ob in der epithelbedeckten Hauptmasse dieses Lagers weisse und graue Rückenmarkssubstanz zu unterscheiden, ob namentlich Ganglienzellen und deutliche Markfasern nachzuweisen sind, wurde wohl gemacht, führte aber zu keinem bestimmten Resultat, sondern nur zum Nachweis reichlicher Capillarnetze, rundlicher und eckiger Zellen und körnig-faseriger Grundsubstanz, also einer Structur, wie sie der embryonalen Rückenmarkssubstanz im Allgemeinen zukommt. — Wenn nun auch an der dorsalen Seite des Säckchens auf der Innenseite der bindegewebigen Wandung eine deutliche Schicht nervösen Gewebes nicht nachzuweisen ist, so tritt doch hier mit vollster Deutlichkeit überall eine ununterbrochene Schicht evidenten Cylinderepithels zu Tage und unter den regelmässig aufgestellten Cylinderzellen noch ein zellenreiches Gewebe, in welchem namentlich Rund- und Spindelzellen erscheinen, welches also eine nicht geringe Aehnlichkeit mit Ependymgewebe besitzt. Die äussere Wandschicht, ein richtiges Bindegewebe, ist reich an Blutgefässen, auch an grösseren spindeligen Zellen mit ausserordentlich langen Ausläufern; sie ist nach ihrem Bau eben so wie nach ihrer Lage gewiss mit der weichen Rückenmarkshaut identisch und geht auch in die Pia mater des cranialwärts sich aus dem Säckchen gestaltenden Rückenmarks gleichmässig über. Am caudalen Ende des Säckchens schliesst sich dagegen ein cylindrisches Rückenmark nicht mehr an, hier verstreichen auch die inneren Falten in der übrigen Wand.

Auf dem Querschnitt des Halsmarkes tritt makroskopisch ein Kanal nicht zu Tage. Die Kopfknochen (sagittaler Durchmesser = 75 mm) erscheinen normal, desgleichen die Nähte, das Gehirn ist entfernt worden.

An der Brustwirbelsäule, die im Ganzen nur 3 cm lang ist, findet sich eine erst nach der Präparation deutliche Skoliokyphose, deren Convexität am stärksten in der Mitte der Brust und etwas nach rechts gerichtet ist; in dem unteren Theil biegt sich die Wirbelsäule etwas vorwärts, noch stärker seitlich und bildet mit dem oberen Theil der Lendenwirbelsäule alsdann eine geringe Lordoskoliose. Von der Mitte der letzteren ab verläuft die Säule bis zum Kreuzbeinende auffällig gerade, so dass sie sich wegen der erwähnten seitlichen Biegung aus der Medianebene heraus nach links hin erstreckt. Dabei besteht eine Drehung der Säule um die Längsaxe nach rechts, welche von dem unteren Brusttheil anhebt, auch hier noch fort. Links werden nur

9, rechts 10 Rippen gezählt, links berühren einige einander unmittelbar und gehen auch Verschmelzungen ein. — Auch die Brustwirbel sind in zu geringer Zahl vorhanden, im Ganzen können nur 6 trennbare nachgewiesen werden. Innerhalb der stärksten Kyphose scheinen mehrere, nehmlich III.—V., VI. und VII., VIII.—XI. je mit einander verschmolzen zu sein, insofern aussen deutliche Intervertebralknorpelscheiben gar nicht oder nur in Bruchstücken zu erkennen sind, ferner 2 oder 3 Rippen sich an einem Körper inseriren. Dabei haben aber diese Körper durchaus nicht eine zweifache oder dreifache Höhe. Während I. und II. Dorsalis 4 mm, XII. 5 hoch, ist die gemeinschaftliche Säule des III.—V. 6, des VI.—VII. 5, des VIII.—XI. 8 mm hoch, ausserdem die zweite Säule links um 1 mm niedriger wie rechts. Auch die oberen Lendenwirbelkörper erscheinen niedrig, und ihre Zahl beträgt nur 4, ferner sind I.—III. Halswirbelkörper zu einem sehr hohen, unregelmässig gestalteten Knorpelstück vereinigt, auf welcher noch 4 trennbare Körper folgen. Im Ganzen sind deutlich 6 Proc. spinosi am Halstheil vorhanden, am Brusttheil 8, der I. verkümmert, rechts IV. und V. Bogenschenkel verschmolzen.

Die Wirbelspalte reicht vom II. Lumbalis bis zum Kreuzbeinende und zwar fehlen nur die linken Bogenhälften, während die rechten, wenigstens die rechten lumbalen und Sacralis I sehr breit erscheinen und richtig gestellte Processus spinosi bilden. Erst der rechte II. und III. Sacralis werden sehr dünn, sind verkürzt und lagern in einer fibrösen Platte, welche alsdann bis zum Ende die rechte Seitenwand des Sacralkanals bildet, der übrigens sehr tief ausgehöhlt erscheint, obwohl sich nur am unteren Ende eine ganz rudimentäre fibröse Seitenwand erhebt.

Eine Knorpelspange geht vorn vom linken Darmbein zum V. lumbalen Wirbelkörper und zugleich zum I. Sacralis, und repräsentirt, wie es scheint, den linken Kreuzbeinflügel, der zugleich mit dem linken Darmbein nach oben verschoben ist. Dieses ist auch nach oben gerückt und berührt fast die letzte Rippe, während das rechte um 1 cm tiefer steht, aber dorsalwärts verlagert ist und sich den Wirbelbögen bis zu den Processus spin. unmittelbar anschmiegt.

Unzweifelhaft ist hiernach, dass nicht nur die Segmentirung der Anlagen der Wirbelsäule mangelhaft geblieben, sondern dass auch an dem dorso-lumbalen Theil einzelne Metameren ausgefallen und dass im Ganzen genommen die vorhandenen Wirbel noch zu niedrig geblieben sind, dass alsdann die linken lumbalen und sacralen Bogenhälften fast gar nicht zur Ausbildung gelangten. Die Hauptmomente des Befundes an dem durch diesen seitlichen Wirbelspalt hervorgetretenen herniösen Säckchen, die Form seiner Höhle, das Fehlen von hindurchziehenden Strängen, die continuirliche Auskleidung mit einem kleinzelligen Cylinderepithel, das deutliche Hervortreten einer Area medullo-vasculosa auf der Innen-, die Insertion der Nervenwurzeln an der entsprechenden Aussenseite des ventralen Theils der Sackwandung lassen keinen Zweifel darüber bestehen, dass die ganze Höhle im eigentlichen Rückenmark entstanden ist, dass das Säckchen eine partielle Ektasie des Centralkanals oder vielmehr einen cystischen Abschnitt des embryonalen Medullarrohrs darstellt, welcher sich hauptsächlich dorsalwärts ausbuchtete, durch den vorhandenen Defect der Wirbelbögen zwischen der dorsalen Muskelmasse hindurch bis unter die Fascien vordrang und letztere nebst der äussern Haut emporhob.

Fall XV. Myelocystocele und Bauchblasendarmspalte.

Angeblich 7monatlicher Fötus von 23 cm Körperlänge mit Kopfdurchmesser 85 : 55 mm, von Herrn Dr. Kestner in Mülhausen übermittelt nach einer unzureichenden Conservirung in Spiritus, trägt eine grossartige Bauchblasendarmspalte mit Penisrudiment, eine starke seitliche Verkrümmung des Rumpfes, einen grossen Tumor mitten auf dem Gesäss und folgende unregelmässige Stellung der unteren Extremitäten. Beide Oberschenkel bilden mit ihrem muskelschwachen Unterschenkel einen rechten Winkel und tragen einen Pes varus, dessen Axe rechts genau in die Frontalebene des Körpers gestellt, links nach vorn gerichtet ist. Der linke Oberschenkel verharrt selbst bei Streckversuchen in einer rechtwinkligen Flexionsstellung auch im Hüftgelenk und erscheint dem unteren Stumpfende seitlich angesetzt deswegen, weil er in der Frontalebene von ihm abgeht, weil ferner die linke Hälfte bedeutend höher gestellt ist wie die rechte. Beide Hüftbeine treten nehmlich vorn weit auseinander und sind nach hinten medianwärts verlagert, namentlich das rechte, welches mit dem hinteren Rande die Mittellinie des Rückens erreicht. Das rechte Bein ist nun infolgedessen vollständig nach hinten umgedreht, so dass die vordere Seite des Oberschenkels und die Patella genau dorsal gerichtet sind und der Tumor sich vom Gesäss her auf der jetzt dorsalen Vorderseite des Oberschenkels fortschiebt. Das untere Rumpfende mit den Beinen ist auch im Ganzen aus der Medianebene des Körpers stark nach links abgebogen und zwar infolge der starken lordo-skoliotischen Krümmung der Lendenwirbelsäule nach rechts, so dass die Axe des ventralwärts vorgeschobenen Kreuzbeins fast horizontal gestellt ist; seine Flügeltheile sind unregelmässig und vom Hauptstück etwas isolirt. Während die Halswirbelsäule ohne Krümmung verläuft, biegt die Brustwirbelsäule schon vom III. Dorsalis aus der Medianebene nach rechts ab und dreht sich auch zuletzt um ihre Axe nach rechts, um schliesslich die Seite der abwärts gestreckten rechten Thoraxwand von innen zu berühren; die linke Thoraxwand ist im Gegentheil nach oben gehoben, besonders an den unteren Rippen, mit welchen das Hüftbein kaum in Berührung kommt. Während nun der II.—V. Lendenwirbelkörper die bekannte, der starken Krümmung entsprechende keilförmige Gestalt bekommen, aber an der vorderen Seite dennoch eine richtige Höhe erreicht haben, erscheinen die Brustwirbel durchweg und I. Lumbalis zu niedrig, die ganze Brustwirbelsäule, trotzdem sie nur eine unbedeutende kyphotische Biegung hat, zu kurz = 4,5 cm, im Ganzen nur aus 10 Wirbelkörpern aufgebaut, am stärksten verkürzt und zugleich verschmälert in ihrer Mitte, wo IV.—VI. Dorsalis, wie auch der Längsschnitt ergiebt, unvollständig mit einander zu einer Säule verschmolzen sind, eine zweite aus dem VII.—IX. gebildete, mit sehr schwachen Intervertebralscheiben versehene Säule hat kaum die doppelte Höhe eines einfachen Wirbelkörpers. Die Rippenzahl beträgt beiderseits 11. — Die Halswirbelkörper sind wohl auch zu niedrig, I.—III. nicht von einander gesondert. Die Bögen der Hals- und Brustwirbel sind gut entwickelt, lassen auch keine Verschmelzungen auffinden. Von der Mitte der Brustwirbelsäule ab erlangt aber der Wirbelkanal eine unverhältnissmässige Tiefe, indem die Wirbelkörper auf ihrer Dorsalseite stark ausgehöhlt sind, diese Vertiefung nimmt an den Lenden- und Sacralwirbeln noch zu, auch im Bereich des Spaltes. Die linken Hälften der Wirbelbögen fehlen dem III. und IV. Lumbalis gänzlich, während die rechten, auch die der übrigen Lumbales, sehr breit und platt erscheinen und mit ihren dorsalen Enden den gehörigen Antheil an der Bildung der Proçess. spinosi beitragen oder gar auf die linke Seite übergreifen. Die rechten Bogenhälften der Kreuzbeinwirbel erheben sich zur richtigen Höhe, um ein halbes Tonnengewölbe zu bilden, welches nach links hinüberragt, aber die linken Bogenhälften nicht erreicht. Vielmehr bilden diese am V. Lumbalis und Kreuzbein eine Platte, welche ganz nach der linken Seite umbiegt. So entsteht der klaffende, bis zum Kreuzbeinende reichende Spalt, welcher den weiter zu schildernden Sack hervortreten lässt. Im Bereiche der Platte auch noch an den oberen zum Rohre geschlossenen Lendenwirbeln erscheinen die Intervertebrallöcher ungewöhnlich weit, wie es scheint, infolge einer besonderen Verschmälerung der Wurzelstücke der Wirbelbögen. — Die Kopfknochen erscheinen normal, wenigstens sind sie verhältnissmässig dick und bilden sogar deutliche Juga cerebralia, die Nahtverbindungen sind durchaus nicht zu weit.

Der Nabelstrang inserirt sich links an dem grossen Felde der Bauchblasendarmspalte lateral von dem der linken Harnblasenhälfte angehörigen Theil. Ureterenmündungen werden nicht aufgefunden. Nach dem Aufschneiden misst der den sacralen Tumor bildende einkammerige, fast genau halbeiförmige Sack longitudinell 8, quer 6 und ventral-dorsalwärts 5 cm, hat eine eigene Wand, welche mit der continuirlich darüber ausgespannten wohl entwickelten, nehmlich überall Schweissdrüsen und vereinzelte Haarbälge führenden äusseren Haut nur durch lockeres fettloses Bindegewebe verbunden ist. In dem zur Wirbelrinne gekehrten Grunde wird die Wand des Sackes noch kräftiger, indem sich hier die äussere Rückenfascie, dann tiefer die Dura mater an ihn anschliesst und mit ihm verschmilzt. Als die letztere angeschnitten wird, erscheinen die Nervenwurzeln, sämmtlich in lockerem Bindegewebe innerhalb eines Spaltraumes zwischen der Dura mater und der eigentlichen Wandung des Sackes gebettet, in regelmässigen Reihen gestellt; die äusseren (hinteren) Wurzeln sind bedeutend verlängert bis zu 25 mm, umgreifen die Wandung und inseriren sich von aussen her innerhalb einer Stelle, welche sich durch eine besondere Dicke auszeichnet und den Insertionspunkten entsprechend innen kleine Grübchen wahrnehmen lässt. Diese Stelle, welche insgesammt ein längliches Schild bildet und sich in ganzer Länge der Wirbelrinne anpasst, darf als eine Area medullaris deswegen bezeichnet werden, weil sich auf ihrer inneren Oberfläche zwei fimbrienartige Leistchen, eigentlich von der Seite her losgelöste und aufgerichtete Platten erheben, die aus richtiger jugendlicher Rückenmarkssubstanz bestehen, weil ähnlich gebaute Körnchen, spärlich freilich, auch noch den lateralen Theilen des Feldes aufgesetzt sind. Jene Leistchen verlaufen geschlängelt zu beiden Seiten der Axe des Feldes hart neben einander, und versinken in zwei trichterförmige Gruben, die den cranialen und den caudalen Pol darstellen; jener liegt evident in dem hier sich inserirenden Rückenmarkscylinder, diesem entspricht aussen ein 2 mm dicker derber faseriger Strang, welcher auf den Sacral- und Schwanzbeinwirbelkörpern aufruht, über dem äussersten Ende des Schwanzbeins aufhört und zwei aus guten quergestreiften Fasern aufgebaute Muskelbäusche einschliesst. Beide Polgruben sind 20 mm von einander entfernt, die Breite der Area beträgt dagegen 25 mm; der Abstand der cranialen Polgrube von dem oberen Ende des Sackes beträgt 2, der des caudalen vom unteren Ende des Sackes 4 cm. An den basalen (ventralen) Theilen des Sackes ruhen seiner Wandung aussen viele kleine Fettläppchen auf und schimmern auf der Innenseite durch, diese ist ausserhalb der Area durchweg vollkommen glatt, frei von Leisten oder Bälkchen. Ein deutliches kleinzelliges Epithel lässt sich freilich nur an wenigen Stellen, jedoch in deutlicher Cylindergestalt auf den Blättchen der Area medullaris nachweisen, ferner eine dünne oberflächliche Schicht, die aus feinsten Fäserchen aufgebaut wird und rundliche und längliche Zellen mit ovalen Kernen in ähnlicher Vertheilung, wie jenes Rückenmarkgewebe enthält. Hauptsächlich wird aber die Wandung durch ein äusseres Bindegewebslager gebildet, dessen wellige Fibrillenbündel kräftig und glänzend sind und vorwiegend in longitudineller Richtung verlaufen. Muss man dieselbe hiernach als eine Pia mater bezeichnen, so ist doch eine nach aussen folgende Arachnoidea nicht deutlich zu machen, aber eine weitere Schicht, die als Dura angesprochen werden könnte, hier sicherlich nicht vorhanden. Die Dura mater spinalis setzt sich aussen an der Grenze der Area, an derjenigen Stelle der Wand an, wo sie am dicksten erscheint, um hier aufzuhören, dagegen lässt sich bis zum Gipfel des Tumors zwischen der äusseren Haut und der eigentlichen Sackwandung eine besondere Membran isoliren, welche als lumbale Fascie deswegen bezeichnet werden muss, weil die Fettläppchen an ihrer Innenseite auftreten, namentlich weil sie an der Basis evident in diese Fascie übergeht.

Fall XVI. Myelocystocele, Spina bifida lateralis occulta und Bauchblasendarmspalte.

Der Fötus, von Herrn Dr. Meyer in Fegersheim dem Institut übergeben und als A II 70 aufgeführt, macht trotz seiner geringen Körperlänge von 28 cm den Eindruck eines fast ausgetragenen in Anbetracht der Länge der oberen Extremitäten von 16 cm und der beträchtlichen Grösse des Spitzkopfes, welcher vom Kinn bis zum Scheitel 13 cm hoch ist und ein auffällig lang gezogenes Gesicht von 10 cm Länge besitzt. Der Kopf sitzt unmittelbar über den Schultern, so dass das Kinn die Brust berührt, ausserdem ist aber der Rumpf auffällig verkürzt, starke Lordose vorhanden und beide Hüften erscheinen nach oben verschoben, endlich die unteren Extremitäten nur je 14 cm lang. Dabei sind letztere völlig um ihre Axe gedreht, so dass beide Füsse in Flexion zum Unterschenkel (Pes valgo-uncinatus) dorsalwärts gerichtet, dabei sogar etwas gegen die Medianebene hin gerichtet sind. Ferner reicht die rechte Ferse um 1 cm tiefer als die linke, weil das linke Hüftbein höher hinaufgeschoben ist als das rechte, so dass sein Kamm die unteren Rippen in grosser Ausdehnung innig berührt. Da das linke Bein etwas vom Körper absteht und eine leichte Flexion im Kniegelenk einhält, da ausserdem das untere Rumpfende etwas nach links abbiegt, so ist die rechte untere Extremität in die Verlängerung der Rumpfaxe getreten. An dem ganzen Gesäss bis hinauf zur lordotischen Einbiegung fast bis zum oberen Theil des Rückens ist die sonst normale äussere Haut durch eine Sackgeschwulst emporgehoben, welche sich über das Steissende hinaus auf die mediale und dorsale (eigentlich vordere äussere) Seite des rechten Oberschenkels fortsetzt nahezu bis zur Höhe der Kniekehle. Das rechte Bein ist im Kniegelenk auch nicht ganz zu strecken, beide Beine sind entschieden schmaler, weniger muskelkräftig wie die Arme. Bei der Präparation des Rumpfsskelets ergeben sich nun vielfache Merkwürdigkeiten, von denen folgende eine besondere Erwähnung verdienen.

1) Der seitlich abgeflachte schiefe Thorax ist sehr kurz. Rechts sind 10 Rippen meistens wagerecht gestellt und berühren einander, die letzte Rippe entspringt dagegen ungewöhnlich tief und steigt sehr schräg nach oben zur vorletzten empor. Die linke Thoraxwand noch kürzer und seitlich eingebogen, lässt 3 untere getrennte, sehr kräftige knöcherne Rippen zählen, alsdann sind aber alle weiteren Rippen, höchstens 6, zu einer Platte verschmolzen, aus welcher nach vorn hin 3 knöcherne (VI, VII und VIII) sich sondern und eigene Knorpel zum Brustbein und Rippenbogen senden; am oberen Theil der Platte sondern sich noch eine II. und IV. Rippe in gleicher Weise, Stücke, welche die III. und V. repräsentiren würden, fehlen, wie es scheint auch die I. Rippe gänzlich.

2) Von den 7 Halswirbelkörpern erscheinen die unteren niedrig (je 6 mm), aber breit, die Halswirbelsäule 4 cm lang und ganz gerade gestreckt und nach vorn gerichtet. In derselben Richtung nach vorn verläuft die Brustwirbelsäule, aber seitlich S-förmig verbogen, oben leicht links-, unten stärker

rechtswärts, im Ganzen sehr verkürzt, nur 3,5 cm lang. Alsdann kommt die Lendenwirbelsäule mit stärkster lordotischer, fast rechtwinkliger Krümmung und geringer Axendrehung nach links, 2,5 cm lang, endlich das fast gerade gestreckte Kreuzbein, 2,3 cm lang, mit Wirbelkörpern von 5 mm Höhe. Die Brustwirbelkörper sind dagegen sämmtlich auffällig breit und niedrig, besonders die unteren nur 4, selbst 2,5 mm hoch bei einer Breite von 12 mm. Im Ganzen können nur 9½ Körper gezählt werden. V und VI tragen eine mediane knorpelige Längskante, darunter je eine Kerbe im Knochen, am VI., VII. und VIII., den niedrigsten, sondert sich der aussen zu Tage tretende Knochen unvollständig in ein rechtes und ein linkes Feld, VIII steht sehr schräg, unter ihm folgt nur ein halber Wirbel IX, auf der rechten Seite gelegen, der X. wieder vollständig, höher wie VIII, aber schräg von rechts unten nach links oben gestellt. Die Lendenwirbelkörper sind vorn auf der Krümmung höher, bis 7 mm, bieten aber eine neue Unregelmässigkeit dar, insofern am II. und III. die rechten, freilich kleineren Hälften noch ganz knorpelig sind; im Ganzen können 5 Lumbales gezählt werden. Die Querfortsätze derselben ragen namentlich rechts stark hervor, und lateral von denselben legen sich die Hüftbeine an, das linke nur dorsalwärts verschoben, deswegen gerade nach aussen gerichtet, das rechte aber gänzlich umgelegt, so dass das Schambein ganz dorsal gerichtet ist. An der Dorsalseite ist die Defectbildung und dadurch die Unregelmässigkeit noch weit grösser. Zwischen dem Hinterhauptsloch und dem Anfang der grossen Wirbelbogenspalte ist nur eine Entfernung von 4 cm, auf welcher alsdann höchstens 8 Processus spinosi zu zählen sind; schon am Hals, namentlich an der Brust verschmelzen einzelne Wirbelbögen mit einander, ausserdem sind aber linkerseits ein oberer grösserer 17 mm langer und ein kleinerer 6 mm langer Defect der Wirbelbogenhälften. In jenen, welcher schon unterhalb des ersten kräftigen Proc. spin. beginnt, legt sich ein 1 cm langer knöcherner, rippenartiger, am oberen Winkel des knorpeligen Schulterblatts articulirender Körper mit seinem freien Ende hinein und deckt die Lücke unvollständig von aussen, während sie innen durch eine weisse mit Fettläppchen bedeckte Membran, die Dura mater, ganz verschlossen wird. In der zweiten Lücke steigen noch die Wurzelstücke zweier Wirbelbogenschenkel empor, so dass hauptsächlich ihre Antheile an den Dornfortsätzen fehlen.

3) Unterhalb der unteren Lücke folgen noch 2 ganze Wirbelbögen mit Dornfortsätzen, alsdann und zwar von dem Beginne der lordotischen Krümmung an erscheint der Hauptspalt. Indem die linken und rechten Wirbelbogenhälften immer mehr aus einander stehen, indem anfangs die rechten vollständiger sind und höher reichen wie die linken, ist eine sehr breite, aber tiefe Rinne gebildet, in welchem die Sackgeschwulst wurzelt. Die Spaltung reicht, wie schon die Betastung ergiebt, bis zum Kreuzbeinende, doch wird die Rinne und ihre Wandung am caudalen Ende nicht blossgelegt. Vom II. ab betheiligen sich alle Lendenwirbel an dem Spalt, ob auch I und Brustwirbel, wird nicht festgestellt.

Die Kopfknochen sind in den seitlichen unteren Theilen sehr biegsam, die Nähte etwas weit. Eine sehr umfangreiche Bauchblasendarmspalte schafft die Form eines starken Hängebauchs, der obere Theil ist durch eine ganz durchsichtige seröse Membran gebildet, in welche so ziemlich die ganze Leber aufgenommen wird, ausserdem ragen aber noch das Herz und eine Lunge von oben her hinein, während der Herzbeutel und das ganze Zwerchfell fehlen. Auf dem unteren Theile des Defectes liegt eine Schleimhaut zu Tage, an welcher keine Ureterenmündungen aufgefunden werden; an seinem zugespitzten unteren Ende ragt ein zungenförmiges 11 mm langes, 5 mm breites, mit einem oberen Frenulum versehenes Penisrudiment hervor.

Was nun die sacrale cystische Geschwulst betrifft, so ist die bedeckende Haut auch auf ihrer dorsalen Erhebung normal, nur ist ihr etwas caudalwärts unter dem Gipfel ein Wulst von 7 mm Länge in querem Verlauf und mit breiter Basis aufgesetzt, in dessen rechtem Ende eine feine Oeffnung existirt, welche eine Borste direct in die Sackhöhle einführen lässt. Im Uebrigen ist die äussere Haut über der Sackwandung überall gut zu verschieben, zwar arm an Haarbälgen, aber sehr reich an Schweissdrüsen, namentlich an Schweisskanälen, von denen oft mehrere aus einem gemeinsamen Knäuel emporsteigen, während andere in ihrem Mündungstheil sich gabeln. Der Sack hat eine fast regelmässig eiförmige Gestalt, nur sendet er an seinem vorderen breiteren Ende eine Bucht aus, welche auf die rechte Seite hinüberreicht. Die Länge des Sackes beträgt 9 cm, die grösste Breite 7, die Tiefe 5. Innen ist die Wandung im Allgemeinen glatt und nur mit vereinzelten leistenförmigen Verdickungen versehen. An dem ventralen Theile des Sackes modelliren sich die Muskel- und Knochenmassen, über welche er hinwegzieht, ziemlich deutlich, nur sind die Muskeln meistens noch durch eine zwischengeschobene, wenn auch dünne aus Fettläppchen gebildete Schicht verschleiert. Die Lage der lumbalen Wirbelrinne wird dadurch bezeichnet, dass sich ein Abschnitt der Membran in die Tiefe senkt und noch durch zweierlei Einrichtungen vor den übrigen Theilen der Wandung auffällig absticht. Erstens durch den Mangel einer soliden Befestigung auf der Unterlage; bald hebt sich dieses Feld in der ventralen Wandung, wenn man dem Rumpf Bewegungen ertheilt, bald senkt es sich, namentlich kann man unter dasselbe von einem Loch der Dura mater her Luft eintreiben und es nach der Höhle hin zu einem länglichen Wulst aufbauschen, wobei dieser ganze Abschnitt der Wandung viel dünner und sogar durchscheinender wird als die Nachbarschaft. Zweitens ist hier die Wandung innen rauh, weil noch mit einer besonderen dünnen gelblichen Schicht bedeckt, die stellenweise in kleine Schildchen zerbröckelt. Da diese gleichsam aufgelagerte Substanz bei der mikroskopischen Untersuchung im Wesentlichen die Structur des verkümmerten, auch gefässreichen jugendlichen Rückenmarksgewebes, wie es oben geschildert wurde, erkennen lässt, so können wir nach dem Vorkommen derselben eine richtige Area medullo-vasculosa abgrenzen in einer Länge von 35 und einer Breite von 28 mm. Allerdings habe ich Ganglienzellen oder myelinhältige Nervenfasern nicht in diesem Gewebe nachgewiesen, da es wegen der scharfen Erhärtung in Alkohol zu den hierfür erforderlichen Proceduren nicht mehr geeignet war, aber eine äusserst feinfasrige Grundsubstanz, mit typisch eingelagerten Neurogliazellen erkannt, an den dünnsten Stellen sogar gesehen, dass die Fäserchen ganz regelmässig in parallelen Zügen angeordnet, wie in einer und derselben Richtung gestreckt sind. Bestimmter bezeichnet dagegen die Anordnung dieses Gewebes das Feld als eine richtige Area. In seinem cranialen Theile sammeln sich nehmlich diese Markmassen zu zwei je 6 mm breiten Bändern, die sich in der Mittellinie berühren oder gar zusammenschmelzen, und sich als eine Wandbekleidung in einen 3 mm weiten Tunnel, der bereits innerhalb des von aussen an diese Stelle des Sackes sich ansetzenden Rückenmarks gelegen, fortsetzen — also eine evidente craniale Poltasche. Auf dem caudalen Theile des Feldes erheben sich neben der Mittellinie statt der Bänder fimbrienartige Leisten ganz gleichen Baues, und auch sie laufen in eine trichterförmige Grube aus, deren Spitze ganz ventralwärts gerichtet ist, anstatt in der Längsaxe des Körpers, nehmlich der Wirbelsäule zu verlaufen. Vor und hinter den beiden Poltaschen, namentlich aber zu beiden Seiten der Bänder und Fimbrien lässt sich die peripherische Zone der Area je nach der Anwesenheit von medullar gebauten Flöckchen und Blättchen bezeichnen, mindestens in einer Breite von 1 cm und noch auf der Stelle der sehr dünnen Pia gelegen. Weiter nach aussen lässt sich von der Innenseite der Wandung eine ganz dünne Schicht abheben, welche zwar bindegewebig ist, aber nur allerfeinste Fäserchen in einer regelmässig parallelen Anordnung, ferner eingestreute Zellen, die den Neurogliazellen identisch erscheinen, und Gefässe in einer solchen Vertheilung einschliesst, dass diese Schicht wohl als ein stark gedehntes Marklager, welches seine nervösen Elemente gänzlich eingebüsst hat, anzusehen ist. An der ganzen dorsalen Seite des Sackes konnte ich dagegen eine solche Innenschicht, eine bindegewebig metamorphosirte Medullarplatte, nicht mehr nachweisen. Aussen setzen sich an der ventralen Seite des Sackes die Nervenwurzeln genau in dem Bereich des als Area bezeichneten Feldes an, weiter peripherisch von ihnen die Dura mater. Geht man über diese Zone hinaus, so folgt eine nicht ganz continuirliche Belagschicht, die aus richtigen Fettläppchen besteht. So dünn dieselbe, so lässt sie sich doch als fast continuirliche Schicht von der Basis der Geschwulst bis zu ihrem Gipfel von innen her mit blossem Auge verfolgen, deswegen, weil die eigentliche Sackwand so durchscheinend und dünn ist, dass die kleinen Fettläppchen überall durchschimmern. Ja an vielen Stellen liegen diese so dicht, erheben sogar ein jedes die Sackwand so weit, dass daraus eine Art von acinöser Zeichnung resultirt, ganz besonders deutlich in der Umgebung des feinen Kanals auf dem Geschwulstgipfel. An solchen Stellen lässt sich nach aussen von der Fettschicht, besser noch an der Geschwulstbasis eine freilich sehr zarte, rein bindegewebige Membran abheben und erst dann folgt lockeres fast fettloses Bindegewebe mit der Cutis bedeckt, also Unterhautgewebe mit Haut, während jene Bindegewebsschicht, trotzdem sie viel zerreisslicher wie das gleiche Lager in Fall XV ist, wohl nur als emporgehobene und gedehnte Fascia lumbalis betrachtet werden darf. An der Sackwand selbst lassen sich mehrere Schichten, die freilich nicht überall deutlich zu trennen sind, unterscheiden. Zunächst an ihrer Aussenseite also nach· innen von den Fettläppchen ein mit grossen Gefässstämmen versehenes Lager lockeren Bindegewebes, ausgezeichnet durch die starke Einlagerung von grösseren Rundzellen, welche oft längs der Gefässe angesammelt sind — nach Bau und Lage gleichsam ein adventitielles Lager, am besten durch die Rundzellen gekennzeichnet. Alsdann folgt die festeste, aus Bindegewebsbündeln bestehende Schicht, die sich durch die steife geradlinige Faserung und durch die fast regelmässig longitudinelle Richtung so wie durch die Dicke und den Glanz der Fasern auszeichnet, ganz besonders vor der Intima, welche ihrerseits aus Bindegewebsbündeln besteht, die viel zarter, äusserst feinfasrig, welligen Verlaufs und ungleicher Richtung, nehmlich in der Fläche durch einander geflochten sind. Jene Media ist nun an vielen, namentlich an den sehr durchsichtigen und etwas ausgebuchteten Stellen des Sackes etwas lückenhaft, indem die derben Faserbündel aus einander weichen, so dass durch die Lücken hindurch Intima und Adventitia mit einander verschmelzen, eventuell durch die Fettläppchen emporgehoben werden. Da die Lücken natürlich mit der Faserrichtung der Media verlaufen, so entstehen an der Innenfläche longitudinell gerichtete Rinnen. In diesen kann man nun noch offenbare Reste einer epithelialen Decke und zwar kleine kubische oder auch niedrige cylindrische Zellen, immer nur in einer einzigen Schicht zu einem regelmässigen Mosaik angeordnet, erkennen. Auch auf den Blättchen der Area medullaris lässt sich stellenweise ein deutliches Cylinderepithel sogar mit höheren Cylindern demonstriren, welche dem feinfaserigen nervösen Gewebe direct aufzusitzen scheinen. Ursprünglich war die Epithelschicht gewiss eine continuirliche, durch eine unzweckmässige Behandlung aber, indem nehmlich der Sack einmal mit Werg ausgestopft wurde, war es abgestreift worden und nur in den geschützten, etwas vertieften Stellen sitzen geblieben.

Von dem dorsalen und cervicalen Rückenmark kann ich aussagen, dass es äusserlich normal erscheint, aber wegen seiner Weichheit eine Untersuchung auf den Zustand des Centralkanals nicht mehr gestattet. Das Gehirn ist entfernt worden, eine Notiz über sein Verhalten fehlt. Vermuthlich war ein innerer Hydrocephalus vorhanden, nach der auffälligen Grösse des Kopfes zu urtheilen. Die Schädelknochen sind sehr weich, namentlich an den Seitentheilen. Der Defect der Wirbelbögen beginnt in einem Wirbel, welcher nur 4,5 cm von dem Hinterhauptsloch entfernt ist und reicht bis zum Schwanzende.

Obwohl in diesen beiden Fällen XV und XVI die Hydrorachissäcke eine colossale Grösse erlangt haben und sich dadurch von dem als Rückenmarkscystchen klar bezeichneten Falle XIV unterscheiden, so kann doch über ihre volle Uebereinstimmung im eigentlichen Wesen kein Zweifel bestehen. Die Anwesenheit des Cylinderepithels, das Fehlen aller Stränge in der Sackhöhle, die Zusammensetzung der bindegewebigen Sackwandung, ihre Continuität mit den weichen Rückenmarkshäuten, die Art der Insertion der Nervenwurzeln auf der ventralen Seite des Sackes, endlich die auf der entsprechenden Stelle der Innenseite entwickelte Area medullaris liefern genug der Anhaltspunkte für die Behauptung der Identität und die volle Berechtigung, auch diese Säcke als Hydromyelocelen (Syringomyelocelen der Engländer) oder Myelocystocelen hinzustellen. Von besonderem Interesse erscheint mir der anatomische Befund der Umhüllungen der Säcke, nehmlich einer Fettgewebsschicht, darauf einer äusseren Fascie, endlich der ganz wohlgebauten äusseren Haut. Diese Reihenfolge beweist wohl, dass der Sack von der Tiefe her gewachsen ist und dabei das innen im Rückgrat, später auch unter und zwischen den dorsalen Muskeln gelegene Fettgewebe, alsdann die bedeckende Fascie und die äussere Haut emporgehoben hat. Ob der im Fall XVI vorhandene perforirte äussere Wulst und der hindurchgehende Kanal darauf bezogen werden kann, dass einmal die Geschwulst platzte, oder ob hier eine Stelle vorliegt, in welcher sich das Hornblatt und das Medullarblatt nicht von einander trennten in der Art der Theorie Ranke's, wird sich wohl kaum entscheiden lassen; jedenfalls war irgend etwas Aehnliches an dem dorsalen Gipfel des Sackes im Fall XV nicht nachzuweisen, bei dem Fall XIV eine solche besondere Verbindung sogar unbedingt auszuschliessen. Dass wir in diesem Zusammenhang mit der äusseren Haut nur etwas Accidentelles sehen dürfen, dass ursprünglich der Tumor ganz in der Tiefe aus dem Rückenmark und seinen Häuten gebildet wird und die Bedeckungen in der angegebenen Art emporhebt, dafür liefert auch der folgende Fall von Myelocystocele, aus der früheren Zeitperiode der embryonalen Entwicklung den klaren Beweis.

Fall XVII. Myelocystocele und Bauchbeckenspalte mit Atresia ani et urethrae.

Ein Embryo von 6 cm Scheitelsteiss-, von 8 cm Körperlänge, von Herrn Dr. Schramm in Kehl der Institutssammlung (A II 81) mit etwas abgelösten Hautdecken des Rückens und Halses übergeben, hat einen sehr grossen, nach Spirituswirkung von der Seite her zusammensinkenden Kopf von 15 mm Höhe mit sehr breiten Nähten, nachweisbar einen inneren Hydrocephalus,

Klumpfüsse und eine Flexionsstellung des linken Beins, ferner eine grosse Vortreibung und Verdünnung der Bauchdecken, keine After- oder Urogenitalöffnung, dagegen eine äusserst dünnwandige Nabelstranghernie und endlich ein 9 mm langes, 6 mm breites und 4 mm tiefes, longitudinell gestelltes, von glatter äusserer Haut bedecktes sacrales Säckchen, welches sich über der linken Hinterbacke etwa um 3 mm erhebt.

Dieses Säckchen hat im stark verkleinerten Maasse ganz die Gestalt und Anordnung der Myelocysten der vorher beschriebenen Fälle, sitzt nehmlich mit breiter Basis auf der Rückenmusculatur in der Form eines längshalbirten Eies, dem ventralwärts noch ein kielförmiges, in die sacrale Wirbelrinne reichendes Anhängsel angesetzt ist. Nicht nur in diesem Kiel, sondern auch in dem Hauptsack ist die bindegewebige Wand deutlich mit embryonalem Rückenmarksgewebe bekleidet, an welchem sich leicht ein Cylinderepithel nachweisen lässt, auch entspricht dem Kiel innen eine Rinne mit einer Grube, die wohl als polare zu betrachten ist. Nur die dorsale Wölbung führt diese medulläre Schicht in äusserster Zartheit, so dass das hier etwas niedrige, aber continuirliche Cylinderepithel der bindegewebigen Wand fast unmittelbar aufzuliegen scheint. Uebrigens zerbröckelt das Rückenmarksgewebe sehr leicht, so dass sich die Form des Binnnenraums nicht völlig bestimmen, nur so viel sagen lässt, dass keine Fasern oder Stränge hindurchziehen. — Am Dorsalmark ist auf dem Querschnitt eine Hydromyelie auch mikroskopisch nicht nachzuweisen. Die ganze Wirbelsäule verläuft auffallend gerade, trotzdem der Kopf nach links geneigt ist, nur zwischen den letzten Lendenwirbeln und dem Kreuzbein liegt eine ganz leichte dorsale Biegung vor, die Kreuzbeinspitze ist wieder ventralwärts gewendet. Dabei ist das Kreuzbein um die Axe etwas nach rechts gedreht, so dass die Anlage des linken Kreuzbeinflügels mehr nach vorn steht als die rechte und das linke Darmbein etwas nach hinten umgebogen ist und das linke Bein fast senkrecht vom Körper absteht mit starker Knieflexion und Pes valgo-uncinatus. Die Wirbelkörper erscheinen vom I. Dorsalis bis V. Lumbalis etwas niedrig, Gesammtlänge der cervicalen Wirbel 12, der Brustwirbel 12 mm, der Lendenwirbel 7, des Kreuzbeins 7 mm. Nur 10 Brustwirbel sind zu zählen, zwischen I und II, V und VI, dann VII—IX sind die Grenzscheiben schwächer angedeutet wie die übrigen, auch nicht in der ganzen Breite klar angedeutet, ferner ist der VIII. links höher wie rechts. Endlich ist der IV. und V. Lendenwirbelkörper niedriger wie die übrigen. Vor Allem aber ist hervorzuheben, dass schon der III. Lumbalis nur das Wurzelstück des linken Bogens ausgebildet hat, aber vom IV. Lumbalis an die linken Bogenschenkel gänzlich fehlen, während die rechten ganz vollständig sind und die Reihe der Processus spinosi ununterbrochen herstellen, und zwar bis zum Kreuzbein hin, sogar bis zu seinem ventralwärts gekrümmten Ende. Aus dem so gebildeten Defect steigt nun das geschilderte Säckchen mit breitem längsgerichtetem Stiel hervor. Das linke Hüftbein steht sehr hoch und berührt fast den Rippenbogen. An den schon knöchernen Rippen werden Abnormitäten weder in der Zahl, noch in der Gestalt wahrgenommen. Sind auch an den Rücken- und Halswirbeln keine Defecte, weder Dornfortsatzspalten, noch Fehler in den Wirbelkörpern, so ist doch eine auffällige Kürze des ganzen Rumpfes vorhanden, indem derselbe nur 3 cm Länge besitzt, trotzdem keine Krümmung der Wirbelaxe existirt.

Die Bauchhöhle ist durch eine quer verlaufende, an die verdünnte vordere Bauchwand angeheftete, einem Mesenterium ähnliche Membran in eine obere und eine untere Hälfte geschieden, jene enthält die prolabirte Leber, diese bildet einen geschlossenen Sack ohne Ausführungsgang, wohl die Harnblase, da von ihrem Gipfel der Nabelstrang ausgeht. In jener Membran sind zarte Därmchen eingeschlossen, welche auch mit zwei Oeffnungen nach dem Harnblasensack zu versehen sind; ob diese natürliche sind, ist freilich schwer zu entscheiden.

Fall XVIII. Myelocystomeningocele antero-posterior (Hydromyelomeningocele), Spina bifida occulta und Bauchblasendarmspalte.

Aelteres, gut conservirtes Stück der Sammlung (A II 13). 33 cm langer Fötus mit zu kurzem Rumpf, links Varus und Flexion im Hüft- und Kniegelenk, rechtes Bein gestreckt, aber nach hinten rotirt, hier der Varus dorsalwärts gerichtet. Grosse Bauchblasendarmspalte, der grösste Theil des Colons und des Rectums fehlt. Kein After, aber Penisrudiment. Becken aufgeklappt, rechtes Hüftbein ganz umgelegt. Geringe dorsale Kyphose, starke lumbale Skoliose convex nach rechts, die unteren Lendenwirbel und das Kreuzbein weichen insgesammt von der Körperaxe stark nach links hin ab, indem sie mit der Brustwirbelsäule eine fast rechtwinklige Krümmung bilden, deren Scheitel rechts von der Medianebene gelegen ist. Links sind 11, rechts 10 Rippen, im Ganzen sind 11 Rückenwirbel vorhanden. An der kyphotischen Krümmung sind mehrere Wirbelkörper, V.—VII. Dorsalis, zu einer leicht S-förmig gekrümmten Säule mit einander verbunden und verschmälert, I.—III. und IX.—XI. Dorsalis verkürzt, IV. keilförmig gestaltet, so dass die linke Hälfte fast fehlt. Die Länge der Brustwirbelsäule beträgt 5 cm. Die als niedrig bezeichneten Wirbelkörper sind verhältnissmässig breit, ihr Querschnitt hat eine exquisit nierenförmige Gestalt. Auf dem Rücken werden an der kyphotischen Stelle 7 intacte Dornfortsätze gezählt, abwärts kommt alsdann eine Lücke in den Wirbelbögen, 3 cm lang und bis 12 mm breit, aber nicht klaffend, sondern durch eine starke, in einer Ebene ausgespannte Membran gedeckt, unter welcher im auffällig weiten Rückgratskanal die geschlossene Dura mater mit dem Rückenmark lagert, ohne eine Verbindung mit jener Membran und ohne eine Ausbuchtung. Dasselbe ist von der Pia mater ganz eingehüllt, äusserlich auch in seinen Nervenwurzeln normal, aber ganz erweicht. Diese Spina bifida occulta mag sich über 5 Wirbel im Ganzen erstrecken, und zwar über die letzten dorsalen. Auf das caudale Ende des Bogenspaltes folgen an der Stelle der scharfen Biegung jedenfalls noch zwei anscheinend intacte Wirbelbögen, alsdann fehlen dieselben bis zum Ende der Wirbelsäule. Nach genauer Präparation ergiebt sich noch, dass dem unteren von den beiden Wirbeln die linke Bogenhälfte fehlt, diese Lücke aber durch die hintere Spina der linken Darmbeinschaufel zugedeckt wird. Der Kopf erscheint abgesehen von sehr weiten Nähten normal, das linke Zwerchfell fehlt.

An der ganzen Lenden- und Gesässgegend ist nun aussen durchaus keine Erhebung der äusseren Decke wahrzunehmen, nur lässt sich durch die auch sonst intacte äussere Haut über der linken Hinterbacke ein in der Tiefe verschiebbares Plättchen durchfühlen, und diese Wahrnehmung bewog mich, die Haut einzuschneiden. Nach der Durchtrennung des kräftigen subcutanen Fettpolsters und der Blosslegung des Glutaeus maximus erscheint in der Mitte des letzteren eine Lücke von der Gestalt eines gleichseitigen Dreiecks mit 2 cm Seite, vollständig gefüllt mit Fettgewebe, welches eine aus der Tiefe kommende cystische Geschwulst gänzlich verhüllt, sich aber von ihrer Wand nur läppchenweise abheben lässt. Von den umliegenden Theilen, namentlich den Muskeln, trennt sich die Geschwulst sammt ihrer Fetthülle sehr leicht und zwar bis zur Wirbelrinne hin. Im Allgemeinen birnförmiger Gestalt wird sie hier gleichsam gestielt und schickt ihren platten Stiel unter die oben erwähnten vollständig entwickelten Wirbelbögen, um sich in die Rückenmarkshäute fortzusetzen. Die Länge der Geschwulst beträgt 2,5 cm. Der Durchmesser des dicken, jetzt collabirten Endes wird im Zustande der prallen Füllung, wenigstens nach der Grösse der in den Weichtheilen ausgegrabenen Höhle zu urtheilen, über 3 cm gemessen haben. Innen zerfällt der Tumor seiner Länge nach in drei Abtheilungen oder Sectoren, nehmlich zwei cranialwärts gelegene Cysten, welche nur unvollständig von einander durch eine Membran geschieden sind, und eine grössere caudale Cyste, die wohl einen offenen Stiel in das Rückgrat hineinsendet, aber mit jenen auf der cranialen Seite gelegenen Hohlräumen nicht communicirt. Während die linke craniale Cyste lateralwärts verschoben erscheint, liegt die rechte genau in der Wirbelsäulenaxe vor der caudalen, trägt aber noch eine kleine Nebencyste, die mit feinsten Fäden durchzogen ist, und auf ihrem Gipfel eine verdickte steife Stelle der Wandung, die von Fettläppchen nicht bedeckt ist und dem tastenden Finger als Platte erschienen war. Sonst bestehen noch folgende principiellen Unterschiede zwischen den cranialen Cysten und der caudalen. Jene sind von evidenten Nervenwurzeln, ausserdem von feinsten Bindegewebsfädchen richtiger Arachnoidea durchzogen, diese ist davon gänzlich frei, besitzt aber eine mehr sammetartige Innenfläche, mikroskopisch einen continuirlichen einschichtigen Belag deutlicher Cylinderepithelien und auf ihrer cranialen Wand eine längliche zungenähnlich endigende Vorbuchtung, welche weiss wie die Rückenmarkssubstanz aussieht. Da diese sich mikroskopisch als Rückenmarkgewebe erweist, das mit evidentem Cylinderepithel überzogen ist, da sich dieser Wulst von den beiden cranialen Cysten her vortreiben lässt (vgl. Fall XV und XVI), da sich endlich hier die in den cranialen Cysten enthaltenen Nervenwurzeln ansetzen, so muss diese Stelle auf der cranialen Wand der caudalen Cyste als eine Area medullaris bezeichnet werden. Hiernach ist ferner zu schliessen, dass die caudale Cyste in dem Rückenmark selbst mittelst einer Dilatation des Centralkanals, also als ein beschränkter Hydromyelos oder als eine Myelocyste entstand, dass sich dagegen die cranialen Säckchen innerhalb der Rückenmarkshäute wohl als erweiterte Subarachnoidalräume oder Cisternen entwickelten. Diesen kommt kein Cylinderepithel zu, wohl aber finden sich in ihnen wie in der Myelocyste noch Rückenmarkstrümmer vor, an denen sich mikroskopisch oft eine Cylinderepithelschicht in Bruchstücken nachweisen lässt. Sowohl an der Stelle der Spina bifida occulta, wie höher oben auf einem an der kyphotischen Krümmung angelegten Querschnitt werden Abschnitte des sehr erweichten Rückenmarks zur Untersuchung gezogen, aber an ihnen tritt ein gleicher Reichthum an Cylinderepithelien nicht hervor, so dass eine stärkere Ausweitung des Centralkanals an diesen Stellen wohl auszuschliessen ist. Das Gehirn ist nicht mit aufgehoben worden.

Zwei eigenthümliche Momente verdienen es, bei diesem Falle besonders hervorgehoben zu werden. Erstens die Lage der Area medullaris in der Rückenmarkscyste. Denken wir uns den ganzen Tumor statt emporgehoben unter die Gesässhaut auf die Wirbelkörper flach gelegt, so wird das Ungewöhnliche der Stellung der Area klar, indem dieselbe nicht auf der ventralen, sondern auf der dorsalen Seite angebracht ist. Der Rückenmarkskanal ist also nicht wie in den Fällen XIV—XVIII nach der dorsalen, sondern vorwiegend nach der ventralen Seite gedehnt worden, obwohl keineswegs eine Spina bifida anterior an den Lenden- oder Kreuzbeinwirbelkörpern zu Stande gekommen ist; vor allem wurde die Mitte der Medullarplatte gedehnt und ihre rechte und linke Hälfte so weit aus einander geschoben, dass schliesslich nur auf der Dorsalseite Rückenmarksgewebe zurückblieb und hier eine Area aufbaute. Dabei wurden die Ursprünge der Nervenwurzeln gleichzeitig verschoben, diese selbst wurden entsprechend verlängert und geriethen in eine ungewöhnliche Stellung. Zweitens wurde mit dieser Verlagerung auch die Stellung des ventralen Subarachnoidealraums eine dorsale und gleichzeitig die Erweiterung desselben so beträchtlich, dass eine Combination von Meningocele mit Myelocystocele resultirte, ein Analogon der häufiger vorkommenden Verbindung einer Meningocele mit Hydrencephalocele.

Fall XIX. Indurirte Myelocystomeningocele und Bauchblasendarmspalte.

Fötus von 37 cm Länge, im letzten Jahre dem Institut überwiesen. — Grosse Bauchblasendarmspalte mit Eventration. Auf dem unteren Felde ist eine weite Oeffnung, welche in das weite, etwas exstrophirte Colon ascendens führt, in welches wiederum das Ileum, mit einer deutlichen Bauhin'schen Klappe versehen, mündet; auch eine Oeffnung für den Processus vermiformis ist vorhanden. Am caudalen Ende des Feldes tritt dann ein Rüssel hervor, durch welchen man eine feine Sonde 5 mm lang in das Becken ein- und zu der unterhalb der Grenze des Feldes in normaler Haut gelegenen engen Analöffnung wieder hinausführen kann. Hinter der zerrissenen serösen Membran, welche den Bauchbruch deckt, findet sich rechts und links je ein deutlicher Uterus mit Tuba und Eierstock (Uterus didelphys separatus). Oben liegt der serösen Bauchwand noch ein besonderes Säckchen auf und mit seiner ventralen Hälfte gänzlich zu Tage, der Herzbeutel. Die linke Lunge befindet sich ebenfalls ausserhalb des Thorax, ist nehmlich in den Bauchbruch hinabgezogen. Der Thorax erscheint demgemäss auffallend schmal, wie von den Seiten her eingesunken; es ergiebt sich auch, dass an seiner rechten Hälfte die II., III. und IV. Rippe mit einander zu einer Platte verwachsen sind, die V.—VII. einander innig berühren und in der Axillarlinie etwas zusammenhängen, dass ferner der linke Thorax in dieser Linie stark einsinkt deswegen, weil der IV.—VII. knöchernen Rippe der ventrale Theil fehlt, während am Sternum die entsprechenden Knorpel vollzählig vorhanden sind. Die rechte untere Extremität steht in Hüft- und Knieflexion, dabei ein dorsalwärts gerichteter Pes valgus; die linke ist gut zu strecken, liegt in der Körperaxe und hat einen Pes varo-equinus. Etwas Caput obstipum wegen nach links convexer Skoliose der Halswirbelsäule, deren Körper etwas zu kurz zu sein scheinen. Die Brustwirbelkörper sind entschieden am mangelhaftesten, so dass die ganze Länge der Brustwirbelsäule nur 3,5 cm beträgt. Specieller gesagt, erscheint der I.—III. Dorsalis schon sehr niedrig, je 3 mm hoch, schon der III. ist auffällig verschmälert. Alsdann folgt eine ganz schmale Säule von 1 cm Länge, welche nur unvollständig in Wirbelkörper segmentirt wird, also mehrere zusammengeflossene repräsentirt, darauf eine zweite knöcherne, ebenfalls mehr als einen Wirbelkörper darstellende Säule von 8 mm, die sich am caudalen Ende bedeutend verbreitert, endlich der schon 7 mm hohe gut geformte, sehr breite XII., an welchen sich die letzte Rippe ansetzt. Wenn man auch so viel als möglich scheidet, so kann man immer höchstens 7 Brustwirbel zählen; hinten gehören dazu rechts 10, links, also auf der Seite der Convexität 9 Wirbelbogenschenkel, diese meist breiter wie die rechten, namentlich machen hier der zweite und dritte durch ihre Breite den Eindruck, dass sie an die Stelle mehrerer getreten sind. Mittelst dieser Verkümmerung der Wirbelkörper wird im unteren Brusttheil eine leichte Kyphose hergestellt, an deren Stelle aber im Uebergang vom Brust- zum Lendentheil eine starke Lordoskoliose tritt, welche nach links ihre Convexität kehrt und bewirkt, dass das letzte Ende der Wirbelsäule weit nach rechts hinüber geschoben wird. Nicht nur die unverschmolzenen Brustwirbelkörper sind ungewöhnlich niedrig, sondern auch die unteren Hals- und die sämmtlichen Lendenwirbelkörper, deren Höhe durchschnittlich nur 5 mm beträgt. Dabei sind besonders die letzteren auffällig breit, aber im sagittalen Durchmesser ebenfalls verringert, nehmlich auf 5 mm, während ihre Breite bis 15 mm ansteigt. Ferner hat ihr Querschnitt eine exquisit nierenförmige Gestalt statt des regulären auf einer Seite abgeplatteten Ovals. Infolge dieser Auskehlung und der grossen Weite der Gefässgruben auf der hinteren Fläche der Wirbelkörper erscheint der Wirbelkanal auffallend vertieft, trotzdem die Wurzeln der Wirbelbögen, da sie stark medialwärts verschoben sind, auf dieser Fläche rippenartige Erhöhungen bilden, die von beiden Seiten her einander fast berühren. Die linken und rechten Bogenwurzeln alterniren sogar mit einander, indem die Wirbelkörper etwas asymmetrisch und noch in einer zweiten Richtung gebogen sind, nehmlich am rechten und linken Ende abwärts, so dass die Oberfläche der cranialen Epiphyse ungewöhnlich convex, die der caudalen entsprechend ausgehöhlt erscheint. Zur Vertiefung des Lendenwirbelkanals trägt ausserdem der Umstand bei, dass die Wirbelbogenschenkel lang und steil aufgerichtet sind. Noch auffälliger wird dieses Verhältniss im Bereich des weit klaffenden Spaltes der Wirbelbögen, welcher sich vom V. Lumbalis über das ganze Kreuzbein erstreckt; hier steigen sie so senkrecht empor, dass sie nicht zur medianen Berührung mit einander kommen. Allerdings werden sie alsbald mangelhaft, am stärksten auf der rechten Seite, besonders verdünnen sich ihre Wurzelstücke oder fallen auch ganz aus, so dass die Intervertebrallöcher ungewöhnlich weit werden, das zwischen dem rechten V. Lumbalis und dem Kreuzbein gelegene Loch z. B. einen Durchmesser von 5 mm erreicht. Auch die linke senkrecht stehende Wand der tiefen Kreuzbeinrinne ist infolge der beträchtlichen Grösse der Nervendurchtrittslöcher an ihrem Ansatztheil sehr defect, nur am dorsalen freien Rande ununterbrochen, indem hier in ihr fibröses Gewebe noch knöcherne und knorpelige Reste der medialen Theile der Wirbelbögen gleichsam eingewoben sind. — Von den Kopfknochen lässt sich nur berichten, dass ihre Nahtverbindungen ungewöhnlich weit sind; über das Gehirn, welches nicht conservirt werden konnte, kann ich nichts aussagen.

Am linken Gesäss findet sich nun, ganz verborgen unter dem reichlichen subcutanen Fettgewebe, innerhalb der aus einander tretenden Musculatur eine fast glattwandige Höhle, ausgefüllt mit dem cystischen Tumor, welcher aus der Rinne des Kreuzbeins hervorgeht, im Allgemeinen die Gestalt einer Retorte hat und an seinem dorsalen bauchigen Ende noch eine besondere durch rothe Färbung ausgezeichnete kleinere Erhebung von 5 mm Höhe aussendet. Diese hat eine äussere glatte Oberfläche, während sonst der dorsale Theil des Tumors aussen mit reichlichen Fettläppchen bedeckt ist. Als sie angeschnitten wird, erweist sie sich als eine Cyste von 13 mm Durchmesser, kugelig an ihrem dorsalen Theil, aber ventralwärts sich verjüngend zu einem 18 mm langen und 4 mm breiten Kanal, dessen Wand namentlich an der verengten Uebergangsstelle beträchtlich dicker (fast 1 mm) und noch steifer ist als die Wandung des bauchigen Theils. Dieser Halstheil spaltet sich ventralwärts, indem das eine Ende cranial zum richtigen Rückenmark wird, das andere Ende sich caudalwärts auf die Kreuzbeinrinne auflegt und hier zugespitzt ausläuft, ähnlich einem Conus medullaris. Im Ganzen bildet also die Cyste eine Flasche, die sich mit ihrem Halse an dem

Rückenmark da, wo dieses geknickt ist, seitlich ansetzt. Auf ihrer glatten Innenwand namentlich auch innerhalb des Halses liegen röthliche Massen, die sich mikroskopisch als weiches Rückenmarksgewebe erweisen und mit dem übrigen erweichten Lendenmark übereinstimmen; da sie nur lose aufliegen, sind sie wohl erst nach der Erweichung in die Cyste hineingeschoben worden. Auf der derben fibrösen Wandung wird ein deutliches Cylinderepithel nicht nachgewiesen. Dass nichtsdestoweniger die Cyste aus dem Rückenmark hervorgegangen ist, ergiebt die Art der Insertion der Nervenwurzeln; denn die hinteren Wurzeln entspringen aussen an dem bauchigen Theil der Cyste und haben bis zu ihrem Durchtritt durch die Dura mater eine Länge von 25 mm bekommen, während die vorderen Wurzeln von der Spaltungsstelle des Halses ihren Abgang nehmen. Die hinteren Wurzeln liegen nun nicht nur der linken und rechten Seite der Cyste an, sondern ziehen zum Theil auch auf ihrer cranialen Seite durch den Binnenraum einer hier gelegenen zweiten flaschenförmigen Cyste, die abgeplattet jene Myelocyste mantelartig umhüllt, ihre caudale Seite freilässt und sich innerhalb des Wirbelkanals in den übrigen Subduralraum verliert. Ihre craniale Wand ist in der That ganz glatt in die Dura mater zu verfolgen. Dagegen wird die viel derbere Wandung der Rückenmarkscyste auch auf ihrer freien caudalen Seite aus welligen Bindegewebsbündeln, wesentlich Piagewebe, das im Bauchtheil alsdann sklerosirt erscheint, gebildet; erst am Halstheil inserirt sich die Dura mater oder verliert sich hier vielmehr in der dicken Schicht Fettgewebe, welche denselben in fester Anwachsung bedeckt.

Die Gestalt der Cysten, ihre Stellung zu einander, die Anordnung der Rückenmarkshäute und Nervenwurzeln ist so übereinstimmend mit den Verhältnissen des vorigen Falles, dass wir hier dieselbe Bezeichnung Myelocystomeningocele wählen dürfen, wenn auch eine evidente Bekleidung mit Cylinderepithel nicht zu demonstriren war, vielleicht weil der Fötus etwas faul in meine Hände kam, möglicherweise aber auch weil hier offenbar secundäre Veränderungen, Verhärtungen und blutige Infiltrationen wohl entzündlicher Art in der Wandung der Myelocyste Platz gegriffen hatten. Da sie immerhin noch den Gipfel des Tumors bildete, so kann es keinem Zweifel unterliegen, dass sie als Erstes aus dem Rückenmark hervorstieg und durch den Defect der dorsalen Wand des Sacralkanals und der Dura die aussen folgenden Weichtheile theils emporhob, theils aus einander drängte und sich so eine abgegrenzte Lagerstätte in dem linken Gesäss herstellte.

Complicationen der geschilderten Art eröffnen uns nun wohl das Verständniss des folgenden Falles, dessen Auffassung mir lange Zeit wesentlich wegen der Complicationen des Baues und wegen der aus alter und frischer Entzündung herrührenden Veränderungen Schwierigkeiten darbot, welchem auch jetzt noch gegenüber den übrigen Myelocystocelen insofern eine absonderliche Stellung gewahrt werden muss, als er erstlich nicht von einer Bauchdarmblasenspalte begleitet ist und zweitens durch den Mangel einer richtigen Cutis, sowie durch die Hervorzerrung des Rückenmarks aus dem Wirbelkanal in den Tumor herein den Myelomeningocelen näher gerückt wird, wie die übrigen Fälle.

Fall XX. Myelocystomeningocele mit Verwachsungen der Häute.

Sammlungspräparat A II 93. An dem 23 Tage alt gewordenen, sonst wohl gebildeten Mädchen war 2 Tage vor dem Tode in der chirurgischen Klinik der Gipfel der Geschwulst abgetragen worden. Tod durch eiterige Meningitis und Bronchopneumonie. Beiderseits starker Pes varus, rechtes Bein im Kniegelenk fast ankylotisch. Seitenventrikel des Gehirns dilatirt, 40 ccm eitrige Flüssigkeit enthaltend, ihr Ependym stark verdickt und als besondere Membran leicht abzulösen. Im intacten Rückenmark wird der Centralkanal erst auf mikroskopischen gefärbten Schnitten sichtbar, mit deutlichem Cylinderepithel versehen, noch nicht 0,2 mm weit.

Der apfelgrosse längliche Tumor stellt seinem Sitze nach eine richtige Spina bifida lumbalis dar, der Proc. spin. des II. Lumbalwirbels ist gespalten, die Bögen der nachfolgenden Lenden- und Kreuzwirbel fehlen bis auf einzelne Rudimente ihrer Wurzelstücke am III. Lumbalis und II. Sacralis. An den Wirbelkörpern lässt sich nichts Abnormes auffinden ausser einem kleinen, flachen an der vorderen Fläche des II. Lumbalis linkerseits gelegenen knöchernen Auswuchs. Der Tumor zeichnet sich vor der Operation, wie auch bei der Section durch eine gewisse Festigkeit aus, obwohl etwa 50 ccm Flüssigkeit darin enthalten sind, Längsdurchmesser 7, Querdurchmesser 6, Erhebung über der Rückenfläche 3 cm, 5 cm breite Basis, der äussere Ueberzug an den Seitentheilen durch richtige Cutis gebildet, die hier wie auch am übrigen Körper eine stärkere Behaarung darbietet. Dagegen ist auf dem Gipfel und namentlich an dem abgetragenen Stück die Oberfläche grösstentheils spiegelnd und die Wand etwas durchscheinend, und zwar in einem Bereiche von 5 cm Länge und 4 cm Breite. Indessen ist hier die Wand keineswegs von äusserster Dünnheit, immerhin noch 2—3 mm dick, mit Ausnahme einer kleinen 5 mm breiten Stelle, welche entsprechend ihrer Feinheit etwas vorgebaucht, aber spiegelglatt ist. Innen ist keineswegs ein einfacher Hohlraum, vielmehr erstrecken sich durch den Sack zahlreiche Fäden und Fädchen, auch Scheidewände und zwar von dem Rückenmark zur Wand ausgespannt. Erst als die so gebildeten zahllosen Maschenräume entleert sind, lässt sich erkennen, dass sich die Sackhöhle gegen den Wirbelkanal verjüngt, dessen dorsale Decke einen länglichen Defect (25 mm Länge) trägt. Letzterer ist aber keineswegs offen, vielmehr vollständig mit dem Rückenmark gefüllt, das dann auf 15 mm Länge ventral-dorsalwärts in die Sackhöhle als eine axiale Säule emporsteigt. Auf dem freien Ende der letzteren wird gleich bei der Autopsie eine längliche Oeffnung wahrgenommen und ferner constatirt, dass dieselbe in eine centrale Höhle des Rückenmarks hineinführt. Aber erst nach der Erhärtung und nach dem Wiederaufsetzen des abgetragenen Wandstückes ergiebt sich der wahre Sachverhalt, wie folgt. Jene kleine vorgebauchte Stelle bildet die abgetragene dorsale Kuppe der im Rückenmark selbst gelegenen Höhle, welche ihrerseits vollständig von der Sackhöhle abgeschlossen war. Ferner lässt sich ventralwärts die Rückenmarkshöhle in zwei Richtungen verfolgen, nehmlich in zwei Rückenmarkssäulen, welche neben einander in den Sack emporsteigen, aussen ganz verhüllt durch die ihnen aufgelagerten, dicht neben einander verlaufenden kräftigen Nervenwurzeln. Werden diese emporgehoben, so ergiebt sich endlich, dass beide Rückenmarkssäulen auf dem dorsalen Gipfel unter der klaffenden Oeffnung in einander übergehen. Das Rückenmark bildet also innerhalb des Sackes eine Schlinge, deren zuführender Schenkel den oberen Theil des Lendenmarks, deren abführender den letzten caudalen Theil mit dem Conus medullaris darstellt; der craniale und der caudale Schenkel stehen nur wenig von einander ab, sind aber etwas windschief gestellt. Während beide Schenkel durchweg ein solides festes Rückenmark bilden, ist an der scharfen Biegung der Schlinge das Rückenmark fast in ganzer Dicke durch eine Cyste, ersetzt deren durchscheinende Wand grösstentheils durch die weichen Rückenmarkshäute, auf der ventralen Seite auch noch durch trümmerhaftes Markgewebe gebildet wird. Die Nervenwurzeln sind rechts und links bis hart an die Stelle des operativen Durchschnitts der Cystenwand zu verfolgen, entspringen also zum Theil noch von dem dorsalen Wandabschnitt, die meisten Wurzeln nehmen an dem cranialen Rückenmarksschenkel, nur sehr wenige von dem caudalen ihren Ursprung. Recurrirende Nervenwurzeln, die aus dem Tumorsack in den Rückgratskanal eintreten, bilden den III., IV. und V. Lumbalis, während sämmtliche Sacralnerven von dem caudalen Schenkel des verlagerten Rückenmarks herstammen. Eine von diesen sacralen Wurzeln ist mit einem 4 mm langen, 2 mm dicken richtigen Ganglion versehen.

Die mikroskopische Untersuchung, welche infolge der Anwendung eines zu starken Alkohols etwas beeinträchtigt wurde, ergab zunächst, dass über den ganzen Geschwulstgipfel ein ununterbrochenes Lager von Epidermis und Rete Malpighi, in dem 10—12 Zellenschichten zu zählen, ausgebreitet ist, dass aber, so weit die Oberfläche spiegelglatt ist, papilläre Erhebungen des Bindegewebslagers, so wie Hautfollikel und subcutanes Fettgewebe gänzlich fehlen und erst an den seitlichen Abdachungen des Tumors fast plötzlich auftreten. An jenen Theilen der Geschwulst sitzt das Rete Malpighi auf einem Lager reinen Bindegewebes auf, welches meistentheils lamellär geschichtet ist, seltener eine Durchflechtung von Bindegewebsbündeln erkennen lässt. Aeusserst dünn, kaum so dick wie das epitheliale Lager ist diese Bindegewebsschicht in der kleinen Kuppe der Rückenmarkscyste und nach innen mit einem dünnen Lager deutlicher Rückenmarkssubstanz in unmittelbarer Continuität. Auf der freien Oberfläche dieses Lagers lässt sich alsdann eine einfache Schicht zwar sehr niedriger, aber deutlicher Cylinderepithelien nachweisen. Bindegewebsbalken und Blutgefässe gehen von der bindegewebigen Schicht in das Marklager über und segmentiren dasselbe.

Bis auf die innere Cylinderepithelschicht haben Tourneux und Martin den gleichen Bau der Wandung einer Spina bifida bei einem 7monatlichen Fötus beschrieben und abgebildet; die von ihnen für das fibröse Lager gebrauchte Bezeichnung Lame fibro-cutanée drückt die von Vielen getheilte Anschauung aus, dass dieses Lager eine gedehnte und veränderte Cutis darstelle. Dieser Auffassung kann ich aber nicht beipflichten, da ich an der caudalen Seite der Kuppe in diesem Bindegewebe zahlreiche Faserbündel, die sich namentlich durch eine starke Carmintinction vor den übrigen Gewebsbündeln auszeichneten, und den Uebergang derselben in versprengte Stücke richtigen Rückenmarkgewebes so evident nachweisen konnte, dass ich sie für eingebettete Nervenwurzeln halten muss. Hierauf gründet sich meine Auffassung, dass jener fibröse Theil der Kuppenwandung ein modificirtes Arachnoidealgewebe darstellt, ohne dass eine eigentliche Pia abzusondern wäre. Als etwas Eigenthümliches ist noch der Umstand hervorzuheben, dass diese Bindegewebsbalken mit zahlreichen äusserst feinen elastischen Fäserchen versehen sind, was Tourneux und Martin, wie es scheint, vermissten.

Ausserhalb der Kuppe bewahrt das Bindegewebslager, das von dem vielschichtigen epidermisbildenden Epithel überzogen wird, im Ganzen die gleiche Zusammensetzung aus durchsichtigen Bindegewebsbalken und umspinnendem Gerüstwerk elastischer Fäserchen, nur werden letztere oft sehr reichlich, und ferner treten zwischen den Bälkchen oft Spalträume auf, bis das ganze Gewebe namentlich in den tieferen Lagern sich lockert und alsdann mit reichlichen Rundzellen, offenbar Eiterkörperchen, angefüllt ist. Blutgefässe, namentlich Capillaren, sind in dem fibrösen Gewebe nur spärlich vorhanden, wohl aber grössere Arterien und Venen in seinen unteren Schichten. Die bindegewebigen Fäden, welche sich von dem Rückenmark her durch die grosse Höhle zur Wandung des Sackes ausspannen, stimmen in allen Eigenschaften mit den Bindegewebsbalken, die diese Wandung aufbauen, überein. Auch dieser Umstand verleiht das Recht, beide zu identificiren und demgemäss den auf dem Gipfel des Tumors gelegenen und durch seine spiegelnde Glätte ausgezeichneten Theil der Wandung als eine stark verdickte und verdichtete seröse Membran aufzufassen und der Zona epithelioserosa der Myelomeningocelen gleichzustellen. Erst nach aussen von ihr, da wo die Wandung rasch an Dicke zunimmt, besonders im Stiel constatirt man richtige Cutis, meistens wohl verdickt und indurirt, unter ihr erscheint Fettgewebe, in den tieferen Schichten durch fibröse Bindegewebslamellen, die ich für die Fascie halten muss, segmentirt. Endlich folgt nach innen ein zweites fibröses Lager, die Dura mater, die aber deutlich eben so wie die Fascie schon unter dieser Dermazone aufhört.

Nach den Resultaten der mikroskopischen Untersuchung zu urtheilen, ist das Gewebe der Wandung des Tumors mancherlei secundäre Veränderungen eingegangen, welche wir wohl als entzündliche Indurationen bezeichnen dürfen. Ist nun dadurch auch die Entscheidung über die ursprüngliche Natur erschwert, darüber, ob sich ausser der Arachnoidea noch die Dura mater, die Fascie und das subcutane Gewebe an dem Aufbau des fibrösen Lagers der Wandung betheiligen, so ergeben doch die geschilderten makroskopischen und mikroskopischen Verhältnisse mit Sicherheit, dass die grosse vielfach durchbrochene Sackhöhle innerhalb der Arachnoidea gebildet ist, dass ausserdem eine richtige Rückenmarkscyste, eine Hydromyelocele, vorhanden und also dieselbe Combination wie in dem Fall XVIII, nehmlich eine Myelocystomeningocele vorliegt. Nur zwei Momente der Unterscheidung sind hervorzuheben. Während in dem Fall XVIII die Hautdecke von dem Tumor nicht erreicht wurde, ist hier der Sack durch dieselbe zu Tage getreten, an einer Stelle sogar die Rückenmarkscyste so weit an die dorsale Oberfläche getreten, dass ihre durch Rückenmarkgewebe gebildete Wandung fast mit dem Rete Malpighi in Berührung gekommen wäre. Ferner ist auch die Rückenmarkssäule in den Sack hineingezerrt, und winklig geknickt worden, offenbar eine Folge davon, dass mittelst der Cyste das untere Lendenmark an der äussern Decke adhärirte, zur Zeit als die letztere mittelst der Flüssigkeitsanhäufung in dem Meningealsack über das Niveau des Rückens emporgehoben wurde. Eine ähnliche dorsalwärts gerichtete Knickung des Rückenmarks, wenn auch weit geringeren Grades, ist auch in einzelnen Fällen, die als (dorsale) Meningocelen bezeichnet wurden, so von Natorp, von Debout und Bouchut constatirt worden. In diesen beiden Fällen war die Knickungsstelle allerdings nicht an der dorsalen Wand des Sackes befestigt, aber in beiden war der Meningensack an seiner ventralen Seite durch ein Diaphragma oder eine Duplicatur der Rückenmarkshäute abgeschlossen, daher wahrscheinlich an dieser Verwachsungsstelle das Rückenmark ungewöhnlich befestigt und wurde mittelst dieser Adhäsion von dem Sack gegen die Wirbellücke hin gezerrt (vgl. S. 26).

Fälle XXI und XXII. a) Myelocystomeningocele, b) Myelocystocele bei einer Doppelmissbildung (Gastrothoracopagus tripus) und Bauchblasendarmspalte.

Ein siebenmonatlicher Doppelfötus, 1884 von einer VIIIpara in Urbeis durch Herrn Dr. Schullian mit Verletzungen des einen Steisses und Knies und mit Zerreissung der dünnen Bauchdecken extrahirt und in frischem Zustande in meinem Institute eingetroffen, bietet mehrere mittheilenswerthe Seltenheiten.

Die Verwachsung reicht von dem Manubrium sterni ab bis zur Mitte des Bauches, so dass beide Zwillinge einander gerade, d. i. ohne jede Drehung um ihre Körperaxe (Azimuth = 0) gegenübergestellt sind. Auf der einen Seite geht an der Grenze der Verwachsung die einfache, kurze (angeblich fusslange) Nabelschnur ab und zur einfachen grossen Placenta. In Rücksicht hierauf kann man den einen den rechten, den andern den linken Zwilling nennen. Der rechte Zwilling ist ein Sympus dipus, seine breite untere Extremität geht in einen breiten dorsalwärts gerichteten Doppelfuss aus, jede Hälfte des letzteren hat 5 mehrfach verwachsene und rudimentäre Zehen, die grossen Zehen an den Aussenrändern. Der linke Zwilling hat getrennte untere Extremitäten, seine linke in Hüft- und Knieflexion mit einem Pes equino-varus, seine rechte gut streckbar um ihre Längsaxe gedreht, so dass ihr Fuss genau dorsalwärts gerichtet ist. Beide Zwillinge zeigen im oberen Brusttheil etwas Kyphose, im Lendentheil starke Skoliolordose, die am linken Zwilling durch einen subcutanen medial gestellten länglichen Tumor äusserlich verdeckt wird. Das Doppelbein des rechten Zwillings ist quer im Knie fast ganz abgetrennt, ausserdem in der Lendenknickung und am Gesäss ein tiefer Einriss, endlich sind ausgedehnte Zerreissungen in den hypogastrischen Regionen beider Zwillinge vorhanden, vom Geburtshelfer unter plötzlicher Entleerung von etwa anderthalb Liter Flüssigkeit herbeigeführt. Diese Regionen sind nehmlich bei beiden Zwillingen nicht durch eine normale Bauchwand und äussere Haut gebildet, sondern durch eine dünne seröse und mucöse Membran, auf deren Oberfläche Kanäle münden und auch von Schleimhaut bedeckte Stellen vorkommen — ohne Zweifel die Verhältnisse einer Bauchblasendarmspalte. Diese verdünnte untere Bauchwand spannt sich von dem einen zum anderen Zwilling hinüber und wird trotz der vielen Einrisse durch die hinabgesunkenen oberen Bauch- und die Brustorgane noch nach der Art eines grossen Bruchsacks abwärts vorgewölbt, so dass gleichsam eine zusammengeflossene gemeinsame Bauchwand in sattelförmiger Gestalt hergestellt wird. Auf ihr sind die bekannten Einrichtungen, welche auf den Oberflächen der Bauchblasendarmspalten vorkommen, nur in doppelter Anzahl, symmetrisch auf die vordere und hintere Seite des Doppelmonstrums vertheilt, aufzufinden, je eine Pforte einer Colonspalte, je zwei von einander getrennte Harnblasenhälften, Darmausstülpungen, Rudimente der äusseren Genitalien, nur keine evidenten Ureterenöffnungen, ferner je zwei längliche Wülste mit zahlreichen Cystchen in ihren oberflächlichen Schichten. Caudalwärts von diesem Felde ist bei dem linken Zwilling eine tiefe, aber blinde Analgrube nachzuweisen, beim rechten keine Andeutung des Afters.

a. XXI. Myelocystomeningocele.

Bei dem rechten Zwilling mit der Sympodie ist aussen am Gesäss kein Tumor angedeutet, dennoch kommt ein solcher, als die Haut durchschnitten und die Gefässmusculatur blossgelegt wird, zwischen letzterer zum Vorschein (ganz ähnlich wie im Fall XVII) und erweist sich als ein cystischer mit Fettläppchen dicht besetzter Sack, der einen unmittelbaren Zusammenhang mit dem tiefer in einer offenen sacralen Wirbelrinne gelegenen Rückenmark und seinen Häuten hat. Auf einem sagittalen Durchschnitt erscheint er zweikammerig. Die craniale Kammer ist wiederum noch in eine linke und rechte Abtheilung unvollständig geschieden, schmiegt sich auch dem caudalen Säckchen in breiter Fläche an (analog wie im Fall XVII), lässt aber keine durchziehenden evidenten Nervenwurzeln auffinden und stellt, wie der Uebergang in die Häute des Rückenmarks und die Lage des letzteren in dem Eingang zur Sackhöhle beweist, einen erweiterten dorsalen Subarachnoidalraum dar. Im aufgeblähten Zustande nimmt dieses craniale Säckchen die Gestalt einer breit- und platthalsigen Flasche an, deren noch nicht kirschengrosser Bauch an der caudalen Seite durch die zweite Cyste etwas eingedrückt wird. Die letztere erreicht aber keineswegs den prominenten Fundustheil der cranialen Cyste, wird von ihr vielmehr um 12 mm überragt und hat die Form, welche man einem spitzen Hut giebt, wenn man die breite Krempe von beiden Seiten her nach unten bis zur Berührung des Randes zusammenbiegt. Die Hutspitze ist gegen 10 mm hoch, hat eine glatte Innenfläche und mikroskopisch eine evidente einfache Schicht schöner Cylinderepithelien, direct der bindegewebigen Wand aufgelagert. Der durch die Hutkrempe hergestellte Hohlkörper, der in der Wirbelrinne gelegen ist, hat die gleiche bindegewebige Wand, welche aussen in typischer Anordnung die Nervenwurzeln entspringen lässt, und innen einen Besatz aus evidentem medullärem Gewebe, welches sich auf der ventralen Seite sogar zu dickeren longitudinellen Wülsten erhebt. Da noch kleinere und grössere Flöckchen solcher Substanz frei aufliegen, die als richtige Rückenmarkstrümmer (das Rückenmark sammt der Dura war im Lendentheil quer abgerissen und aus der Stelle querer Trennung der Brustwirbelsäule als ein Schlauch von 3 cm Länge leicht herauszuholen) aufzufassen sind, so bedarf es erst des sorgfältigen Abspülens und der mikroskopischen Untersuchung um nachzuweisen, dass diese fest anhaftende, Hügel und Leisten bildende Schicht eine natürliche, an der Oberfläche glatte und mit Cylinderepithel bekleidete Membran, das Ganze also einen natürlichen Hohlraum mitten im Rückenmark, eine längliche in seiner Axe gebildete Cyste, gleichsam einen mit grossem Lumen und dickem medullärem Wandbelag versehenen Abschnitt des Medullarrohrs darstellt, von welchem eine besondere Seitenbucht, jene Hutspitze, nach Art eines sackförmigen Aneurysmas dorsalwärts vorgetrieben wurde.

An dem abgerissenen platten Rückenmarksstrang ist eine Hydromyelie nicht mehr nachzuweisen. Hiernach ist der Tumor als eine Combination einer auf der niedrigsten Entwicklungsstufe stehenden Myelocyste mit einer ungleich stärker gewachsenen Meningocele zu bezeichnen.

b. XXII. Myelocystocele.

Am Gesäss des linken mit einseitiger Inversio pelvis behafteten Zwillings wölbt sich und zwar ziemlich medial gestellt ein eiförmiger Tumor hervor und enthält eine ganz unter der Haut verborgene Cyste von 55 mm Länge, 45 Breite und 45 Tiefe, über die Aussenfläche um 25 prominirend. Die Höhle hat eine ganz regelmässige Gestalt, ist auf ihrer ventralen Seite einfach, aber durch eine genau mediale, von der dorsalen Decke in der Gestalt einer Hirnsichel herabhängenden Falte, die am cranialen Ende am breitesten (11 mm), dann caudalwärts abnimmt und im letzten Fünftel fehlt, in zwei, wie es scheint, gleich grosse Hälften getheilt. Die Innenfläche ist durchaus glatt, aber nicht so stark spiegelnd, wie die einer serösen Membran, sondern mehr schleimhautähnlich, besonders auf der ventralen Seite. Hier wird, namentlich durch zwei longitudinell neben einander gestellte Wülste, deren Substanz Rückenmarkgewebe, so wie durch zwei Pole, in welche jene verstreichen, eine richtige Area medullaris bezeichnet, die sich mit ihrer sattelförmigen Gestalt der Form der darunter gelegenen Wirbelrinne (lumbosacraler Wirbelbogenspalt) adaptirt. Seitlich verlieren sich die Abdachungen jener Wülste in die übrige Wand, so dass die Breite der Area nur annähernd auf 12 mm zu schätzen ist. Die Entfernung der beiden Pole von einander beträgt 15 mm, der craniale Pol bleibt vom cranialen Ende der Sackhöhle noch 18, der caudale Pol vom caudalen Ende noch 22 mm entfernt, jener verliert sich als Tasche unter einer dachartig über die Wirbelrinne ausgespannten Leiste, dieser bildet eine weit (4 mm) klaffende, aber geschlossene und ventralwärts gerichtete Grube. Auf der Aussenseite der Wand der Area inseriren sich die Nervenwurzeln, keinerlei Strang ist im Innern des Sackes vorhanden. Im Innern der Cyste ist ein Brei, der sich mikroskopisch als durch Alkohol gefälltes Eiweiss und nur mit einzelnen Rundzellen versehen, also wie das Gerinnsel einer serösen Flüssigkeit verhält. Auf der Innenseite der Wandung ist nun ein ganz continuirliches einschichtiges schönes Cylinderepithel deutlich zu machen und in zusammenhängenden Trümmern abzuheben. Diese epitheliale Schicht sitzt alsdann an der ganzen dorsalen Seite unmittelbar einem richtigen Bindegewebe auf, ohne dass sich eine Schicht, die als nervöses Gewebe angesprochen werden könnte, nachweisen liesse. Auch das medullare Gewebe der Area trägt an der Oberfläche ein einschichtiges Cylinderepithel. An der ganzen dorsalen und auch an den lateralen Theilen der ventralen, den Gesässmuskeln aufruhenden Seite des Sackes besteht nun seine Wand deutlich aus zwei leicht zu trennenden Schichten, a) einer äusseren Schicht richtigen fibrösen, seidenartig glänzenden Gewebes, dessen fibröse Bündel genau circulär verlaufen, so dass schon hiernach diese Schicht als Fortsetzung der dorsalen Fascie angesehen werden muss, b) einer inneren durchsichtigeren, aus viel zarteren Bindegewebsbündeln aufgebauten Schicht, welche nur undeutlich wieder gespalten werden kann, hauptsächlich longitudinelle Richtung ihrer feinfaserigen Bündel darbietet, an ihrer Aussenseite mit Fettläppchen, die meistens wie ein regelmässiges Steinpflaster geordnet sind, bepolstert ist und an ihrer Innenseite zahlreiche balkige Verdickungen, entweder zu Platten oder netzförmigen Leisten gestaltet, auffinden lässt. Sonder Zweifel muss diese Schicht als Pia mater mit Arachnoidea angesehen werden, während eine der Dura mater entsprechende Schicht an der dorsalen Sackseite nicht zu bezeichnen ist.

Da diese Structuren die Natur des ganzen Tumors als die einer Myelocystocele mit grösster Evidenz erkennen lassen, die Lage auch schon bestimmen lässt, dass sie einer sacralen Wirbelspalte angehört, so wird auf die genaue Präparation der Wirbel und Nervenwurzeln verzichtet, nur so viel festgestellt, dass im Brustlendentheil die Wirbelsäule eine scharfe, fast rechtwinklige, nach links concave Krümmung macht, welche eine fast ebenso starke Seitswärtsbiegung des unteren Rumpfendes wie im Fall XV nach sich gezogen hat, wahrscheinlich daher auf analogen Wachsthumsstörungen der Wirbelkörper beruht, dass alsdann die linken Bogenschenkel am Kreuzbein fehlen, während die rechten vollständig vorhanden und richtig gestellt sind, endlich dass beide Hüftbeine weit nach hinten verschoben und mit den Processus spinosi in directeste Berührung getreten sind, aber das linke dabei höher hinaufreicht wie das rechte. Die beiden Köpfe besitzen die proportionalen Grössen und die richtigen Formen der Schädelknochen, die Ventrikel der beiden Gehirne, deren Erhärtung sehr gut gelungen ist, weisen keine Erweiterung auf.

Nach dieser Beobachtung darf ich gewiss erwarten, dass in derjenigen Hauptklasse der Doppelmissbildungen, welcher die hier geschilderte angehört, bei denjenigen Katadidymi und Anakatadidymi, bei denen eine untere Bauchspalte vom Nabel, wo die Verschmelzung aufhört, anhebt, die Myelocystocele oder Myelomeningocystocele regelmässig vorkommt. Ich kann hierfür schon einen weiteren Beleg beibringen durch den Fall XXIII, einen Kephalo-thoracogastropagus janiceps, der hiesigen Sammlung unter A IV 61 eingereiht, an welchem ich in der Mitte des Steisses des linken mit Lendenlordose und Bauchblasendarmspalte behafteten Zwillings (der rechte ist in der Lendenkreuzgegend ganz zerrissen und daher für die Untersuchung unbrauchbar) ein ganz unter der äusseren Haut verborgenes Säckchen blosslegte; dasselbe ist innen mit Cylinderepithel bekleidet, ventral mit einer deutlichen Längsfalten bildenden Area medullaris versehen, 2 cm lang und bietet ganz die Verhältnisse der von aussen ja ebenfalls nicht angedeuteten Myelocystocele des Falles XIV dar. Wegen der offenbaren vollen Uebereinstimmung unterlasse ich es, die Untersuchung dieses ferneren Exemplars von Myelocystocele weiter- und dasselbe in besonderer Schilderung hier aufzuführen.

Ueberblicken wir nun diese specieller mitgetheilten Befunde derjenigen Arten der Spinae bifidae, welche wir als Myelocysto- und Myelocystomeningocele bezeichneten, so treten uns drei Resultate von besonderer Bedeutung entgegen.

1) Die Myelocysten entwickeln sich als partielle Dilatationen des geschlossenen Medullarrohrs der Art, dass ihre Wandung aus den weichen Rückenmarkshäuten gebildet wird, und innen in ihrer ganzen Ausdehnung ein continuirliches Cylinderepithel, ferner an einen kleineren oder grösseren Bruchtheil eine evidente Area medullo-vasculosa, meistens auf der ventralen, selten auf der dorsalen Seite trägt, deren Höhle aber von Nerven oder sonstigen Fäden niemals durchzogen wird.

2) Die Myelocystocelen treten in der Mehrzahl der Fälle bei lateralen Spalten des Rückgrats auf und combiniren sich gern auch mit Defecten und Asymmetrien der Wirbelkörper, bezüglich mit Verkürzungen des Rumpfes, die bald nur im Brusttheil hervortreten (Fall XV, XVIII, XIX), bald auch den Lendentheil betheiligen (Fall XIV, XVI, XVIII).

3) Vor Allem häufig ist der Fall, dass gleichzeitig eine Bauchblasendarmspalte entstanden ist, unter den 10 obigen Fällen 9mal, so dass ein genetischer Zusammenhang zwischen dieser Missbildung und der sacrolumbalen Myelocystocele existiren muss. In etwa 10 Fällen von oberer Bauchspalte dagegen, selbst in den mit Eventration verbundenen, eben so wie bei der gewöhnlichen Bauchblasenspalte ergab meine Untersuchung auf die Anwesenheit einer Myelocystocele bisher nur ein negatives Resultat. Diese Combinationsart überzieht die äussere Haut intact.

Den nachfolgenden Fall, welcher erst während des Druckes dieser Abhandlung untersucht wurde, beschreibe ich etwas genauer, weil er einige Besonderheiten des Sackes darbot, namentlich aber weil er eine eigenthümliche Einrichtung der Wirbelkörper, nehmlich ein von der dorsalen Seite her eingepflanztes Keilstück an fast allen Wirbelkörpern, welche an der Spina bifida und der Lordose betheiligt waren, auffinden liess, eine Einrichtung, welche ich alsdann nachträglich auch noch an anderen Fällen von Myelocystocelen (XIV, XV, XVIII und XIX) nachweisen konnte und daher wohl für ein wichtiges Zeichen der Störung, welche bei dieser Art der Spina bifida das Wirbelwachsthum trifft, bezeichnen darf.

Fall XXIV. Myelocystocele lumbo-sacralis. Bauchblasendarmspalte.

In Ruprechtsau bei Strassburg geborener Fötus, durch Herrn Collegen Freund zugeschickt, etwa 20 Stunden nach der Geburt untersucht. Körperlänge 38, Scheitelsteisslänge 26 cm, rechte etwa um 120° rotirte untere Extremität 15,5, linker Unterschenkel dünner wie der rechte, über dem Fussgelenk tief eingerissen mit Epiphysenlösung, ferner unterhalb des Kniegelenks, ebenso wie der linke Oberschenkel und Oberarm ohne Hautverletzung gebrochen. Während der rechte Schenkel gut zu strecken und in der Körperaxe gelegen ist, erscheint der obere Theil des linken Oberschenkels leicht flectirt. Skoliolordose mit stärkster Krümmung im oberen Lendentheil, geringer ventralwärts convexer Krümmung des unteren Lenden- und Kreuzbeintheils, letzteres nach links gerichtet.

Umfangreiche Eventration, deren seröse Bedeckung mehrfach eingerissen, so dass die missstaltete Leber und das Convolut der mit einander verwachsenen Dünndarmschlingen hervortreten. Zu beiden Seiten nur schmale Reste intacter Bauchwand. An der unteren Seite des grossen Bruchsackes geht die seröse Membran über in ein Feld, auf welchem man lateral je eine Harnblasenhälfte leicht erkennen, median einen Wulst von der Form des Falles IX als den exstrophirten Dickdarm bestimmen kann. Am oberen Ende dieses Wulstes sind drei Oeffnungen dicht neben einander, eine mittlere mit deutlicher Bauhin'scher Klappe versehene und in das hier sich inserirende Ileum führende und zwei kleinere, jede die Mündung eines etwa 1 cm langen je rechts und links vom angewachsenen Ileum in der Bauchhöhle gelegenen Processus vermiformis darstellend. Am unteren Ende des Wulstes lässt eine weite Oeffnung reichliche weisse kleisterartige Masse austreten und einen 4 cm langen in die Beckenhöhle hinabsteigenden evidenten Dickdarm verfolgen. Kein After vorhanden, aber am unteren Pol des Feldes median eine kleine blinde Grube, seitlich je ein kleines Zäpfchen, wohl Penishälfte, zwei Hoden hoch oben in der Bauchhöhle. Grosse Milz, linke Niere kleiner wie die rechte.

Der Schädel von normaler Form und Festigkeit hat eine Länge von 10,5 und eine Breite von 8 cm, eine blutig durchtränkte Kopfschwarte und Musculatur. Das Gehirn enthält etwas weite Seitenventrikel.

Auf der Lendensteissgegend zum grösseren Theil auf ihrer linken Seite sitzt ein mit durchweg gut gebildeter, Follikel tragender äusserer Haut überzogener etwas schlotternder eiförmiger Sack, dessen Längsaxe 9, Queraxe 7, Erhebung über der Rückenfläche 3,5 cm beträgt und welcher das Steissende etwas überragt. An seinem cranialen Ende ist die fleckig geröthete Haut in quer verlaufenden Streifen etwas durchscheinend. Unter der meistens verschiebbaren Haut folgt der eigentliche Sack mit trennbarer eigener Wandung; sobald er prall mit Spiritus gefüllt wird, erhebt er sich bis zu 5 cm. Seine Innenfläche ist fast glatt, nur etwas acinös gezeichnet, indem kleine weisse Fettläppchen durchschimmern und sich inselartig leicht erheben; dass sie noch von einer, freilich äusserst dünnen Schicht überzogen sind, erweisen die injicirten weitmaschigen Blutgefässnetze, welche über sie hinwegziehen und äusserst klar zu Tage treten. Auf der Dorsalseite des Sackes hängt eine 4 cm lange sichelartige Falte herab, welche am cranialen Ende am breitesten (1 cm) ist, sich dann verschmälert und etwa von der Mitte des Sackes an eine niedrige Leiste wird; ihr freier Rand ist scharf und glatt, überhaupt ihre Gestalt und ihre sagittale Stellung so regelmässig, die Halbirung des dorsalen Theiles des Sackes so genau, dass diese wenn auch unvollständige Scheidewand ganz mit der Hirnsichel verglichen werden darf (s. Fall XXII). Auf der ventralen Seite des Sackes, und zwar in seinem oberen Theil, demjenigen, welcher in dem lumbalen Abschnitt der Wirbelrinne gelegen ist, bildet die Wandung nach innen zwei flache, stark geröthete, longitudinell neben einander gestellte etwas gefältelte, den Schamlippen ähnlich gestaltete Bäusche. Die median zwischen ihnen gebildete, 1 cm lange Rinne läuft in eine caudale Polkerbe aus; den cranialen Pol bildet eine kleine Grube mit einem cranialen Randwulst, welcher gleichsam eine obere Commissur jener Bäusche darstellt. Sowohl die Anwesenheit einer evidenten dünnen epithelbekleideten Substantia medullo-vasculosa, als auch die Insertion der Nervenwurzeln auf der zur Wirbelrinne gekehrten Seite der Bäusche bezeichnen dieselbe noch weiterhin als eine richtige Area. Auch die continuirliche Bekleidung der Wandung mit einem kleinzelligen Cylinderepithel von der Formation des Centralkanalepithels, die darunter folgende Membran mit vorwiegend in querer Richtung verlaufenden kräftigen Bindegewebsbündeln (Pia mater), sowie eine die grösseren Gefässe führende äussere Faserschicht, welche mit den Fettläppchen dicht durchsetzt ist, endlich aussen eine verdünnte Fascie, alle diese Dinge wiederholen die an den anderen grossen Myelocystocelen geschilderte Einrichtung.

Eine Besonderheit liegt aber in dem Umstand, dass die Sackhöhle cranialwärts noch einen Ausläufer ausschickt. Er bildet einen fast 2 cm langen und am Eingang 7 mm weiten Tunnel, dessen dorsales Dach in den von Weichtheilen geschlossenen Wirbelbogenspalt hineinragt, dessen Sohle auch von dem cranialen Theil jener Area beschritten und weiterhin von dem weissen platten breiten, nach dem Tunnelende verschmälerten Rückenmarksstrange, der sich wie der Bahnkörper im Eisenbahntunnel erhebt, gebildet wird. Die ganze Tunnelwandung ist nun durch die Pia mater sammt der epipialen Arachnoidea gebildet. Denn um den Tunnel ist aussen ein weiter Hohlraum gelegen, der durch die weit abstehende mit einem zarten arachnoidealen Blatt bekleidete Dura mater abgeschlossen wird. In diesem Umhüllungsraum verlaufen die stark recurrirenden langen Nervenwurzeln, von lockerem arachnoidealen Gewebe etwas eingehüllt, meistens aber nackt. Dieselben entspringen deutlich aussen an der Tunnelwandung, aber nicht nur auf seiner Sohlenseite, sondern auch an dem dorsalen Tunneldache, ja dicht neben der dorsalen Medianlinie entsteigen sie seiner Wandung. Demgemäss ist auf der Innenseite auch dieses Daches eine mit niedrigem kleinzelligem Epithel bekleidete feinfaserige Schicht, welche ich nur für ganz verkümmertes medulläres Gewebe halten kann, nachzuweisen; folglich ist neben der ventralen deutlichen Area eine Fortsetzung derselben auf die dorsale Seite, wenn auch nur in ganz rudimentärer Form, doch theilweise analog wie in dem Falle XVIII hergestellt. Auch kann man den weiten um den Tunnel gelegenen Umhüllungsraum gewissermaassen als Meningocele bezeichnen, indem er zu einem eigentlichen Subarachnoidealraum dadurch abgeschlossen wird, dass eine Arachnoidealfalte entsprechend dem cranialen Ende des Tunnels senkrecht von der Dura zum Rückenmark hinabsteigt. In der Aussenschicht der Tunnelwandung liegen viele mikroskopische Fettläppchen, so dass sie in dieser Beziehung ganz mit der übrigen Wandung des Hauptsackes übereinstimmt. Indem sich nun der Tunnel abschliesst, nimmt das durch ihn tubaartig aufgetriebene Rückenmark normale Dimensionen an, erscheint sogar sehr schmal, nur 4 mm breit. Es ist im unteren Brusttheil quer durchrissen, wohl durch dieselbe Gewalt, welche das linke Bein so stark verletzte; das peripachymeningeale Gewebe ist sehr stark blutig ödematös. Im unteren Halstheil schwillt das Rückenmark plötzlich an und erreicht einen Durchmesser von 7—8 mm. Im unteren dorsalen Theil ist das centrale Rückenmarksgewebe weich und brüchig, weiterhin normal, der Centralkanal unten cylindrisch, oben spaltförmig, mit gutem Cylinderepithel bekleidet, aber nirgends deutlich dilatirt, höchstens 0,3 mm breit, auch bis zum nicht erweiterten IV. Ventrikel.

Die Wirbelspalte beginnt im Bogen des III. Lumbalis und reicht bis zum Ende der Wirbelsäule, ist anfangs deutlich einseitig, indem die rechten Schenkel der Wirbelbögen des III. und IV. Lumbalis und auch des I. Sacralis vollständig gebildet sind, während die linken ganz fehlen. Die Wirbelsäule erscheint, auch wenn man von ihrer Krümmung ganz absieht, eben so wie der Rumpf im Verhältniss zu den Extremitäten entschieden zu kurz. In der That sind neben 7 Halswirbeln nur noch 20 Wirbelkörper im Ganzen zu zählen, den vorhandenen 11 Rippen entsprechen 11 Brustwirbel; alsdann sind nur 4 Lendenwirbel gegeben, die Kreuzbeinwirbel vollständig, wenn nicht der letzte knöcherne Körper dem Steissbein zuzurechnen ist. Ausserdem erscheinen die sämmtlichen Wirbel breit aber niedrig. Auf dem sagittalen Längsschnitt der Wirbelsäule ergiebt sich nun folgendes besonderes Verhältniss an dem X. und XI. Brust-, I.—IV. Lenden- und I. Kreuzbeinwirbelkörper. Ist der Wirbelkörper genau medial getroffen, so hebt sich in jeder Hälfte ein halber Keil zunächst durch seine weissliche Farbe und seine grössere Dichtigkeit vor der sonstigen rothen spongiösen Knochensubstanz hervor, schiebt sich aber auch leicht aus einer entsprechenden Knochenlücke heraus und zwar mit fast glatter Oberfläche. Dieser aus fast compacter Knochensubstanz bestehende Keil bildet annähernd eine Pyramide, deren Kanten abgerundet, auch etwas gekrümmt sind, hat 2—3 mm Höhe (bei einem sagittalen Durchmesser des bezüglichen Wirbelkörpers von durchschnittlich 6 mm) und seine Basis misst etwa eben so viel; ihr querer Durchmesser ist etwas grösser wie ihr longitudinaler. Die Basis liegt immer ganz in der dorsalen Oberfläche des Wirbelkörpers, während die Spitze ziemlich genau den Mittelpunkt des letzteren einnimmt. So scharf der Grenzspalt hervortritt, so habe ich doch ein besonderes Gewebe in ihm eben so wenig, wie eine Knorpel- oder Bindegewebsschicht an der Oberfläche des Keils nachweisen können. Macht es schon der Sitz der Basis dieses Keils genau in der Mitte der dorsalen Wirbelkörperfläche wahrscheinlich, dass eine Beziehung zu dem Foramen emissarium vorhanden ist, so ergiebt nun auch der Durchschnitt, dass in der Axe der Pyramide ein starker Gefässkanal verläuft, bisweilen spaltet sich auch jede Keilhälfte wiederum in horizontaler Richtung, Verhältnisse, welche wohl von dem Verlauf und der Verästelung der diesen Kanal durchziehenden Vena basi-vertebralis abhängen. An den übrigen Kreuzbeinwirbeln tritt nur die bekannte flache Grube zu Tage, getragen von einer ganz dünnen Scheibe compacter Knochenrinde. — Die übrigen Brustwirbel, eben so wie die unteren Halswirbel lassen ebenfalls nichts Aehnliches erkennen.

In den übrigen darauf untersuchten Fällen von Myelocystocelen waren derartige Keilstücke nur in denjenigen Wirbelkörpern nachweisbar, welche im Bereich oder in der Nachbarschaft der Spina bifida gelegen waren. An den sonst untersuchten Wirbelsäulen, auch an den Durchschnitten der Wirbelkörper in Fällen von Myelomeningocele habe ich bis jetzt nur flache Trichter, niemals hohe solide Keile auslösen können.

3. Die Verdoppelung oder Zweitheilung des Rückenmarks (Diastematomyelie Ollivier's).

In der Geschichte der Spina bifida, auch in den theoretischen Erörterungen über ihre Entstehung hat die Zweitheilung oder Verdoppelung des Rückenmarks eine Rolle gespielt. Meistentheils haben freilich die bezüglichen Thatsachen der Interpretation grosse Schwierigkeiten bereitet und gewöhnlich gar keine Erklärung gefunden; höchstens sind sie für die Theorie, dass eine Ueberzahl der Körpertheile durch eine Spaltung zu Stande kommt, verwerthet worden. Wenn bei einer Spina bifida ein Doppelsack, ein Tumor mit einer linken und rechten Hälfte, ähnlich den seltenen Doppelsäcken derjenigen Hydrencephalocele, die am Hinterhaupt hervortritt (neuestens von Rose in Reali's Dissertation beschrieben), constatirt wurde und nur aus den Rückenmarkshäuten gebildet erschien, so hat man diese symmetrische Stellung und Sonderung darauf zurückgeführt, dass Meningocelensäcke vollständig von den Rückenmarkshäuten abgeschnürt und in reine Cystenformen übergeführt wären, wie es Himly und Spring für die Doppelsäcke am Hinterhaupt hinstellten (s. Virchow, Geschwülste I. 199). Alsdann hat W. Koch versucht, die in der Literatur berichteten Fälle, in denen man ein doppeltes Rückenmark im Grunde eines Hydrorachissackes fand, eben so wie das bei Rachischisen beobachtete Auseinanderstehen der rudimentären rechten und linken Rückenmarksanlage (Diastematomyelie) ganz allgemein dahin zu deuten, dass das Rückenmark auf dem frühen embryonalen Zustand der Medullarplatte stehn geblieben und ihre rechte Hälfte mit der linken nicht die Verwachsung und Verschmelzung zum cylinderförmigen Organ eingegangen wäre. Zur Aufklärung dieser Differenzen dürfte es beitragen und gleichzeitig der Discussion über die Entstehung der verschiedenen Arten der Spina bifida den Boden bereiten, wenn wir hier das bezügliche Material einer kritischen Betrachtung unterziehen und durch die Beschreibung eigener Fälle vervollständigen.

Koch äussert in einer Anmerkung auf der Seite 22 seiner Mittheilungen, dass „ein doppeltes Rückenmark innerhalb einfacher Wirbelsäule beim Menschen kaum vorkommen dürfte". Nehmen wir hier den Ausdruck „doppelt" in dem Sinne Koch's, nehmlich einer Zweitheilung des Rückenmarks, so dass jede Hälfte als eine gesonderte ursprüngliche Anlage durch den Besitz eines eigenen Centralkanals charakterisirt sein muss, so dürfen wir sagen, dass jene exclusive Behauptung durch die Thatsachen widerlegt wird.

Schon der von Lenhossek berichtete Fall eines sechsmonatlichen weiblichen Fötus bot eine doppelte Lendenanschwellung des Rückenmarks dar, während jede Duplicität an den Wirbeln fehlte. Ob aus der Angabe, dass hier je 3 vordere und je 3 hintere Wurzeln an der Stelle der Verdoppelung vorhanden waren, die Existenz eines wirklichen Bildungsexcesses, die Anbildung eines anderthalbfachen Rückenmarks, wie Lenhossek anzunehmen scheint, zu beweisen ist, das kann ich, da mir nur das Referat in Canstatt's Jahresbericht 1858, nicht die Originalmittheilung zugänglich war, leider nicht beurtheilen. Die richtige Zweitheilung im einfachen Wirbelkanal lehrt aber folgender von Foà 1878 mitgetheilter Fall kennen:

An miliarer Tuberculose verstorbene 76jährige Greisin mit dorsaler Kyphose und lumbarer Skoliose, Perodactylie am rechtsseitigen Klumpfuss, auf dessen Stützfläche ein chronisches fungöses Geschwür, Atrophie des rechten Beines und des rechten Nervus ischiadicus. Das Rückenmark ist in seinem Lumbaltheil durch einen 2 cm langen sagittalen Spalt in eine rechte schmälere und eine linke breitere Hälfte getrennt. Oberhalb der Spaltung im einfachen Mark erweitert sich der Centralkanal und zwar in frontaler Richtung und wird alsdann doppelt, so dass der linke vom rechten um die Länge der stark gedehnten Commissur absteht. Im Bereich des Spaltes besitzt jede Hälfte einen eigenen Centralkanal inmitten einer schmalen Brücke (Commissur), welche die beiden fast gleichen dicken Säulen grauer Substanz mit einander der Art verbindet, dass annähernd dieselbe H-förmige Figur wieder zum Vorschein kommt, wie sie in jedem ungetheilten Rückenmark zu finden ist. Die Masse der grauen Substanz verhält sich zur Masse der weissen Stränge in jeder Hälfte entsprechend ihrem ganzen Volumen; nur erscheint die rechte atrophische Hälfte relativ ärmer an weisser, als an grauer Substanz. Im Querschnitt des ungetheilten Conus medullaris bildet die graue Substanz ein Hufeisen, dessen Concavität nach vorn gerichtet ist. Am Wirbelkanal sonst nichts Abnormes.

Grossartiger war die Verdoppelung in der folgenden eigenen Beobachtung.

Fall XXV. Zweitheilung des Rückenmarks. (Fig 11 u. 12 Taf. II.)

Bei einer 31jährigen Frau, welche an lobulärer Pneumonie zu Grunde gegangen ist, findet sich eine Verbiegung der Wirbelsäule nach rechts, dabei cariöse Periostitis der unteren Lendenwirbel und der vorderen Seite des Kreuzbeins mit Vereiterung des linken Ileopsoas und eitrigen Durchbrüchen in die Rückgratshöhle auf dem Wege der linken Intervertebrallöcher in Begleitung des III., IV. und V. Nerv. lumbalis. Diese Eiterheerde und die sie einhüllenden Massen von Granulationsgewebe erreichen wohl die Aussenseite der Dura mater, aber letztere ist weder mit ihnen verwachsen, noch sonst verändert, an ihrer Innenseite kaum geröthet. An den Wirbelkörpern und den Wirbelbögen keine Andeutung einer Theilung, keine Exostosen, ebenso wenig an der Haut der Lenden- und Kreuzbeingegend etwas Besonderes ausser einer Narbe, welche notorisch von der Anwendung des Glüheisens herrührt.

Bei der Eröffnung des Sackes der Dura mater constatirt man, dass sich von ihrem ventralen Theil zu ihrem dorsalen eine kurze straffe, fibröse, an der Oberfläche glatte, 7 mm breite, sagittal gestellte Platte (Fig. 11 D) ausspannt und mitten durch das untere Ende des Rückenmarks hindurchgeht, so dass es durch dieselbe in zwei Hälften getrennt gehalten wird, welche mit ihr durch lockeres Arachnoidealgewebe nur theilweise verbunden sind. Von dieser Grenzmarke aufwärts ist nun das Lenden- und das untere Dorsalmark bis über die Abgangsstelle der XI Dorsalnervenwurzeln hinaus auf eine

Strecke insgesammt von 9 cm in zwei cylindrische Stränge vollkommen getrennt. Wo sich beide nach oben hin vereinigen, ist die Spaltung auf der ventralen, wie auf der dorsalen Seite noch durch eine der Fissura longitud. anterior und posterior entsprechende, fast 1 cm lange Kerbe angedeutet. Beide Rückenmarkshälften, wohlgebildete, ringsum von Pia eingescheidete Cylinder von elliptischem Querschnitt, stehen zwar mit einander in unmittelbarer Berührung, sind aber doch bis auf 5 mm Breite von einander zu trennen, so dass sich alsdann das sie verbindende Arachnoidealgewebe zu einer ganz durchsichtigen undurchlöcherten, aber doch straffen und oberflächlich in Balken aufgelösten Membran (A) anspannt; nur unmittelbar über der Durchtrittsstelle der aus Duragewebe gebildeten Scheidewand (D) bekommt dieser Arachnoidealschleier eine Lücke (L). Unterhalb der Scheidewand verschmelzen die beiden Rückenmarkshälften wieder mit einander und bilden sogleich einen kurzen Conus medullaris (K), der sich anfangs rasch verjüngt, alsdann ganz allmählich zuspitzt, fast 4 cm lang ist und schliesslich in ein Filum terminale übergeht. An dem sich bildenden Conus tritt nun, während die beiden Rückenmarkshälften sonst eine ganz gleiche Dicke besitzen, eine Asymmetrie zu Tage, indem die linke Hälfte sich rascher verschmälert, auch etwas derber erscheint, als die rechte. Bei dem Vergleich der ventralen mit der dorsalen Seite ergiebt sich, dass der verbindende Arachnoidealschleier mehr nach der ventralen Seite gelegen ist und sich hier an beiden Rückenmarkshälften inserirt, dass ferner die vorderen Nervenwurzeln je von der linken und rechten Hälfte näher der Medianebene austreten, als die hinteren Wurzeln, dass aber sonst die Reihenfolge derselben hinter einander genau derjenigen entspricht, welche wir an der linken und rechten Hälfte eines ungespaltenen Rückenmarks antreffen.

Sämmtliche Nervenwurzeln gehen schräg über die Rückenmarkshälfte und ihren Seitenrand zur Dura. Medial auf dem Arachnoidealschleier abwärts zur Cauda equina verlaufend, werden nur zwei noch nicht millimeterdicke Nervenfäden aufgefunden, welche von der linken Hälfte neben den vorderen (lumbalen) Wurzeln entspringen und mikroskopisch normal gebaut sind; einer derselben gesellt sich, wie deutlich verfolgt wird, den von der rechten Hälfte kommenden Nervenwurzeln zu.

Auf der dorsalen Seite des Conus lagert ein 3 mm langes härtliches Knötchen zwischen zwei linken hinteren Wurzeln, welche fest mit ihm und durch dasselbe mit einander verbunden sind; mikroskopisch erkennt man es als ein richtiges Ganglion mit sehr dicht gestellten Ganglienzellen, die gut entwickelte endothelbekleidete Scheiden haben, genau so wie diejenigen der Intervertebralganglien, also ein Ganglion aberrans wie im Fall XX.

Die Querschnitte des ungespaltenen Dorsalmarks ergeben mikroskopisch nichts als eine geringe Erweiterung des Centralkanals in der Nähe der Theilung (C). Die Querschnitte, welche durch die Rückenmarkshälften unter dem Ursprung des XII. Nerv. dorsalis angelegt werden (**R** u. **L** Fig. 12), lassen jederseits eine Anordnung von grauer und weisser Substanz erkennen, welche im Allgemeinen Figuren darbietet, wie wir sie auf einem Rückenmarksschnitt zu sehen gewohnt sind. Die graue Substanz ist in zwei Säulen getrennt, von denen die dickere lateralwärts gelegen ist und den Haupttheil der Ganglienzellen einschliesst, sich namentlich auch in ein Vorder- und ein Hinterhorn sondert und vordere und hintere Wurzelfaserbündel (v und H) aussendet; die kleinere mediale Säule enthält nur spärliche Ganglienzellen, ganz zerstreut, wenn auch am zahlreichsten in den unregelmässig begrenzten Vorderhörnern. Ein evidenter Austritt von Nervenfasern aus diesen medialen Säulen wird nicht aufgefunden, namentlich nicht an ihren als Hinterhörner anzusprechenden Enden, obwohl diese sich zwischen den Strängen weisser Substanz bis ganz an die Oberfläche des Markes fortschieben. Dagegen lässt sich an manchen Querschnitten innerhalb der medialen Säule eine zwar kleine, aber namentlich links scharf begrenzte besondere Ganglienzellengruppe (s), zwischen welcher links sich auch Bündel markhaltiger Nervenfasern durchwinden, deutlich erkennen, offenbar eine minimale Clarke'sche Säule, während sich die Clarke'sche Hauptsäule (S) in der lateralen grauen Säule dicht hinter und neben dem Centralkanal (C), der inmitten der die Säulen verbindenden Commissur etwas lateralwärts gelegen ist, scharf abhebt. Statt einer Oeffnung im Centralkanal ist links wie rechts eine dichte Gruppe von Rundzellen in einem durchsichtigen, namentlich aussen als scharf begrenzter Ring hervortretenden Ependymgewebe eingebettet. Ein stärkeres arterielles Gefäss (p) durchsetzt in schräger Richtung von innen und vorn nach hinten und aussen die weisse Substanz, um gerade auf den Centralkanalrest hinzusteuern. Das Bett dieses Gefässes öffnet sich an manchen Schnitten zu einem eigentlichen Spalt, so dass man denselben wohl als einen Repräsentanten der vorderen Längsfissur anzusehen hat. Von hinten her streicht an dem lateralen Rande der medialen grauen Säule oft ein ähnliches starkes Gefäss, welches in der Zeichnung an der linken Rückenmarkshälfte angedeutet wird. Da es nicht auf allen Schnitten regelmässig erscheint, muss es fraglich bleiben, ob hier eine Beziehung desselben zur hinteren Längsfurche besteht.

An dem Conus medullaris werden keine Schnitte ausgeführt, um das werthvolle Präparat für die Sammlung zu erhalten.

Somit ist die Spaltung dieses Rückenmarks, die Bildung eines linken und eines rechten Lendenmarks vollkommen durchgeführt, ja sogar in jeder Hälfte die graue Substanz wiederum in zwei Theile gesondert, die durch eine Commissur mit einander verbunden sind und auf dem Schnitte eine schief verzogene H-förmige Figur bilden. In diesen wesentlichen Verhältnissen stimmt daher die Beobachtung mit der Schilderung Foà's, welche weniger auf das Detail eingeht, durchaus überein.

Da in beiden Fällen das Rückenmark nur partiell verdoppelt war, so dürfen wir wohl annehmen, dass hier die embryonale Umbildung der Medullarplatte ungewöhnlich erfolgte, dass sich jede Hälfte für sich zu einem Rohr abschloss, statt mit dem Partner zum gemeinsamen Rohr zu verwachsen. Nicht nur die weichen Hirnhäute schoben sich zwischen die symmetrischen Rohre, sondern am unteren Ende des Rückenmarks meiner Beobachtung sogar ein Verbindungsstrang zwischen vorderer und hinterer Dura mater. Ausserdem verdient die Erweiterung des Centralkanals im ungetheilten Dorsalmark noch volle Beachtung, da er mit schönem regelmässigem Epithel bekleidet ist, da die ihn einbettende graue Substanz keine Degeneration, auch nicht die von Koch geschilderte Lückenbildung (Desintegration der Engländer) darbietet, da somit kein Zweifel darüber existiren kann, dass die Dilatation das Primäre darstellt und eine angeborene Hydromyelie strengster Observanz vorliegt.

An der Hand dieser beiden Beobachtungen können wir nun wohl die Angaben früherer Beobachter über Spaltung des Rückenmarks in Fällen der gewöhnlichen Spina bifida nicht mehr beanstanden, wie es Koch vorsuchte. Mag auch Grashuys' Angabe, dass bei der von ihm anatomisch untersuchten eigrossen Hydromeningocele sacralis (Spaltung sämmtlicher Wirbelbögen des Os sacrum) das Rückenmark im I. Sakralwirbel gespalten lag und zwar jede Hälfte je nach der Seite angedrückt, zu wenig detailirt genannt werden, mag auch Sandifort's Angabe, welche das in der Tiefe der Meningocele lumbalis gesehene Rückenmark gespalten nennt, deswegen, weil er nur von einem sulcus non admodum profundus redet, nicht unbedingt hierher gerechnet werden können, so sind doch die Fälle von Natorp, Cruveilhier, v. Ammon vollgültige. Der erste, weil die Spalte des Rückenmarks sich nicht nur unter der erbsengrossen Oeffnung in den Spalten der Proc. spinosi des VII. cervic. und I. dorsal. vorfand, sondern von hier bis zur Höhe des V. dorsalis reichte, weil ferner eine Hydromeningocele, nicht eine Hydromyelocele, bei welcher eine Eröffnung des dilatirten Centralkanals hätte gegeben sein können, existirte. Der zweite betrifft eine Beobachtung Sestier's, eine Spaltung nicht nur der Dornfortsätze (XII. Dorsalis I.—V. Lumbalis), sondern auch der Wirbelkörper (XII. Dorsalis und I.—II. Lumbalis, VII.—XI. Dorsalis sind einfach, aber mit zwei Knochenkernen); ein konischer vom XII. Brustwirbelkörper ausgehender knöcherner Fortsatz giebt die Marke für die Trennung des Rückenmarks in 2 Stränge, in jedem ein weiter Centralkanal, welcher bis zum dilatirten vierten Ventrikel zu verfolgen ist. In dem Fall Ammon (Abortus mit Fissura spin. totalis) endlich war das Hals- und obere Brustmark „breiter als gewöhnlich und mehr in zwei Theile getheilt“, jede Hälfte enthielt einen feinen Kanal, der bis zum Ventrikel zu verfolgen war. Es ist ferner noch die Angabe Foà's zu erwähnen, dass Taruffi im Bologneser Museum einen Fall von Spina bifida aufbewahrt, in welchem das rechte Ende des Bogens des ersten Lendenwirbels, anstatt sich mit seinem Körper zu verbinden, mitten in den Rückgratskanal hineinragt und alsdann das Rückenmark zweitheilt. Zu dieser Art der Rückenmarksverdoppelung bei Spina bifida darf ich nun wahrscheinlich das der hiesigen Sammlung angehörige ältere Präparat rechnen, welches ich hier aufführe als

Fall XXVI: Partielle Zweitheilung des Rückenmarks bei einem Acranius Anencephalus, dessen Körperlänge vom Scheitel bis zum Steiss 18 cm beträgt (A II 42). Oberhalb des einfachen Conus medullaris ist das Lendenmark in einer Längsausdehnung von 15 mm gespalten, beide Hälften werden durch einen knöchernen, von der Dura überzogenen Zapfen, der breitbasig auf dem I. Lendenwirbelkörper aufsitzt und 9 : 6 mm dick ist, aus einander gehalten. Die Spitze des Conus medullaris ruht auf der caudalen Grenze des III. Lumbalis. Jener Zapfen verjüngt sich dorsalwärts, ist hier durchschnitten; das dorsale Ende ist eben so wie die Reihe der abgetragenen Bogenstücke der ganzen Wirbelsäule abhanden gekommen. Ob und wie eine Spina bifida bestanden hat, ist daher leider nicht sicher zu bestimmen. Dass sie aber vorhanden war, folgt mit grosser Wahrscheinlichkeit aus der Erweiterung des Lendenwirbelkanals auf 15 mm statt der Breite des nächstliegenden Theils des Brustwirbelkanals von 12 mm.

Ob auch der von Reali aus Rose's Beobachtung geschilderte Fall einer Spina bifida lumbo-sacralis eines 4jährigen Knaben, deren Sack gegen den Wirbelkanal geschlossen war, aber von hier einen Strang, der sich vom Rückenmark abspaltete, aufnahm, in die Kategorie der Zweitheilung des Rückenmarks zu rechnen ist, muss so lange zweifelhaft bleiben, bis eine genügende Untersuchung den Bau und den Verlauf des Stranges klarer wie bisher dargethan hat.

Weisen nun die betrachteten Fälle schon auf einen causalen Zusammenhang zwischen der Spina bifida und der Rückenmarksspaltung hin, so wird derselbe des Weiteren noch durch das Vorkommen der letzteren in Fällen von Rachischise begründet. In dieser Beziehung redet am klarsten der früher schon genauer geschilderte Fall III, in welchem sich an die Rachischise ein doppeltes Lendenmark anschliesst, dessen Hälften wiederum durch einen oberhalb des einfachen Conus medullaris durchgetriebenen theilweise knöchernen Zapfen auseinander gehalten werden. Noch häufiger scheint die Verdoppelung auf dem Felde der Rachischisis selbst, namentlich bei der totalen vorzukommen.

Zwar habe ich keinen Fall vor Augen, der an Deutlichkeit dem von Ollivier als Diastematomyelie beschriebenen gleichkäme, keinen, in welchem auf der ganzen Strecke der Rachischisis zwei rabenfederdicke petits Filets blancs, assez solides, un peu arrondis postérieurement, aplatis antérieurement, contigus l'un à l'autre der serösen Membran aufgelagert wären. Dennoch lassen sich an 4 Präparaten der hiesigen Sammlung die unzweifelhaften Merkmale der seitlichen Trennung der Rückenmarksrudimente, sowohl des partiellen, wie des totalen Auseinanderweichens evident erkennen, wenn man sich an der Anordnung der Bestandtheile der Area medullo-vasculosa orientirt, wenn man nehmlich in der über der Wirbelrinne gelegenen serösen Membran den medialen fibrösen Längsstreifen mit seinem starken longitudinellen Gefässstamm, einer Arteria medullae spin. anterior, ferner die beiden lateralen den Ligamenta denticulata entsprechenden Längsstreifen, so wie die Anhäufungen des medullo-vasculösen Gewebes, namentlich die in Längsleisten und Längsreihen angeordneten Flöckchen, endlich den cranialen und den caudalen Pol der ganzen Area aufsucht und die jeweiligen besonderen Beziehungen dieser Einrichtungen zu einander feststellt. In manchen Fällen sah ich die Längsreihen des medullo-vasculösen Gewebes so gut entwickelt, zwei mediale und zwei laterale so scharf gezeichnet und jene dem Ansatz der vorderen (medialen), diese demjenigen der hinteren (lateralen) Nervenwurzeln so genau entsprechen, dass sich trotz dieser höchst rudimentären Entwicklung des eigentlichen Rückenmarks die Grenze und die Ausdehnung der Rückenmarksspaltung ganz scharf bezeichnen liess.

In einem auf der niedrigsten Stufe der Entwicklung stehenden Falle (XXVII) bei einem Derencephalus, dessen Kopfsteisslänge 17 cm, verlaufen die drei Längsstreifen ganz geradlinig, convergiren aber gegen das caudale Ende um 2—3 mm auf eine Strecke von 5 cm; das medullo-vasculäre Gewebe ist nur in den lateralen Längszeilen deutlich erkennbar; die Verdoppelung prägt sich nur an den Polen dadurch aus, dass ihr Rand durch einen Doppelbogen gebildet ist, am caudalen steht die rechte Hälfte des Doppelbogens etwas weiter caudalwärts, wie die linke.

Bei einem zweiten Derencephalus (A II 76), dessen Kopfrumpflänge 12,5 cm beträgt (Fall XXVIII), verbergen sich unter einem Hirnrudiment zwei craniale Poltaschen, die 10 mm von einander entfernt und tunnelartig gestaltet sind; zwei caudale Poltaschen von gleichem Abstand, aber geringerer Tiefe bezeichnen das untere Ende der 45 mm langen Area, über welches hinaus noch eine seröse Membran auf 15 mm Länge das caudale Ende der totalen Rachischisis bezeichnet und zwei deutliche Caudae equinae, die einander berühren, durchschimmern lässt. Auch der caudale Theil der Area bietet eine Trennung ihrer beiden Hälften dar; namentlich links biegen sich nicht nur der Streif des Lig. denticulatum, sondern auch die Zeilen des Gefässgewebes lateralwärts aus, die mediale entfernt sich sogar beträchtlich von der Mittellinie der Area, nähert sich ihr aber zuletzt wieder, um in die linke etwas schief gestellte Poltasche zu versinken.

Schwächer ist die Zweitheilung des caudalen Abschnittes der Area bei einer totalen Rachischisis eines Acranius (A II 21) im Fall XXIX ausgeprägt, weil hier das medullo-vasculäre Gewebe sehr rudimentär ist; aber zwei caudale Poltaschen sind vorhanden mit 12 mm Entfernung, mit ungleicher Höhenstellung und folgender besonderer Einrichtung. Hart am medialen Ende des Randes der rechten Tasche erhebt sich eine von serösem Gewebe überzogene Knochenbrücke, die 17 mm lang, 6 mm breit, ist und sich mit ihrem lateralen Ende auf einen sacralen Processus transversus mehr caudalwärts ansetzt der Art, dass sie im Ganzen zur Rumpfaxe schief gestellt ist und mit ihr einen Winkel etwa von 60° bildet. Vor dieser Brücke liegt der

Eingang der linken Poltasche in der gleichen schiefen Stellung. Diese selbst, wie die von ihr entspringende Cauda equina passiren alsdann unter der Knochenbrücke, senkrecht zu dieser, aber zur Medianlinie schief gerichtet, hindurch. Es ist leicht erkennbar, dass die Knochenbrücke eine Wirbelbogenhälfte darstellt, welche sich über die linke Seite der offenen Wirbelrinne ausspannt — ein Verhältniss, wie es wohl auch in dem Falle Taruffi's existirt, wie es weiter noch durch ein Skelett der hiesigen Sammlung illustrirt werden kann. Bei letzterem ist gleichzeitig mit einer weit klaffenden Oeffnung der Hinterhauptsschuppe und einer Spina bifida cervicalis (wahrscheinlich hat also eine Hydrencephalocele posterior vorgelegen) eine Spina bifida lumbo-sacralis (vom III. Lumbalis bis zum Steissbein reichend), eine Asymmetrie des Kreuzbeins infolge einer Verkümmerung seiner rechten Hälfte, endlich ein Bogenstück zu erkennen, welches sich mit einer deutlichen Nahtverbindung lateral auf die schwachen Seitentheile des zweiten oder dritten Kreuzbeinwirbels, median auf die rechte Seitenfläche eines dreiseitig prismatischen Knochenstücks, das die medialen Körper des Kreuzbeins darstellt, aufsetzt. Da die lateralen Stücke der Lendenwirbel, welche als die Rudimente ihrer Processus transversi und der Wurzeln ihrer Bögen zu betrachten sind, dort, wo die Wirbelrinne am breitesten ist, etwas nach der ventralen Seite umgebogen sind, statt dorsalwärts gerichtet zu sein, so kann man es mit Koch für wahrscheinlich erklären, dass hier eine partielle Rachischise, nicht ein Hydrorachissack existirt hat. — Ich bin in der günstigen Lage, noch ein weiteres Beispiel einer solchen infolge eines Defects der dorsalen Rachiswand stehen gebliebenen Ruine zu beschreiben, eine über die Hälfte der Wirbelrinne ausgespannte Brücke, die aber gar keinen Knochen führt, sondern nur aus fibrösem Gewebe gebildet wird. Dieses 5 mm lange, 4 mm breite, platte, mit scharfen Rändern versehene Band findet sich im Falle XXX auf einer partiellen Rachischisis lumbo-sacralis, welche schon im letzten Dorsalwirbel beginnt und in ihrer Mitte eine starke Kyphose darbietet; gleichzeitig ist ein starker Hydrocephalus mit fast vollständigem Hirnschwund (bis auf ein Rudiment des Hirnstamms) bei dem ausgetragenen Fötus vorhanden (A II 91). Das brückenartige Band stellt nicht etwa einen Fetzen der weichen Rückenmarkshaut, welche aus der Wirbelrinne losgerissen wäre, dar; denn unter ihm ist das seröse Gewebe ganz intact, ausserdem ist seine Form und Stellung so regelmässig, so übereinstimmend mit der Knochenbrücke in dem obigen Falle, dass die Analogie nicht bestritten werden kann. Der absolute Mangel medullärer Reste auf der serösen Membran, die exquisite Unvollständigkeit auch der Nervenwurzeln und die grosse Undeutlichkeit des caudalen Pols, verhinderten allerdings in diesem Falle die Entscheidung darüber, ob sich eine Hälfte der Rückenmarksanlage unter der fibrösen Brücke forterstreckte oder nicht.

Erinnern wir uns nun, nachdem wir diese auf der Wirbelrinne Brücken bildenden Bogenrudimente kennen gelernt haben, des Knochenzapfens, welcher sich im obigen Fall III zwischen den beiden Rückenmarkshälften als ein Grenzpfahl eintreibt, ferner der denselben Dienst leistenden Exostosen des Falles XXVI und der Beobachtung Cruveilhier's (s. S. 128), so werden wir wohl auch diese Zapfen als ruinenhafte Metameren des Rückgrats anerkennen. Aber auch das sagittal gerichtete fibröse Band, welches in dem Fall XXV die beiden Rückenmarkshälften scheidet und sich zwischen ventraler und dorsaler Dura mater ausspannt, ohne dass eine Lücke in dieser oder in der Wandung des Rückgrats vorhanden ist, dürfen wir nicht nur mit der beschriebenen bandförmigen Ruine der Dura über der Rachischise (XXIX) vergleichen, sondern auch als ein versenktes, transponirtes Stück Duragewebe betrachten und die sonst naheliegende Annahme zurückweisen, dass es eine durch Entzündung hergestellte Adhäsion vorstelle.

Wenn wir weiter diese Zweitheilungen des Rückenmarks in den verschiedenen Graden, selbst in so hohen kennen gelernt haben, dass man dafür nach dem heutigen Sprachgebrauch die Bezeichnung doppeltes Rückenmark zulassen wird, so kann es sich doch in allen bisherigen Fällen wohl nur um eine Zweitheilung, nicht aber um einen wahren Excess, um ein Plus oder gar eine Zweifachheit der Rückenmarkssubstanz im Bereich der Spaltstelle handeln, nicht um eine wahre Doppelbildung, um eine erste Andeutung derjenigen richtigen Doppelmonstrosität, welcher man in diesem Sinne den Namen Mesodidymi (Lereboullet,

Oellacher) gegeben hat. Meine Auffassung wird dadurch begründet, dass in sämmtlichen Fällen bis auf einen (XXV) eine Hemmung, ein Minus an Rückenmarkssubstanz, wenn sie an der Theilungsstelle als Ganzes gerechnet wurde, hervortrat, dass auch in der ganz glatten Zweitheilung des nicht defecten Rückenmarks die Summe der Masse beider Hälften nur der Masse eines ungetheilten Rückenmarksstücks von gleicher Länge gleichkommt. Die dreifache Reihe der vorderen und hinteren Nervenwurzeln in Lenhossek's Fall, so wie der vollständige Centralkanal, selbst die H-förmige Gestalt der grauen Substanz im linken wie im rechten Rückenmark in Foà's und meinem Falle XXV sind keine thatsächlichen Beweise wahrer Verdoppelung, vielmehr nur die Resultate einer Divergenz der beiden symmetrischen Rückenmarksanlagen, welche bis zur äussersten Consequenz durchgeführt wurde, während das Rückenmark insgesammt seine volle Entwicklungsgrösse erreichte. Diese Art der Verdoppelung wurde in geringem Grade, d. i. auf den Centralkanal beschränkt, beim erwachsenen Menschen nur ganz selten (Joh. Wagner) beobachtet; Multiplicitäten des Medullarrohrs bei Thierembryonen wurden öfter, von Oellacher sogar eine Fünffaltigkeit, und von Lebedeff an einem missbildeten Hühnerembryo des IX. His'schen Stadiums (Abbildung Taf. IX Serie III Fig. 3 u. 4) beschrieben. Liegt ein Hinderniss für den vollständigen Abschluss des Medullarrohrs vor, stehen etwa die linke und die rechte Hälfte desselben mit einander nicht in unmittelbarster Berührung, so kann sich jede Hälfte für sich zum Rohre abschliessen. Auch hier kann sich eine Zweitheilung vollziehen, welche ja an den Hirnhemisphären physiologisch ist. Es gehört dazu als Vorbedingung nur eine primitive Anlage in zwei selbständigen symmetrischen Hälften, die nach der Auffassung der neueren Embryologie vollkommen plausibel erscheint. Selbst für die definitiven Wirbelkörper hat man in neuerer Zeit eine solche bilaterale Anlage nachweisen können (Rosenberg, Marchand, Froriep) und gewiss ist es verständlich, dass im Falle einer solchen Zweitheilung des Medullarrohrs auch die Hüllen Unregelmässigkeiten bekommen, dass sich Wirbelbogenstücke zwischen die symmetrischen Hälften hineinschieben.

Für die Theorie, welche die eigentlichen Doppelmonstra durch eine Spaltung eines einfach angelegten Embryo entstehen lässt, würde man die hier mitgetheilten Thatsachen, da sie ein Axenorgan betreffen, gewiss gern verwerthen. Als die experimentirenden Embryologen, namentlich Valentin, Schrohe und L. Gerlach Gabelungen des vorderen Endes der Embryonalaxe an Hühnereiern, die während der Bebrütung äusseren Störungen ausgesetzt waren, erhielten, haben sie dieselben als Prototypen der Duplicitas anterior angesprochen, wenn auch das Medullarrohr allein zweifach erschien. Desgleichen haben Lereboullet und Oellacher die an Hecht- und Salmeneiern beobachtete Zwiefältigkeit des mittleren oder des letzten Theils der embryonalen Axenorgane den Doppelbildungen zugerechnet und der Klasse der Katadidymi eine neue, nehmlich die der Mesodidymi an die Seite gestellt, obwohl auch hier nur die axial gelegenen, physiologisch unpaarigen Organe (Rückenmark, Chorda, Darm, Leber, Herz) paarweise vorhanden waren. Namentlich haben Oellacher's Querschnittserien diese Beschränkung des Doppeltseins evident erwiesen. Da es sich ausserdem an anderen Schnitten herausstellte, dass dasselbe Organ an nachfolgenden Stellen desselben Embryonalkörpers vollkommen einfach und normal wurde, da sich ferner im Beginn oder im Ende der Theilung ein besonderer Körper unbekannter Herkunft, eine „geschwulstartige Masse" (Dotter, Chorda?) als Grenzmarke ähnlich wie der knöcherne oder der fibröse Zapfen in den oben verzeichneten Fällen, vorfand, so hat Oellacher gewiss richtig das ganze Verhältniss als das Resultat einer Spaltung bezeichnet. So lange nicht lateral gelegene, also physiologisch paarig vorhandene Organe drei- oder vierfach erscheinen, so lange nicht wenigstens hierdurch das Uebermaass des Wachsthums dargethan wird, kann man eigentlich nicht von einer wahren Verdoppelung reden und derartige Missbildungen nicht zu den eigentlichen Mehrfachbildungen rechnen. In diesem Sinne sind die von J. Knoch beschriebenen Fälle von „Diplomyelie" Doppelmonstra unzweifelhafter Art, und gehören den Klassen der Ana- und Anokatadidymi an; sie haben aber auch nur scheinbar mit den hier besprochenen Formen wegen dieser unzweckmässig gewählten Bezeichnung einen Zusammenhang. Jene scheinbaren Doppelbildungen, factisch Zweitheilungen, hat Rauber passender Weise als Hemididymi bezeichnet und durch diesen Namen ausgedrückt, dass sie Hemmungsbildungen sind, dadurch zu Stande gekommen, dass der Anschluss der rechten und der linken Keimringhälfte (Randwulsthälfte) an einander verzögert wurde. Dieser Theorie fügen sich die hier geschilderten Befunde von Zweitheilungen des Rückenmarks in der natürlichsten Weise.

Sind nun diese Zweitheilungen, die wir mit der Rachischise combinirt finden, gemäss dem eben Dargelegten als der Ausdruck der ursprünglich bilateral symmetrischen Anlage des Embryo anzusehn, so dürfen wir es mindestens als wahrscheinlich bezeichnen, dass die Störung, welche die Rachischise erzeugte, schon zur Zeit dieser ersten Anlage Platz gegriffen hat. In dieser Schlussfolgerung suche ich die grosse Bedeutung dieser Art von Verdoppelungen für die Lehre von der Bildungsart der Rachischise, so wie das Recht, ihnen in dieser Beschreibung der Rückgratsspaltungen auch eine Stelle anzuweisen. — Um diesen genetischen Zusammenhang der Rückgratsspaltung mit jenen falschen Verdoppelungen überhaupt zu begründen und dadurch die Beziehung der Spaltungszustände zu der bilateral symmetrischen Embryonalanlage als Norm bezeichnen zu können, bedarf es noch des Nachweises solcher Halbirungen auch bei den herniösen Tumoren, bei der Spina bifida im engeren Sinne. In dieser Hinsicht verweise ich zunächst auf die Spaltungen, die Doppelbuchten (Fall XV u. XVI) und die unvollständigen, hirnsichelähnlichen Scheidewände (Fall XXII u. XXIV), die wir früher bei den reinen Myelocystocelen kennen gelernt haben. Bei ausgebildeten Myelomeningocelen, so wie bei reinen Meningocelen kann ich eine volle Rückenmarksspaltung am eigenen Material nicht constatiren, dagegen auf die von Kroner und Marchand in dem Falle einer Meningocele sacralis anterior aufgefundene Verdoppelung und zugleich auf die von Marchand zusammengestellten Beobachtungen pathologischer Spaltungen der Wirbelkörper hinweisen, auch noch darauf, dass Marchand an einem normalen 10 mm langen menschlichen Embryo eine Sonderung sämmtlicher Wirbelkörperknorpel in zwei selbständige, zu beiden Seiten der Chorda gelegene Hauptmassen constatirte. In jenem Falle ergab seine Untersuchung nicht nur das Vorhandensein einer medialen Spaltung des I. und II. Sacralwirbelkörpers, sondern auch eine Verdoppelung des letzten, im

IV—V. Lendenwirbel gelegenen Endes des Rückenmarks und des Filum terminale. Es ist mir nicht zweifelhaft, dass ähnliche Verhältnisse an dorsalen Meningocelen zu finden sind, deswegen, weil auch bei den sacralen und lumbalen Spinae bifidae gewöhnlicher Art eine bedeutende Entwicklung in der Quere oder gar eine Theilung in zwei unvollständig von einander getrennte, deutlich mit einander communicirende, symmetrisch zur Körperaxe gestellte Säcke oder Lappen wiederholt zur Beobachtung gekommen ist (Cavagnis).

Das bisher vorliegende Material hat somit ergeben, dass sich Zweitheilungen des Rückenmarks bei den Rachischisen gar nicht selten vorfinden. Bei den totalen sind sie am häufigsten, freilich entsprechend der grossen Verkümmerung der Rückenmarksanlagen meistens nur angedeutet in der Stellung der Zeilen der medullovasculösen Substanz. Bei den partiellen Rachischisen erscheinen sie dagegen seltener, dafür sind die Rückenmarkshälften, so weit sie getrennt verlaufen, voller ausgebildet und gleichzeitig sind seitens der fibrösen und knöchernen Hüllen, sei es am Beginn oder am Ende der gespaltenen Wirbelsäule, median gestellte Scheidemarken zwischen die Rückenmarkshälften hindurchgetrieben. Aber selbst an den Tumoren der Spina bifida, bei der Myelomeningocele, finden sich noch Spuren der Halbirung an der sich in die Sackwand inserirenden Rückenmarkssäule (Fall XI), und auch bei der Myelocystocele kann ja jene partielle Theilung des Sackes, die in den Fällen XV, XVI, XXII und XXIV erwähnt wurde, als die letzte Spur einer Zweitheilung angesehen werden.

Meine Erwartung, dass sich derartige Combinationen von Zweitheilung des Rückenmarks mit gewissen Arten der Spina bifida bei genauerer Untersuchung derselben häufiger ergeben würden, hat sich auch durch die Detailangaben des jüngst erschienenen specialisirten Berichts des Londoner Comités als vollkommen begründet erwiesen. In 2 Fällen grosser partieller Rachischisen (No. 20 und 23), bei einer Meningocele (No. 22) und an dem Skelett einer dorso-lumbo-sacralen Wirbelspalte (No. 21) wurden sagittal gestellte knöcherne Marken und eine Rückenmarkstheilung am cranialen Ende der Wirbelspalte aufgefunden, bei No. 22 gleichzeitig Hydromyelie, die sich auch bis in eine der Rückenmarkshälften fortsetzte und hier mit einem dorsalwärts gerichteten, den Hals des dorsolumbalen Tumorsackes erfüllenden Divertikel endigte. Eine vordere Wirbelspalte des Halstheils und doppelte Knochencentren in den tiefer gelegenen Wirbelkörpern, aber keine Knochenmarke wies das Skelet eines Hydrocephalen (No. 24) neben einer umfänglichen, vom Rücken bis zum Kreuz reichenden hinteren Spalte auf. Ich zweifle nicht daran, dass sich die Häufigkeit des Vorkommens von Einrichtungen, welche die Zwiespältigkeit des Rückenmarks und des Rückgrats bedeuten, in weiteren Fällen von Rachischise und Spina bifida, wenn an ihnen die oben aufgestellten Merkmale der Area aufgesucht werden, noch öfter bestätigen wird.

Einen bezüglichen Fall, ein Exemplar der Combination einer Zweitheilung des Rückenmarks mit einer Spina bifida occulta sacralis (Fall XXXI), fand ich erst in den jüngsten Tagen an einem von H. Dr. Müller in Saargemünd eingesandten Derencephalus von 28 cm Scheitelsteisslänge. Die Spitze des Conus medullaris liegt auf der Grenze des IV. und V. Lumbalwirbels. Von dem rechten Schenkel des I. sacralen Wirbelbogens ragt ein cranialwärts gerichteter 3 mm hoher, schief abgestumpfter knöcherner Dorn durch die Dura mater hindurch, und an der 4 cm von ihm entfernten 7 mm breiten und 12 mm langen Lendenanschwellung des Rückenmarks verläuft auf der hinteren Fläche eine seichte Trennungsfurche. Innerhalb dieser Strecke ist nun das Rückenmark, wie Querschnitte ergeben, vollständig in zwei Hälften getheilt, der Art, dass der vordere und hintere Piafortsatz zusammenfliessen und die Scheidung ganz oder bis auf einige der hinteren grauen Commissur entsprechende Brücken vollziehen. Ferner sendet der vordere dickere Piafortsatz lateralwärts Ausläufer direct auf den linken und den rechten cylindrisch gestalteten und durchweg offenen Centralkanal zu (vgl. Fall XXV). Beide Kanäle stehen etwas nach hinten, aber nahe der pialen Scheidewand, so dass ihre Entfernung von einander 1,5—2,5 mm beträgt. Oberhalb der Anschwellung verjüngt sich das Rückenmark sogleich auf 3—4 mm Querdurchmesser, ist einfach und enthält durchweg einen einfachen von vorn nach hinten abgeplatteten Centralkanal in genau medianer Stellung. Das obere Halsmark und der Hirnstamm sind gar nicht ausgebildet; das obere Rückenmark ist offenbar atrophirt, sicherlich jene Lendenschwellung nicht als eine Excessbildung zu betrachten.

4. Die Grundbedingungen der Rückgrats- und Rückenmarksspaltungen.

Zweitheilung und Rachischise haben den innigsten genetischen Zusammenhang, wir dürfen sie wohl als Modificationen derselben Störung ansehen, als Effecte desselben Prozesses und derselben Bedingungen, wenn diese auch in verschiedenem Grade und zu verschiedenen Zeiten in die embryonale Entwickelung eingegriffen haben mögen. Den Rachischisen stellen wir die hernienartige Spina bifida gegenüber, ebenfalls nicht in dem Sinne, als ob beiden ein grundverschiedenes Wesen zukäme. Vielmehr lehren die obigen Thatsachen mit unverbrüchlicher Deutlichkeit, dass zwischen der Rachischise und der Myelomeningocele nur ein Unterschied in der Ausbildung, nicht in dem ersten Ursprung gegeben ist, da beiden ein und dasselbe Moment, das Offenbleiben der Medullarrinne, gemein ist. Aber auch die Myelocystocelen müssen in denselben Kreis mit einbezogen werden, wie schon die Combination derselben mit Meningocelen in den Beobachtungen XVIII—XXI beweist. Ja wir dürfen wohl nicht anstehen, auch der reinen Meningocele und der Spina bifida occulta den directesten genetischen Zusammenhang mit den übrigen genannten Missbildungen zuzusprechen, somit alle als Spielarten derselben Hemmung zu betrachten. Hat man doch diese Anschauungsweise, trotzdem von Zeit zu Zeit Zweifel dagegen erhoben wurde, allgemein festgehalten, indem man dieser ganzen Gruppe von Missbildungen die gemeinsame Bezeichnung Spina bifida oder Hydrorachis gab! Den Grund der Verschiedenheiten suchte man nicht nur in den wechselnden Intensitäten der Störung, sondern auch in dem verschiedenen Sitz und in der ungleichen Betheiligung der hier in Betracht kommenden Wandungen, nehmlich 1) des Medullarrohrs, 2) der weichen und harten Rückenmarkshaut, 3) der knöchernen Rückgratswandung, endlich 4) der weichen äusseren Decken. Die Defecte und Nachgiebigkeiten, welche in diesen Wandungen nachweisbar, wurden alsdann entweder als primäre oder als secundäre aufgefasst; entweder sollte sich der Hydrorachissack bilden, weil die Rückgratswandung an der mangelhaft gebildeten Stelle der physiologischen Belastung nicht ausreichend widerstehen könnte, oder deswegen, weil eine abnorme Druck- oder Zugkraft das Wachsthum und die Festigkeit der Wandung beeinträchtigt, nicht nur Verdünnungen, sondern auch Einrisse veranlasst hätte.

Als kräftige thatsächliche Stützen für die Lehre, dass abnormer Druck, die Flüssigkeitsansammlung, der Hydrops spinalis das Primum movens sei, wurden stets die oft gesehene Combination des Hydrorachissackes mit Hydrocephalus, das Schwellen des ersteren beim Zusammenpressen des nachgiebigen Kopfes und das gewaltsame Ausströmen der Flüssigkeit aus dem Sacke im Falle seiner frischen Eröffnung angesehen. W. Koch hat freilich in neuerer Zeit versucht, die propulsive Bedeutung dieses localen Hydrops des Hirnrückenmarks in den Hintergrund zu drängen deswegen, weil der Druck zu gering sei, indem er über denjenigen, welcher der Cerebrospinalflüssigkeit normal zukommt, nicht wesentlich hinausgeht. Indessen liefern die in dieser Untersuchung gewonnenen Erkenntnisse den zureichenden Grund für die Behauptung, dass der Tumor bei allen hierher gehörigen Missbildungen mittelst einer Druckwirkung erzeugt wird. Bei der Myelomeningocele können wir aus ihren Einrichtungen, aus den Stellungen, welche die Nervenwurzeln innerhalb des Sackes, wie an ihren Insertionspunkten, die Arachnoidea, die den Ansatz der Ligamenta denticulata bezeichnenden Streifen der Pia, die Pole und die Glieder der Area medullo-vasculosa einnehmen, leicht beweisen, dass eine Dehnung dieser Theile in die Quere und in die Länge stattgefunden hat. Statt dass an der Oberfläche des Rückenmarks des Neugebornen die normale Entfernung der Insertionspunkte der beiden Ligamenta denticulata von einander nur 10 mm beträgt, sind in den obigen Untersuchungen an den Säcken Werthe dieser Distanz von 15, 19, 25, ja 35 mm gemessen worden. Der Abstand der Insertionspunkte gleichnamiger Nervenwurzeln von einander zeigte gewöhnlich eine noch beträchtlichere Vergrösserung (bis zu 75 mm), zugleich die Reihenstellung der Nervenwurzeln hinter einander eine Auswärtsbiegung und ihre Länge eine solche Zunahme, dass eine der Grösse des Tumors proportionale Dehnung aller Bauelemente desselben unzweifelhaft stattgefunden hatte. Dagegen ergeben die analogen Zahlenwerthe bei der Rachischise, dass hier zum charakteristischen Unterschied von der Myelomeningocele die Dehnung fast ganz ausbleibt. Ganz vorwiegend werden die beiden weichen Rückenmarkshäute von dieser Dehnung betroffen, gleichviel ob sich die übermässige Flüssigkeit bei der Myelomeningocele in einem Subarachnoidealraum oder bei der Myelocystocele in einem Abschnitt des geschlossenen Medullarrohrs ansammelt. Trotz ihrer Dehnung bietet nun aber die Arachnoidea namentlich in den höheren Graden der Myelomeningocele nicht eine entsprechende Verdünnung, im Gegentheil hat sie oft ihr normales schleierhaftes Wesen eingebüsst, ist als lückenlose Membran zu isoliren und bildet evidente Ueberzüge der Nervenwurzeln und Gefässstämmchen, sogar dicke Stränge und Wände, welche entweder der Länge oder der Quere nach innerhalb der Sackhöhle aufgerichtet sind oder gar in diesen beiden Stellungen gleichzeitig erscheinen. Werden diese Scheidewände vollständiger, ihre Oeffnungen, welche eine Communication von der einen nach der anderen Seite vermitteln, enger, so wird der Subarachnoidealraum sogar in einzelne Unterabtheilungen zerlegt, fächerig und multiloculär (Berardi's Fall, No. 20 des Londoner Comités). Andererseits können aber diese Wände vielfältig durchbrochen und gleichsam in Arachnoidealbälkchen zerlegt werden, Durchbruch und Verdickung neben einander entstehen und sich dieselben Mannichfaltigkeiten der Anordnung wiederholen, welche wir gerade an der Arachnoidea als specifische Eigenthümlichkeiten kennen.

Niemals ist aber bei der Rachischise die Arachnoidea in dieser Weise verdickt, vielmehr in der Regel nur mit grosser Schwierigkeit oder nur streckenweise als gesonderte Membran zu isoliren, dagegen wohl eine Hypertrophirung der Dura mater im Bereich oder im Centrum der Spaltstelle nachzuweisen (Fall III). Die Scheidewände und Stränge, welche die Höhle der Myelomeningocele durchziehen, können sich nun ungemein vervielfältigen (Fall XX), so dass ein ganz schwammiges Gewebe entsteht und die Höhle ausfüllt, so dass diejenigen Verhältnisse resultiren, die wir als Endresultate chronischer Entzündungen in den vielgestaltigen Adhäsionen der serösen Membranen, sogar in den Säcken der Spina bifida selbst als Resultate der therapeutisch erzielten Entzündungen, wovon No. 28 des Londoner Berichts ein typisches Beispiel bringt, von Alters her kennen. Aber auch wenn diese evidenten Bindegewebsmassen jüngster Bildung fehlen, müssen wir auf die Vorstellung kommen, dass die Gewebshyperplasie der Arachnoidea sammt der Flüssigkeitsansammlung in dem Subarachnoidealraum auf einer entzündlichen Reizung beruht. Bei einem offenbar in analoger Weise entstehenden Tumor, bei der gewöhnlichen Hydrocele des Hodens, haben wir ja auch die frühere Anschauung, dass sie nur einen Hydrops darstelle, verlassen, namentlich indem wir die Constanz der anatomischen Zeichen einer chronischen serösen Entzündung der Tunica vaginalis und Albuginea, eine adhäsive partielle oder allgemeine Verdickung, nachweisen konnten. In gleicher Art kommt auch bei der Myelomeningocele eine Hyperplasie und eine mit ihr verbundene übermässige Secretion von Flüssigkeit, manchmal sogar ein Abschluss der Räume der Arachnoidea zu wahren Hygromen zu Stande.

Zu dieser Auffassung passen auch vollkommen die in neuerer Zeit gemessenen Werthe der Flüssigkeitsspannung in den Hydrorachissäcken. Quincke bestimmte sie in einer apfelgrossen „Meningocele“ auf 4 mm Quecksilber, in einer anderen auf 12, beim Schreien 20, v. Bergmann konnte Schwankungen in der kymographisch aufgezeichneten Curve von 15 bis 22 mm, wenn das Kind schrie, ja bis zu 26 und 30 mm, wenn die offene Fontanelle mit dem Finger gedrückt wurde, beobachten — Werthe, welche doch entschieden grösser sind als diejenigen, die in der normalen Cerebrospinalflüssigkeit von Bergmann und Koch (5—6 mm), von Key und Retzius (12—20 mm), von Leyden (8 mm) und zwar an lebenden Hunden gemessen wurden. Auch in dieser Beziehung ist eine Analogie mit der Hodenhydrocele zu statuiren, in welcher die Flüssigkeitsspannung nach v. Bergmann's Versicherung 15 mm, somit diejenige Grösse, auf welche der in den Hirncapillaren herrschende Blutdruck geschätzt wird, stets übersteigt. Wenn auch directe Messungen der Druckhöhe in den Myelocystocelen bis jetzt nicht vorliegen, so werden wir doch wohl mit der Annahme, dass auch hier der Sack wächst, weil entzündliche Reizungen und congestive Transsudationen auftreten, nicht fehl gehen, deswegen nicht, weil Hyperplasien, bindegewebige Verdickungen (s. Fall XIX), wie auch epitheliale Proliferationen an der Wandung der Myelocysten thatsächlich nachgewiesen werden können.

Freilich betragen die gemessenen Werthe in den Säcken noch nicht das Dreifache der unter normalen Verhältnissen in den serösen Höhlen vorhandenen Drücke, sicherlich ist daher für die fortschreitenden Vergrösserungen der Hydrorachissäcke noch ein zweites ursächliches Moment mit in Betracht zu ziehen, nehmlich die zu geringe Widerstandsfähigkeit der Wandung. Bei allen Spina bifidae trägt nicht nur die knöcherne Hülle, sondern nach meinem Dafürhalten auch jedesmal die Dura mater einen Defect. Für die Meningomyelocele darf ich dieses bedingungslos hinstellen und die gewöhnliche Auffassung, dass auf der dorsalen Seite des Sackes die äusserste Schicht die Dura mater sein müsse, principiell zurückweisen, da wir diese äussere Schicht als die umgewendete Pia mater, die innere, wenn sie trennbar, als das epipiale Blatt der Arachnoidea erkannten. Auch bei allen Myelocystocelen, die ich untersuchen konnte, fehlte die Dura mater gänzlich an der dorsalen Seite. Selbst bei den kleinen, noch in der Tiefe verborgenen konnte ich die Dura mater immer nur an der Basis der Tumoren deutlich nachweisen, auf dem Gipfel folgte unter der Fetthülle stets nur eine Haut, die nichts von der Structur der fibrösen Dura mater darbot, die allenfalls noch in zwei Schichten zu zerlegen war, in eine äussere, die schon wegen ihres Reichthums an Gefässnetzen als Arachnoidea, und eine innere, entschieden verdickte, die wegen des Verlaufes und der Feinheit ihrer Fasern als Pia mater betrachtet werden musste. Sogar für die richtigen Meningocelen, über welche ich allerdings aus eigener Anschauung nicht aburtheilen kann, scheint mir die gewöhnliche Deutung, dass die äussere Schicht der Sackwand die ausgedehnte Dura mater sei, noch lange nicht über allem Zweifel erhaben. Die bezüglichen Angaben beweisen allerdings unbedingt, dass man makroskopisch die Dura mater vom Halse des Sackes her in die äussere Wandung des Tumors verlaufen sah, aber auf seiner Höhe wurde eine richtige Dura, so weit mir bekannt, niemals als besondere von der bedeckenden äusseren Haut deutlich isolirbare fibröse Membran, hier vielmehr als mit den äusseren Bedeckungen untrennbar verschmolzen vorgefunden. Alle vorhandenen nicht schematisirten Zeichnungen (Natorp, Förster) lassen im dorsalen Theil des Sackes eine abgrenzbare Duraschicht gerade ebenso, wie die Koch's Werke beigegebene Originalzeichnung einer Meningomyelocele (Fig. 1 und 2), durchaus vermissen. Wenn Hofmokl eine Bindegewebsschicht des Durchschnittes einer dermabekleideten Wand als Dura bezeichnet, so glaube ich vielmehr triftige Gründe dafür beibringen zu können, dass diese Schicht als eine weiche Rückenmarkshaut aufzufassen ist. Ganz entgegengesetzt giebt der Bericht des Londoner Comités an, dass auf dem Gipfel des Sackes dort, wo das abgeflachte Rückenmark der Sackwand angewachsen, zwischen beiden sämmtliche Rückenmarkshäute fehlen sollen, wobei zu berüchsichtigen, dass die Sackwandung auf dem Gipfel für amniotisches, d. i. mit dem Gewebe des Nabelringes gleichartiges Gewebe erklärt wird.

Bei einer kindskopfgrossen länglichen, fast cylindrischen Meningocele, die sich bei einem Manne als Ausstülpung der linken vorderen und mittleren Schädelgrube in die linke Gesichtshälfte und Schläfe entwickelt hat, kann ich die Dura mater wohl auf eine grosse Strecke verfolgen, aber in der tiefstgelegenen Stelle, da wo die äusseren Weichtheile in ein weiches Fibromgewebe aufgegangen sind, liegt nach dem Schädelinnern hin nur dieses Gewebe zu Tage, ist keine Dura mater nachzuweisen.

Wenn sich nun die hier gewonnene Erkenntniss, dass den hernienartigen Tumoren des Kopfes und des Rückgrates an ihrer stärksten Prominenz die Dura mater gewöhnlich fehlt, wenn sich auch nur die mehrfach constatirte Thatsache, dass bei Kopfhernien zwischen äusserer Haut und Pia an der Stelle der Dura mater eine ausserordentliche gefässreiche (Billroth) oder wie in dem Falle Rose's (Reali 61) eine „schleimhautähnliche" Membran vorhanden ist, allgemein bestätigen sollte, so werden wir damit in die Lage versetzt, die Quelle des localen Hydrops noch genauer zu bezeichnen. Wie Bergmann noch in neuester Zeit aus einander setzte, ist es nehmlich die vollkommen elastische Dura mater, welche einen grossen Theil des Blutdrucks trägt und den Blutgefässwandungen gleichsam abnimmt, eben so wie die Sclera und Cornea den Gefässen der Iris und Chorioidea. Diese fibrösen Häute bilden ja fast geschlossene Säcke, deren Unnachgiebigkeit bewirkt, dass die in sie eingeschlossene seröse Flüssigkeit bei jeder Zunahme des Blutdrucks augenblicklich in gleichem Maasse ihre Spannung erhöht, und mittelst dieser Zunahme wieder auf die Wandungen der in den Gefässhäuten, in der Pia und in der Chorioidea, enthaltenen Blutgefässe einen Gegendruck ausübt, welcher die einseitige Belastung compensirt, dadurch die Wandspannung und die Transsudation, endlich auch die Gefässlichtung verringert. Wird nun die Dura an einer Stelle nachgiebig oder gar nicht angebildet, so können die Blutgefässe namentlich zur Zeit des Eintritts arterieller Hyperämien stärker gedehnt werden und infolge dessen mehr Blutflüssigkeit durch ihre dünner gewordene Wandung durchschwitzen lassen.

Freilich genügt der Defect der Dura mater allein nicht, sonst müsste ja jede Rachischise zu einem hernienartigen Tumor werden. Defectbildung und congestive Steigerung der Transsudation aus der Gefässbahn müssen vielmehr concurriren, um den Tumor fertig zu machen. Aus beiden Momenten resultirt die treibende Kraft, welche den Tumor heranwachsen lässt. Es ist bei dieser Annahme leicht verständlich, dass es zu demselben Endziele führen muss, mag die Transsudation in einen neben dem Rückenmark gelegenen Arachnoidealsack, wie bei der Myelomeningocele, oder in das Innere des Medullarrohres einer Myelocystocele stattfinden, da bei beiden an der defecten Stelle der Dura der schützende Damm fehlt, welcher die Cerebrospinalflüssigkeit und weiterhin das Blut im richtigen Maass und das Bett derselben in richtiger Weite erhält. Warum der Sack sich immer nach der Seite des Defectes der Dura, dahin entwickelt, wo die „elastische Rückwirkung“ infolge des Duradefectes abgenommen hat, das braucht hiernach nicht noch besonders ausgeführt zu werden. Das Secretionsorgan ist ja bei den verschiedenen Formen der Hirnrückenmarkshernien im wesentlichen eine der gefässführenden Häute, entweder die Pia mater oder die Arachnoidea, die wir aus bekannten Gründen in dieser Function gleichwerthig setzen dürfen, die Arachnoidea bei der Meningocele und der Myelomeningocele, die Pia mater bei der Myelocystocele. Bei dieser kommt ausserdem noch das medullo-vasculöse Gewebe der Area mit in Betracht, während ihre weiten Gefässe gewiss auch bei der Myelomeningocele reichliches Transsudat austreten lassen, aber an die freie Oberfläche des Körpers des Embryo, so dass es innerhalb des letzteren nicht aufgespeichert werden kann.

Die bisher gegebenen Erklärungen beziehen sich aber, wie ich nun ausdrücklich hervorhebe, nur auf das Heranwachsen der Missbildung zum Tumor, nicht auf die Bedingungen ihrer ersten Entstehung. Fragen wir nach diesen, so ist es freilich unmöglich, die alte Theorie, dass die Missbildung von einem embryonalen Hydromyelos ausgehen soll, strengstens zu widerlegen. Aber Thatsachen, welche für dieselbe sprächen, haben wir durch die vorliegenden Untersuchungen keineswegs gewonnen. Wohl kamen Unregelmässigkeiten in der Gestalt des Centralkanals am vollständig gebildeten Theile des Rückenmarks wiederholt zur mikroskopischen Beobachtung (Fall II, XXIV). Aber erstlich sind sie bekanntlich am fötalen und kindlichen Rückenmark überhaupt nicht selten, sondern der Ausdruck der physiologischen Umwandlungen, welche der Kanal erfährt (vgl. Waldeyer in Virchow's Arch. Bd. LXVIII S. 25). Zweitens waren die Weiten des Kanals nicht so auffällig, dass das Mark den Namen Hydromyelos verdient hätte, namentlich musste ich die Diagnose auf Hydromyelie auch in den Fällen von Myelocystocele ablehnen, in den Fällen XX und XXIV, in welchen die Erhärtung des Markes vollkommen gelungen, die Lichtung und die Wandung des Centralkanals aufs Beste conservirt war, unbedingt, in den übrigen Fällen, in denen das Rückenmark für tadellose Schnitte zu weich geworden war, mit grosser Wahrscheinlichkeit angesichts der geringen Zahl der Cylinderepithelien, die der Querschnitt auffinden liess. Gerade aus diesem Grunde schien mir der indifferente Ausdruck Myelocystocele den gebräuchlichen Bezeichnungen Hydromyelocele und Syringomyelocele vorzuziehen, so deutlich es auch die typische Auskleidung der Cyste mit dem ganz dem Hirnrückenmarkhöhlenepithel gleichenden Cylinderepithel machte, dass sie aus einem Abschnitt des Centralkanals hervorgegangen ist, also eine beschränkte Hydromyelie nach Art eines abgesperrten Ventrikelhorns im Sinne Virchow's darstellt. Das Londoner Comité lässt es ganz zweifelhaft, ob in den beiden einzigen Fällen von richtiger „Syringomyelocele" (No. 8 und 9), welche es intact untersuchen konnte, der feine vom Sack her sondirbare Kanal im Rückenmark der Centralkanal war.

Bisher wurde eine eigentliche Hydromyelie ausserhalb des Tumorbereichs immer nur in solchen Fällen von Spina bifida, welche ihren Sitz an der Hals- oder an der oberen Brustwirbelsäule hatten, jedesmal nur im cranialen Stück des Rückenmarks [Ammon, Natorp, Virchow, Londoner Comité (No. 3), Schultze-Wolf], bis auf den letzten Fall auch nur makroskopisch nachgewiesen, ferner wohl bis zum erweiterten IV. Ventrikel verfolgt, aber bei keinem Fall im caudalen Abschnitt des Rückenmarks aufgefunden, ja in dem Londoner Fall No. 3 fehlte sogar die Hauptsache, nehmlich der Uebergang des Hydromyeloskanals des cranialen Rückenmarkstheils in die Höhle des Tumors ganz bestimmt. Weit häufiger hat man die Gelegenheit gehabt, neben der Spina bifida einen starken Hydrocephalus internus zu constatiren, so auch in den obigen Fällen II, XII, XIII, XVI, XVII, XX, XXIV. Alle diese Beobachtungen gleichzeitigen Vorkommens hydropischer Zustände des Medullarrohrs mit Spina bifida und Rachischise reichen aber nicht aus zum Beweise der Abhängigkeit letzterer von diesem Hydrops, jedenfalls nicht zum Beweise dafür, dass dieser allein wirkte, erst recht nicht, um die Rachischise und die Myelomeningocele aus einem solchen partiellen Hydromyelos abzuleiten, welcher in einer frühen embryonalen Epoche geplatzt wäre. Ich sehe vielmehr in allen diesen Combinationen nur coordinirte Zustände, welche sich neben einander entwickeln können, ohne dass der allgemeine Hydrops des Medullarrohrs dem partiellen oder der Myelocystocele gesetzmässig vorherzugehen braucht. Partielle Dilatationen des Medullarrohrs und Erweiterungen einzelner Ventrikelabschnitte können neben einander mehrfach vorkommen, wie auch zwei oder drei Kopf- oder Rückgratsspalten, als multiple locale Leiden, die einer gemeinsamen Anlage entsprungen sind, ohne dass sich aber von der einen afficirten Stelle die Störung auf die andere übertragen hätte oder gar die Flüssigkeit des Hydrocephalus längs des Rückenmarks bis zur Bildungsstätte der Spina bifida, wie es sich die älteren Autoren zu den Zeiten Morgagni's vorstellten, hinabgelaufen wäre.

Sicherlich weisen keine Thatsachen darauf hin, dass der Hydromyelos oder der innere Hydrocephalus einen höheren Druck entfalten, die Wandung des Medullarrohrs zerplatzen oder gar das zum Rohr geschlossene Rückgrat wieder aufspringen lassen könnte. Die Defecte, welche wir in diesen knöchernen und häutigen Hüllen des Hirnrückenmarks bei den Kopf- und Rückgratshernien und zwar allen gemeinsam nachweisen können, müssen daher wohl auf Störungen beruhen, welche primär in den embryonalen Anlagen dieser Hüllen selbst auftreten. Denn Myelomeningocele und Rachischise oder Myelocystocele und Myelocystomeningocele, ebenso wie Spina bifida occulta — bei allen diesen Störungen ist das Constante der locale Defect in den Wirbelbögen, eventuell in den Wirbelkörpern, sowie die mangelhafte Anbildung der Dura mater, diese selbst in dem geringsten Grade der Wirbelspalte, bei der Spina bifida occulta, noch durch Lückenhaftigkeit, Auffaserung oder Abspaltung von fibrösen Fäden (s. S. 10 und 51) unverkennbar angedeutet. In der Membrana reuniens (superior), in der Anlage der Muskel- und Knochenplatten tritt von allem Anfang an die Grundbedingung der ganzen Störung auf, welche das Wachsthum dieser Anlagen stellenweise vernichtet und auch die bezügliche Stelle der Dura betheiligt, indem sich diese ja aus dem mit den weichen Häuten gemeinsamen schleimgewebigen Ursprungslager frühzeitig sondert und den Knochenmuskelplatten inniger anschliesst. Mit dieser Verlegung der primären Störung in die Gebilde mesoblastischer Abkunft, einer Annahme, welcher auch das Londoner Comité sich anschliesst, gelangen wir aber eigentlich über den Standpunkt, welchen schon G. Fleischmann, J. F. Meckel und Geoff. St. Hilaire einnahmen, noch nicht hinaus, mögen wir mit diesen Autoren von einem Bildungsmangel reden oder es mit den neueren eine locale Aplasie des Mesoblasten nennen.

Allerdings hat man in neuerer Zeit speciellere Momente eines derartigen Bildungsmangels des Mesoblasten, gleichsam fassbare Hindernisse der Abschliessung der Wirbelrinne zum Wirbelrohr namhaft gemacht, 1) die persistirende Verbindungsmasse zwischen Medullar- und Hornblatt, 2) die Einlagerung von Eihäuten in die Wirbelrinne und 3) die übermässige Dehnung der Rinnenwandung durch Knickungen der Axe des Embryo.

Was das erstgenannte Moment betrifft, so haben wir durch die vorliegenden Untersuchungen ebenso wenig wie Andere, das Londoner Comité einbegriffen, unzweideutige Thatsachen kennen gelernt, welche einer Ueberdauer der Verbindung von Horn- und Markblatt (H. Ranke) das Wort redeten. Gegen diese Hypothese fallen vielmehr andere Thatsachen schwer in's Gewicht. Bei den Myelomeningocelen, unzweifelhaft dem Hauptcontingent der Spina bifida, fehlt eben so wie bei der Rachischise das Hornblatt an der Stelle des Gipfels durchaus, auch das Londoner Comité sieht in dieser Abwesenheit wahrer äusserer Haut auf der centralen Portion der Sackwandung (Area) ein sehr wichtiges Moment. Wenn im Centrum der Wirbelspalte der Sackwand die Cutis und das Hornblatt fehlt, nach meiner Auffassung der Myelomeningocele als einer offenen Medullarrinne jederzeit mangelt, so liegt darin der directeste Widerspruch gegen diese Hypothese. Den Myelocystocelen kommt allerdings eine richtige Hautdecke mit Hornblatt und zwar sogar fast ausnahmslos zu, selbst im Ausnahmefall XX wurde über dem Tumorgipfel ein continuirliches Hornblatt und darunter noch eine seröse bindegewebige Schicht, wohl eine seröse Membran nachgewiesen; diese liess aber, so dünn sie auch war, eben so wenig wie jene Hautdecke irgend einen Verbindungsstrang zwischen dem Aussenepithel und dem inneren Cylinderepithel auffinden. Noch schwerer wiegt folgende Thatsache. Die kleinen Myelocystocelen stecken immer noch in der Tiefe unterhalb der Fascie verborgen in Muskel- und Fettmassen, aber auch die grössten, aussen stark prominirenden Myelocystocelen lassen mit Sicherheit und grösster Regelmässigkeit unterhalb der äusseren Haut noch eine besondere aus Fascie und Fettgewebe gebildete Hülle isoliren — vollgültige Beweise dafür, dass grosse wie kleine Myelocystocelen von der Tiefe herauswachsen und die äusseren Weichtheile emporheben. Aeussere Haut, subcutanes Gewebe, Fascie und tiefe Fettpolster, alle müssen schon fertig und in continuirlicher Schicht angelegt sein zur Zeit, wo die Myelocyste zu steigen beginnt, so fertig, dass sie gedehnt werden und sich als continuirliche undurchbrochene Schicht erhalten können. Welche mechanische Rolle sollte bei diesem Vorgang wohl einem in diese vielen Schichten eingeschlossenen Epithelstrang, der das weite Medullarrohr mit dem Hornblatt verbände, zufallen? wie sollte er wohl ein mechanisches Hinderniss werden für die Vereinigung der rechten und linken Muskelknochenplatte, nachdem doch die Medullarplatten zu einem vollkommenen Rohr wurden und es zu einem sogar der hydropischen Dehnung Widerstand leistenden Abschluss gebracht haben!

Freilich giebt es einzelne unbestreitbare Beobachtungen über eine Adhärenz der Eihäute oder amniotischer Stränge an den über einer Wirbelspalte gelegenen Hautdecken. Abgesehen von älteren Angaben in dieser Richtung ist hier der genau beschriebene Fall von Jensen hervorzuheben, noch deswegen, weil er specieller dahin gedeutet wurde, dass die Schwanzkappe des Amnios auf der rechten Seite des Bauches in einer Schraubenlinie, die sich einerseits bis auf den Oberschenkel, andererseits auf den Rücken bis zur Lendenwirbelsäule fortsetzte, adhärent geworden wäre; alsdann sollte mittelst dieser Adhärenz der Tumor aus der Wirbelspalte gleichsam herausgezerrt sein. Ich habe einen ganz ähnlichen Fall vor Augen, welcher eher für das Gegentheil spricht und daher hier noch eine Stelle finden möge.

Fall XXXII. Acranius. Derencephalus. Eventration. Eihautverwachsungen. Spina bifida occulta.

Unreifer Fötus mit starker Lordose und Ausweichen des unteren Endes der Rumpfaxe nach links, Scheitelsteisslänge 14, Rumpflänge 10, die linken Extremitäten in allen Hauptgelenken stark flectirt, im Ellenbogen- und Kniegelenk spitzwinklig, linker Fuss sogar an der medialen Seite des Unterschenkels emporgeschlagen und angewachsen, im Fussgelenk nach hinten luxirt, fast vollständige Fixirung dieser Stellungen, namentlich ist der linke Oberschenkel an der Bauchwand fest angewachsen. Der Kopf sitzt unmittelbar auf dem Rumpf, wird rückwärts gehalten, so dass die nackt liegende Schädelbasis fast um 45° gegen den Horizont geneigt ist; auf dieser liegt das Hirnrudiment frei, nur unvollständig durch seröse Membranen verhüllt. An der Stelle des Nabelstranges und des Nabels ist ein durch die Eihäute und die Placenta gebildeter grosser Bruchsack vorhanden, der vollkommen geschlossen ist, indem ringsum am Rande des grossen Bauchspaltes die Eihäute in die Bauchwand und zwar das aussen gelegene Amnios in die Aussenschicht der letzteren übergeht. Indem nun der Bauchspalt etwas nach der linken Seite hinüberreicht, setzt sich eine Eihautfalte um die am stärksten eingebogene Stelle bis zur Rückenfläche des Fötus fort. Sie ist fast nur aus zwei Amniosblättern gebildet, indem zwischen denselben das Chorion nur auf rudimentäre Fäden reducirt ist, und setzt sich in der Linie der Verwachsung der Oberschenkel- und Bauchhaut, in einer Linie, in welcher statt der Haut seröses Gewebe gelegen ist, den Hautdecken an. In der Lendengegend verbreitert sich diese Linie zu einem fast kreisförmigen, 15 mm grossen Hautdefect, an dessen Rändern beide Blätter des Amnios continuirlich in die äussere Haut übergehen. Der Defect selbst ist ganz flach und hat einen spiegelglatten Grund, als wenn er durch eine seröse Membran gebildet wäre.

Am medialen Rande desselben ist die äussere Haut etwas abgehoben, aber flach angelegt, keineswegs aber tumorartig vorgebuchtet; so ist eine Tasche gebildet, welche medianwärts bis an den linken Rand der Deckmembran der Spina bifida führt. Dieser Wirbelspalt reicht in einer Länge von 45, einer Breite von 15 mm von dem 1. Lumbalis bis zum Ende des Kreuzbeins, betheiligt die Wirbelbögen beiderseits vollkommen symmetrisch, klafft aber nicht, sondern ist durch eine straffe an den Bogenstümpfen befestigte, in einer Ebene ausgespannte, derbe fibröse, den elastischen Bandmassen ähnliche bis millimeterdicke Membran geschlossen. Während sie auf ihrer Aussenseite links etwas von dem Hautdefect erreicht wird, ist sie in ihrem übrigen Theil continuirlich mit subcutanem Fettgewebe überlagert, welches nahe dem unteren Rande des Spaltes braun gefärbt und sehr derb ist. Von der inneren, ventralen Seite der fibrösen Deckmembran ist die Dura mater überall abzuheben mit Ausnahme des unteren Endes. Hier ist ihr und indirect auch dieser Deckmembran das äusserste Ende des Rückenmarks etwa auf 5 mm Länge angewachsen, aber nur mit seiner fein ausgezogenen Spitze. Sonst liegt es als schmaler Kegel frei in der Höhle der Dura und sendet vordere und hintere Wurzeln aus, welche fast senkrecht abtreten, ein wenig recurriren und innerhalb des Durchtritts durch die Dura etwas geknickt sind. An ihrem freien Rande läuft die Amniosfalte in zwei schmale Bänder aus, welche um den linken Arm geschlagen zum Gehirn emporsteigen und sich mit der serösen Hülle desselben verbinden; andererseits zieht sich der inserirende Theil der Falte zu einem 7 mm langen gedrehten Fädchen aus, welches an der Dorsalseite der linken zweiten Zehe adhärirt.

Trotzdem in diesem Falle der letzterwähnte Strang, wie das analoge Gebilde in der Beobachtung Jensen's, eine Zugwirkung auf die Zehe und den Fuss ausgeübt haben mochte, so ist doch über dem Wirbelspalt kein Tumor entstanden; weder das Rückenmark, noch seine Häute sind herausgezerrt oder gar mit einem klaffenden Spalt versehen, vielmehr ist jenes innerhalb der Wirbelrinne gelagert und nur infolge seiner Fixirung im Kreuzbein zu lang geworden — ganz wie in Jensen's Fall, in welchem allerdings eine „haselnussgrosse“ Erhebung, eine „Hydromeningocele“, gerade unter dem Insertionspunkt der Amniosfalte vorhanden war, immerhin aber noch unbedeutend genannt werden durfte.

Nachdem der Versuch missglückt war, Schliessungshindernisse nachzuweisen, die von aussen kommen, hat Lebedeff das Offenbleiben der Medullarrinne daraus erklärt, dass zunächst abnorme Krümmungen der Cerebrospinalaxe entstehen, dass dann an den Stellen stärkster kyphotischer Krümmung die dorsale Wand des abgeplatteten Medullarrohrs schwindet, dagegen an der ventralen Seite durch die Spannungen des Ectoblasten bei seinem hervorragenden Wachsthum in querer Richtung eine ungewöhnliche Faltung und Einstülpung des Medullarblattes statt des Abschlusses zum Rohr eintritt, ja dass sogar eine Zweitheilung des Medullarrohrs an den Stellen der Knickung mittelst einer medianen Verwachsung seiner dorsalen mit seiner ventralen Wandung entstehen könne. Indessen hat Lebedeff erstens die Frage offen gelassen, aus welchen Gründen diese primären Krümmungen der Wirbelaxe erfolgen, und zweitens ist er den Beweis dafür, dass die Aufeinanderfolge der beobachteten Zustände wirklich die von ihm angegebene ist, schuldig geblieben. Ich bin vielmehr der Meinung, dass die erste Störung schon in die Zeit der ersten Embryonalanlage, des Blastoderms, zurückzudatiren ist, dass entweder die symmetrischen Hälften den Anschluss an einander nicht erreichen oder Mängel enthalten, welche ihre Wachsthumsenergie herabsetzen und dann secundär Verkümmerungen, mehr oder weniger durchgreifende Spaltungen der äusserlich einfachen Embryonalanlage herbeiführen. Solche Wachsthumsschwächen oder Bildungshemmungen werden natürlich am evidentesten, wenn sie das Gerüst, die Knochenplatten, befallen. Sie werden meistens auch die anderen Blätter der Rückenplatten in Mitleidenschaft ziehen, aber bei der relativen Selbständigkeit der einzelnen Blätter begreift sich doch, dass auch Zweitheilungen oder Spaltungen des Rückenmarks vorkommen können ohne einen eigentlichen Wirbelbogenspalt, dass sich andererseits eine sogenannte Verdoppelung in einem und demselben Falle an eine Rachischise gewöhnlicher Art anschliesst.

In dieser Beziehung ist zunächst auf einen bisher wenig urgirten Umstand die Aufmerksamkeit zu richten, nehmlich auf die grossartigen Lückenbildungen und auf die Verzögerungen der Knochenbildung, die sich an dem übrigen Skelett, namentlich an den platten Schädelknochen so häufig manifestiren. Bekanntlich findet man wohl keine Combination von Entwicklungsstörungen häufiger als diejenige von Schädel- mit Wirbeldefecten, von Acranie oder Hemicranie mit totalen oder partiellen Rachischisen, und bei der totalen gleichzeitig noch eine Verminderung der Zahl der Wirbel (vergl. Koch S. 19) und eine lordotische Knickung der Halswirbelsäule (bei den Derencephalen), endlich fast eben so häufig mit diesen Zuständen den Nabelschnurbruch gepaart. Mit der Bauchbeckenblasenspalte ist wohl constant eine Verkürzung der Wirbelsäule verbunden, welche nicht nur von der Verkrümmung derselben, sondern auch davon herrührt, dass ganze Wirbel (Asp) oder Wirbelstücke fehlen, gleich wie ganze Rippen ausfallen können (Virchow). Mehrere Spalten der Wirbelbögen an getrennten Stellen derselben Wirbelsäule, wie in den Fällen XVI und XVIII, scheinen nicht selten zu sein. Bei den gewöhnlichen Arten der Spina bifida treffen wir sicherlich in der Mehrzahl der Fälle gleichzeitig die hydrencephalische Form des Schädels und zwar finden sich bald nur die weiten Nahtverbindungen und Fontanellen (Fall X, XVII und XIX), bald aber auch auffällige Verknöcherungslücken inmitten der platten Schädelknochen (Fälle XI, XII, XIII) oder eine ungewöhnlich starke pergamentartige Biegsamkeit derselben, namentlich ihrer Randtheile an den Seiten des Schädels (Fall II, XVI), in dem Falle XI sogar am rechten Stirn- und Seitenwandbein viel stärker wie links. Selbst an den Extremitätenknochen habe ich mehrmals eine auffällige Biegsamkeit, eine Art von Osteomalacie, neben jener Craniotabes constatiren können. Auf die letzterwähnten Verhältnisse muss in den Fällen von Wirbelspalten, wie mir scheint, mehr Rücksicht genommen werden, wie bisher geschehen, indem man von der Voraussetzung ausging, dass die auffällige Kopfform, ebenso wie die grosse Weite des Rückgratskanals nur der Effect, nicht die Ursache des Hydrocephalus, bezüglich der Hydrorachis sei. Denkbar wäre aber doch, dass beide Zustände Coeffecte sind oder dass der Fehler in der Ossification sogar eine ursächliche Bedingung des Hydrops des Medullarrohrs darstellt. Diese Aplasie der Wirbelsäule macht sich nun wohl in zwei Richtungen geltend, und hiernach unterscheiden sich offenbar die beiden Hauptklassen der Spinae bifidae.

A. Bleibt die mediane Vereinigung der bilateralen Anlage der Wirbelsäule aus, so entsteht die Rachischise und die Myelomeningocele. Störungen dieser Art werden sich am leichtesten an der dorsalen Seite des Rückgrats ausdrücken, da dieses hier am spätesten vollendet wird. Abgesehen von den Spaltungen der Wirbelkörper in der Spina bifida anterior, sind als die höchsten Grade dieser Störung diejenigen zu betrachten, bei welchen sich die Rückenwülste, welche die Wirbelrinne herstellen sollen, dorsalwärts gar nicht erheben, die Wirbelbogenanlagen ganz rudimentär oder flach liegen bleiben, somit die höheren Grade der Rachischise. Je grösser der Defect in den Wirbelbögen, desto mehr nehmen auch das Medullarrohr, seine Häute, die Fascie und die äusseren Weichtheile an der Spaltung Theil; je grösser diese ist, um so mehr kommen noch Andeutungen der ursprünglichen bilateralen Anlage des Rückgrats und des Rückenmarks zum Vorschein. In den geringsten Graden dagegen bleibt nur die Zweitheilung in den äussersten Spitzen der Wirbelbögen, in den Dornfortsätzen bestehen; aber auch hier können noch häutige oder knöcherne Scheidemarken als überdauernde Wahrzeichen der bilateralen embryonalen Anlage der Rachis erscheinen. Die im vorigen Abschnitt nachgewiesene Häufigkeit derartiger Zeichen von Verdoppelung bei der Rachischise und der Myelomeningocele bildet eine wichtige thatsächliche Stütze für die Theorie, dass diesen Arten der Wirbelspalte eine solche Aplasie der Skelettaxe zu Grunde liegt, welche die Vereinigung der beiden Hälften der Wirbel- und Medullaranlage zum einfachen Rohr verhindert hat. Wenn wir die letztere so regelmässig an der Spaltung betheiligt finden, wenn wir selbst bei den Wirbelspalten geringster Ausdehnung, nehmlich bei denjenigen, welche eine Rückenmarkshernie, die Myelomeningocele, durchtreten lassen, diese Persistenz der Medullarrinne als das Maassgebende nachgewiesen haben, so ergiebt sich die Nothwendigkeit, auch die locale Missbildung des Rückenmarks von der allerfrühesten Zeit der embryonalen Anlage her zu datiren und auch hier das Primäre in einem Wachsthumsmangel des Blastoderms zu suchen. Die Muskel- und Hautplatten, selbst die Anlage der Fascie erscheinen ebenfalls von Anfang an gespalten, nicht secundär durchbrochen und durchbohrt zu sein; auch ihrem Keimmaterial fehlte es an Wachsthumsenergie. Diese Aplasie braucht aber, wenn auch die Spina bifida eine ganz beschränkte Störung ist, nicht nur local an der afficirten Stelle vorhanden zu sein, sie kann auch über die ganze Cerebrospinalaxe verbreitet sein und nur an beschränkten Stellen, an denjenigen vorzüglich, wo die ursprüngliche Trennung am spätesten verloren geht, da wo der Sinus rhomboidalis so lange bestehen bleibt, zum Ausdruck kommen. In gleicher Weise müssen wir ja auch bei den Nabelbrüchen und den beschränkten Bauchspalten, die gewiss den Spinae bifidae verwandte Missbildungen sind, die Ursache der Störung nicht nur in der Mitte der Bauchdecken suchen, sondern annehmen, dass auch der seitlichen, somit der ganzen Bauchwand ein Bildungsmangel zukommt. Hier wie bei dem Rückgrat wird die Krankheit dort offenbar, wo sich die embryonale Spalte zuletzt abschliesst. Die häufige Combination von Kopf- und Rückenspalten mit Nabelhernien berechtigt doch wohl auch zur Annahme, dass diesen beiderseitigen Missbildungen gleichartige Bedingungen zu Grunde liegen. Da die einzelnen Blätter, in welche die Rücken- und Bauchplatten zerfallen, relativ von einander unabhängig wachsen, so begreift es sich, dass sie von der Spaltung nicht immer im gleichen Maasse betroffen zu werden brauchen, dass in den geringeren Graden die äussere Haut vollkommen hergestellt wird, ja dass sich bei den Herniae occultae auch das Medullarrohr ganz ebenso wie das Darmrohr schliessen kann. Das Constante, das allen Rachischisen und Myelomeningocelen Gemeinsame liegt in dem Defect der knöchernen Wandung und ihrer nächsten Nachbaren, innen der Dura mater, aussen der Fascie. In diesen Theilen documentirt sich noch ein wichtiges Verhältniss in gesetzmässiger Weise, nehmlich die vollkommenste Symmetrie des Defectes, die Mittellinie schneidet ihn stets in zwei gleiche Hälften. Auch dieses thatsächliche Verhältniss kann wohl nur auf eine allgemeine Störung der ersten Anlage, kaum auf eine in späterer Zeit local einwirkende Schädlichkeit bezogen werden.

B. Bleibt dagegen das Wachsthum der Wirbelsäule in der Längsrichtung mangelhaft, während sich die Rückenmarksanlage normal verlängert, sogar zum Rohr geschlossen wird trotz des Bestehens der Wirbelspalte, so entsteht die Myelocystocele, bezüglich die Myelocystomeningocele. Thatsächliche Zeugen dieser Störung des Längswachsthums der Wirbelsäule bei der Myelocystocele sind 1) die reguläre Kürze der Wirbelkörper, 2) das Fehlen ganzer Wirbel oder Wirbelkörperhälften, 3) die eigenthümliche Absonderung eines knöchernen Keilstücks in den Wirbelkörpern, 4) die grösstentheils einseitigen Bogendefecte. Alle diese Momente finden sich, wie die Specialschilderung im Abschnitt II 2 lehrt, wenn auch alle vier nicht immer neben einander, doch in irgend einer Combination und in solcher Häufigkeit, dass davon die besondere Körperhaltung, die typische Kürze des Rumpfes und deswegen auch seine häufige Verkrümmung hergeleitet werden muss. Bleibt nun die Wirbelsäule zu kurz und wird demgemäss das normal wachsende Medullarrohr relativ zu lang für den Wirbelkanal, so muss es sich in eine Schleife legen oder knicken, und damit wird wohl die Neigung zu einer partiellen Aussackung des Medullarrohrs an der Stelle der schärfsten Biegung, gerade wie an den Windungen verlängerter cirsoider Blutgefässe die Disposition zur Bildung von aneurysmatischen und varicösen Säcken, gegeben sein. An der geknickten Stelle der Rohrwandung wird nicht nur die Anbildung der Medullarsubstanz verzögert, sondern auch, nachdem sich hier die Blutgefässe entwickelt haben, eine Congestion mit stärkerer Transsudation herbeigeführt werden; auch mögen hier die Gefässanlagen die Anlagen des Rückenmarksgewebes überwuchern. Unter solchen Bedingungen entsteht die Myelocystocele. Es wird alsdann von dem Orte der Widerstandsfähigkeit der Rückenmarkshüllen, der Pia mit der Arachnoidea, so wie der Dura mater abhängen, ob sich der Sack genau dorsal- oder lateral- und ventralwärts ausdehnt, in der letzteren Richtung dann, wenn die Vereinigung der rechten und linken Rückenmarksanlagen unvollkommen erfolgte. Mittelst des letzteren Modus kann es sogar geschehen, dass die Rückenmarksanlagen ganz auf die dorsale Seite rücken und die Myelocystocele anterior entsteht. Entweder tritt dieselbe durch einen Spalt der Wirbelkörper zu Tage oder, wenn die ventrale Seite des Wirbelrohrs nicht defect ist, durch die dorsale Spalte der Wirbelbögen hervor, indem sie, obwohl anfänglich am Medullarrohr ventralwärts gerichtet, doch schliesslich nach hinten umbiegt und einen dorsalen Tumor bildet. Letzteres wird hauptsächlich dadurch begünstigt und gesteigert, dass sich eine Meningocele anschliesst, welche die Cyste in den Bogenspalt und darüber hinaus zwischen die Muskeln, das Fettgewebe und unter die Haut hervordrängt (Myelocystomeningocele antero-posterior, Fall XVIII). Die Annahme, dass sich die Säcke in die präexistirenden Wirbel- und Wirbelbögenlücken hinein entwickeln, dass diese sogar nicht nur die Richtung, die jene nehmen, bestimmen, sondern namentlich mittelst des Duradefectes auch die erste Entstehung der Myelocysten bedingen, steht mit der Thatsache, dass in den vorhandenen Beobachtungen die Stellung des Rückenmarkssackes, auch die der Meningocele vollkommen der Lage des Spaltes an der Wirbelsäule entspricht, in gutem Einklang. Durch den Wirbelspalt traten nicht nur die reinen Meningocelen als M. anteriores, wie in den Fällen Bryant, Kroner-Marchand, oder als posteriores, resp. dorsales zu Tage, sondern auch die grossen meningealen Säcke, welche, mit Knickungen (Natorp, Debout, Bouchut) oder gar mit zapfenförmigen cystenhaltigen Auswüchsen des Rückenmarks (Förster, Schultze, Londoner Comité) verbunden, beobachtet wurden. Diese letzteren Fälle, welche von manchen Pathologen zu den eigentlichen Meningocelen, von W. Koch zu den typischen Myelocelen gerechnet wurden, sind nehmlich meiner Auffassung nach richtige Myelocystocelen, bei denen die Meningocele weit in den Vordergrund trat und die Myelocyste Umbildungen erfuhr selbst in dem Grade, dass die Cyste obliterirte, wie es bekanntlich an dem Centralkanal so häufig geschieht.

Für alle Fälle dieser Kategorie kann man auch die Hypothese durchführen wollen, dass das Rückenmark absolut zu lang gebildet, namentlich durch einen allgemeinen oder beschränkten Hydromyelos verlängert wurde und, da die Wirbelsäule relativ zu kurz geblieben, die Knickung und Ausbuchtung des Medullarrohrs nach einer Seite hin entstanden sei. Eine derartige Auffassung scheint ja durch Virchow's Angabe, dass bei der Hydromyelocele dorsalis lateralis seiner Beobachtung der unterhalb des Sackes gelegene vollständig entwickelte Theil des Rückenmarks „etwas länger als gewöhnlich, dass nehmlich seine Cauda equina verkürzt war“, eine gewisse Unterstützung zu erhalten. Ich wüsste aber aus eigener Beobachtung keine Thatsache anzuführen, welche für diese Hypothese spräche, während die hier mitgetheilte Thatsache, dass die Myelocystocelen sich den Bauchblasendarmspalten mit ihren grossartigen Bildungsmängeln der Wirbelsäule regelmässig hinzugesellen, zu Gunsten unserer Theorie, nach welcher diese Wirbelstörung das primäre und causale Moment abgiebt, ein nicht misszuverstehendes Zeugniss ablegt.

Man könnte sich ferner bemühen, eine mechanische Gewalt, einen von aussen her ausgeübten Druck, kurz eine äussere Ursache für das Zukurzbleiben der Wirbelsäule aufzufinden; namentlich möchte Manchem der Gedanke an einen Druck, der auf das hintere Leibesende des Embryo durch eine zu enge Schwanzkappe des Amnios ausgeübt wird, nahe liegen, ein Moment, welches von Panum bei Bildungsfehlern im Allgemeinen berücksichtigt, von Dareste, nach ihm von Perls bei den Hirnbrüchen ausdrücklich als das causale angesprochen wurde. Hierfür käme noch in Betracht, dass bei dem einen Fötus der Doppelmissbildung des Falles XXI gleichzeitig eine Sympodie vorhanden ist, und dass gerade diese Missbildung auch auf einen Druck seitens der engen Amnioskappe zurückgeführt wird (Dareste), ferner aber, dass denjenigen Störungen, welche das Becken bei der Symmelie treffen, wiederum diejenigen, die in den obigen Fällen von Bauchblasendarmspalte gefunden wurden, ganz nahe stehen.

Diesen Hypothesen gegenüber muss ich die Bedeutung der von mir nachgewiesenen besonderen Störungen in der Knochenbildung specieller hervorheben. Zunächst ist hier die auffällige Thatsache, dass die Myelocystocelen fast regelmässig lateral gelegen sind, in Anschlag zu bringen. Virchow erwähnte schon für den hierher gehörigen Fall seiner Beobachtung ausdrücklich den lateralen Sitz der Spina bifida dorsalis; auch das Londoner Comité giebt an, dass der lumbosacrale Tumor des 12jährigen Knaben (No. 25), bei welchem die linken Bogenhälften des IV. und V. Lumbalis und I. und II. Sacralis, ausserdem noch die linken Hälften der Körper des I. und III. Sacralis fehlten, seitlich gelegen war, auffälligerweise rechts von der Medianlinie. In den Fällen XIV, XV, XVI, XVII, XVIII, XIX, XXII und XXIV konnte ich neben den Verkürzungen und Deformirungen der Wirbelkörper die auffälligsten einseitigen Defecte der Wirbelbögen nachweisen, und zwar regelmässig auf der Seite der Concavität der Krümmung, ganz vorwiegend links. Selbst einseitige Defecte der Wirbelkörper konnte ich auf der Seite der Concavität, ebenso wie das Londoner Comité in seinen No. 25 und 26 constatiren. Diese Defecte der Körper und Bogenhälften erklären das Zustandekommen der Krümmung in der einfachsten Weise, sind aber auch wichtige Zeugen für die frühzeitige Störung der Wirbelanlagen, namentlich dafür, dass die beiden Wirbelhälften von vorneherein ein ungleiches, ein asymmetrisches Wachsthum gehabt haben. Die relative Kürze der linken oder rechten Wirbelhälften wäre hiernach als die gemeinsame Grundbedingung nicht nur der Krümmungen des Rückgrats, sondern auch der Knickung und Cystenbildung an dem relativ zu lang werdenden Rückenmark anzuerkennen.

Könnte man diese einseitigen Defecte auch noch von einem einseitigen Druck, der den Embryokörper getroffen hätte, herleiten, und annehmen, dass die Wirbelhälften auf der Seite der Concavität infolge des Drucks verkümmerten, so wüsste ich doch nicht eine gleiche Erklärung für die auffälligen Störungen der Knochenbildung im Innern der Wirbelkörper zu geben. Vielmehr erscheinen mir die dorso-ventral gerichteten Keilstücke der Wirbelkörper, auch weil sie auf die verkürzten oder mit Bogendefecten versehenen Wirbel beschränkt sind, als Zeugen einer primären Entwicklungsstörung der Wirbelanlage. Welcher Art, darüber habe ich mir allerdings durch eine Recapitulation unserer bezüglichen embryologischen Kenntnisse keine Aufklärung verschaffen können. Sind etwa die Bogenknorpel mit der hypochondralen Spange, welche sie auf der ventralen Seite des Körperknorpels verbindet, statt zu schwinden, stärker gewachsen, anstatt dass dieser das Hauptwachsthum übernehmen sollte? Oder handelt es sich um die Folge einer Störung der Blutströmung oder der Entwicklung der Hauptgefässe des Wirbels, um ein hierdurch bedingtes Missverhältniss der endochondralen zur myelogenen Knochenbildung? Gleichviel, das Vorkommen der Keilstücke spricht gewiss für eine grossartige Umwälzung in den Ossificationen der Wirbelanlagen.

Neben der Asymmetrie kommt nun ein zweiter Umstand bei den Myelocystocelen mit in Betracht, nehmlich das auffällige Verbundensein mit der Bauchblasendarmspalte. Ich darf diese Combination auf Grund der obigen Schilderung eine gesetzmässige nennen und kann hierfür als Beweis nicht nur die obigen 10 Fälle, sondern auch die von Dehn, Asp und Perls publicirten Beobachtungen aufführen, wenn ich es nach der Beschreibung als sicher ansehen darf, dass die Säcke der Lendenkreuzgegend richtige Myelocystocelen oder Myelocystomeningocelen waren und nicht als Hydromeningocelen, wie es Dehn hinstellt, bezeichnet werden durften. (Nur Bartels erwähnt in seiner Beobachtung von „Bauchblasengenitalspalte“ das Vorhandensein einer Spina bifida nicht.) Während sich die Cranio- und Rachischisen häufig mit Nabelbrüchen und oberen Bauchspalten combiniren, sind die Myelocystocelen mit unteren Bauchspalten, aber nicht etwa mit der gewöhnlichen Bauchbeckenblasen-, sondern durchweg nur mit der Bauchblasendarmspalte in regulärer Verbindung. Hier muss zweifellos ein genetischer Zusammenhang existiren.

Es ist nun schon öfter der Satz aufgestellt worden, dass die starke Lordose, welche wir regelmässig bei den grösseren Bauchspalten vorfinden, durch die herabhängenden Bauchorgane, namentlich durch das grosse Gewicht der Leber hervorgebracht werde. Auch bei unseren Fällen könnte man daher in der umfänglichen Bauchspalte die Ursache der an den Wirbelsäulen gelegenen Krümmungen und Difformitäten suchen. So wenig ich nun versucht sein kann, einen derartigen Einfluss der Last der Eingeweide auf die embryonale Wirbelsäule zu leugnen, so muss ich doch aus den obigen Beobachtungen drei Momente hervorheben, welche entschieden für die Unabhängigkeit der bei den Myelocystocelen vorkommenden Wirbelkörper- und Wirbelbogendefecte von einer solchen äusseren mechanischen Einwirkung auf die Körperaxe sprechen. Erstens erwiesen sich diese Defecte durchaus nicht der Stärke der Biegung proportional; zweitens waren gleichzeitig mit den Hauptstörungen an dem Bauchtheil der Wirbelsäule ebenfalls Defecte, Spinae bifidae occultae, selbst laterale an der Brustwirbelsäule vorhanden, ohne dass hier eine Krümmung bestand (Fall XVI); und drittens fehlte in dem jüngsten Falle (XVII) meiner Beobachtung bei dem Embryo von 8 cm überhaupt jede pathologische Krümmung der Wirbelsäule trotz des scharf ausgeprägten einseitigen Mangels der linken Bogenhälften der unteren Lenden- und der Kreuzbeinwirbel. Selbst bei dem schon zu 25 cm Körperlänge gediehenen Fötus des Falles XIV war trotz der evidenten Verkürzung, trotz des grossen einseitigen Defects des unteren Theils der Wirbelsäule die Verbiegung der Brustlendensäule noch so unbedeutend, dass sie erst durch ein sorgfältiges Studium wahrnehmbar wurde. Gerade in dieser frühen Periode hätte sich doch die Krümmung der Wirbelsäule finden müssen, wenn sie die unmittelbare Ursache des Wirbeldefectes, die mittelbare der Myelocystocele wäre.

Ausserdem kommen Lordosen und Skoliosen höchsten Grades bei allen grösseren Bauchspalten vor, aber Myelocystocelen nur bei der besonderen Art, welche ich hier als Bauchblasendarmspalte bezeichnet habe. Bildete der auf die Wirbelsäule ausgeübte Zug das Primum movens, so müsste doch die Spina bifida bei allen solchen Krümmungen der embryonalen Körperaxe regulär vorkommen.

Die Myelocystocele und die Bauchblasendarmspalte können nur in einem coordinirten Verhältniss zu einander stehn, beide aber eine gemeinsame Ursache haben. Hätte ich am Beckenring regelmässig Defecte und Grössenmängel nachweisen können, noch neben der Spaltung, so wäre ich in der Lage, auch für die Blasendarmspalte die Störung der Anlage des Axenskeletts als die primäre Bedingung hinzustellen. Aber regelmässig waren nur Verschiebungen der einzelnen Beckenstücke, der Kreuzbeinflügel und Darmbeine gegen die Wirbelsäule, nur selten, wie im Fall XVII, deutliche Verkümmerungen aufzufinden.

Als Hauptsache erscheint die Darmspalte und zwar muss ich dieselbe unbedingt als eine solche bezeichnen, welche ganz regelmässig das Coecum und den Anfang des Colons betroffen hat (s. die Schilderungen), nicht etwa die am Ileum gelegene Stelle, an welcher der Darm zuletzt zum Rohr geschlossen und das Meckel'sche Divertikel gefunden wird. Es ist vielmehr derjenige Theil des Darmkanals, von welchem auch die spärlich beobachteten Verdoppelungen ausgehen (s. Fall XXIV, Bollinger, Schreiber) und G. Fleischmann bei einem Sympus apus ein zolllanges Divertikel beschrieben hat. Warum gerade diese Stelle betroffen wird, das ist eine Frage, für deren Beantwortung uns die normale Embryologie, so viel mir bekannt, keine Anhaltspunkte liefert. Wegen der bilateralen Anordnung der Harnblase muss man an die Frühzeit der embryonalen Entwicklung, an die Entstehung der Allantois aus der Wandung des Enddarms denken. Sollte etwa eine Obliteration oder Imperforation des Enddarms den Anfang machen? sollte ein hierdurch gesetztes Hinderniss bewirken, dass der Dickdarm, wenn er schon geschlossen ist, wieder eröffnet wird? Gewiss liegt es nahe, bei diesem Sachverhältniss auf die frühembryonale Communication zwischen dem Darm- und Medullarrohr, auf den Canalis neurentericus, zurückzugehn, umsomehr als seine Wandung auch die Ursprungsstätten für die Chorda, also die Wirbelaxe, und für die Allantois, die Bildnerin der Harnblase, abgeben soll. Marchand hatte schon einmal die Möglichkeit erwogen, dass der Canalis neurenterius für die Entstehung der Spina bifida anterior in Betracht käme. Wären wir nur über das Vorhandensein und die Lage dieses Kanals beim menschlichen Embryo bereits im Klaren! Wäre es nur unter den heutigen Embryologen bedingungslos entschieden, dass der Enddarm und die Allantoisanlage auch beim Menschen mit dem Medullarrohr mittelst eines Canalis neurentericus zusammenhängen! Wäre auch nur wie bei dem Hund, Kaninchen und Meerschweinchen nachgewiesen, dass am Enddarm, an der Stelle, wo sich die Kloake bildet, Ectoblast und Entoblast unmittelbar mit einander verbunden sind! Nach irgend einem anatomischen Zusammenhang der Myelocyste mit dem Steissbein oder den auf seiner ventralen Seite gelegenen missbildeten Organen habe ich wohl geforscht, aber bis dahin nichts aufgefunden, was schliessen liesse, dass die Gemeinschaft von Myelocystocele und Blasendarmspalte aus dem Auftreten der ersten Störung an derjenigen Stelle, wo die Wandungen des Enddarms und des Medullarrohrs einmal in einander übergingen, herzuleiten ist. Das Einzige, was ich bei diesen Nachforschungen auffand, waren Fettgewebsmassen (Fall VI) und Muskelbündel (Fall XV) in und an dem Filum terminale, offenbar Gewebstranspositionen wie sie im Abschnitt I S. 28—37 geschildert wurden; auch das Fettgewebe, welches in makro- oder mikroskopischen Läppchen zwischen oder in den arachnoidealen Wandschichten der Säckchen, besonders auf ihrer dorsalen Seite bei dieser Gelegenheit constatirt wurde (Fall XIX und XXIV), durfte wohl als transponirtes aufgefasst werden.

Es kann aber wohl keinem Zweifel unterliegen, dass die Myelocystocele, wenn sie auch erst aus dem geschlossenen Medullarrohr hervorgeht, doch schon zur Zeit der ersten Anlage des Embryo, gleichzeitig mit der Rachischise und der Myelomeningocele ihr erstes Dasein beginnt, spätestens zu einer Zeit, in welcher die angeführten, gegenwärtig so lebhaft discutirten Umbildungen am Ende des Darm- und Medullarrohrs stattfinden. Bietet doch selbst derjenige Fall meiner Beobachtung (XX), in welchem das Rectum, der Dickdarm und die Blase normal gebildet waren,

Verhältnisse dar, welche auf solch eine sehr frühe Epoche der Entstehung der Myelocyste hinweisen! Denn das Fehlen richtiger Cutis auf dem ganzen dorsalen Theil der Geschwulst, die Lage und Art der Muskelfasern in seiner dorsalen Decke, der oberflächliche Sitz der Cyste zeigten es deutlich, dass die Haut- und Muskelplatten zu derjenigen Zeit, als sie von der Rückenmarkscyste durchbrochen wurden, mindestens noch unfertig, wahrscheinlich in der Medianlinie noch nicht verschmolzen waren.

- - - - -

Je nach dem Grade und nach der Art, wie sich die einzelnen Blätter, welche die Rachis aufbauen, an diesen Bildungsmängeln der ersten Keimanlage betheiligen, resultiren die Unterschiede zwischen der Rachischise, der Myelocele und der Meningocele; sie sind aber auch noch von den späteren, den secundären Vorgängen abhängig. Ob Rachischisis oder Myelocele, das hängt, wie wir aus den einander gegenübergestellten Fällen entnehmen, von dem Eintritt oder dem Ausbleiben einer Hydrorachis externa, von einer secundären Congestion und Irritation der Arachnoidea ab. Die Marklager können secundär grösstentheils atrophiren und bis auf das Gefässgerüst schwinden, wenn ihre nervösen Elemente direct der Einwirkung des Fruchtwassers ausgesetzt sind. Derartige secundäre Metamorphosen können sogar in die Tiefe dringen und die volle Ausbildung der nervösen Substanz des Rückenmarks innerhalb einer grösseren Strecke verhindern, wie in dem Falle XIII und XXIV. So kann bei der Myelomeningocele, aber auch bei der Myelocystocele ein scheinbarer Hydromyelus entstehen, indem alsdann das Piarohr nur von einem spongiösen, allein aus Blutgefässen bestehenden Gewebe erfüllt ist. Zu den secundären Metamorphosen ist auch die Atrophie der Nervenwurzeln zu rechnen, welche im allgemeinen mit der Dehnung, die sie erfahren, gleichen Schritt halten dürfte. Auf der gleichen Linie stehn die Lückenbildungen in der Arachnoidea, denen die Verdickungen der durch sie gebildeten Scheiden, so wie die Adhäsionsfäden gegenüber zu stellen und gewiss als Effecte irritativer Vorgänge in dieser serösen Membran aufzufassen sind. Endlich giebt es noch Veränderungen der blossliegenden Pia mater, nicht nur Verdickungen, die den Eindruck von Narben machen (Fall XV und XIX), und Verwachsungen der

Polgruben der Area, sondern auch Ueberhäutungen, Ansiedlungen einer epithelialen Decke auf der geglätteten, von den Resten der medullären Substanz gänzlich gesäuberten Pia. Da diese Epithelschicht Epidermisplatten führt, so kann sie nur von dem Rande, von der umgebenden Haut herübergepflanzt sein. Ob sich dieser Vorgang, der zunächst der Zona epithelio-serosa ihre Eigenthümlichkeiten verleiht, steigern kann, ob das Piagewebe weiterhin wirklich mit Hautfollikeln und Papillen versehn, gleichsam dermatisirt werden oder auch nur die Beschaffenheit des Gewebes einer Narbe der äusseren Haut annehmen kann, das zu entscheiden, muss weiteren Untersuchungen überlassen bleiben. Jedenfalls lässt sich jetzt schon das aussagen, dass die glättende epitheliale Decke dort, wo hinreichende Reste des medullo-vasculösen Gewebes persistiren, nicht zu Stande kommt, offenbar deswegen, weil die starke Flüssigkeitssecretion, welche einem solchen Gefässgewebe eigen ist, der Ansiedlung eines epidermoidalen Epithels ungünstig ist.

Die Thatsache, dass an der äusseren freien Oberfläche der Myelomeningocele das medullo-vasculöse Gewebe und die eigenartige Einrichtung der Area vorhanden, ja mit blossem Auge oder mittelst der Lupenbetrachtung, wenigstens in Resten, zu erkennen ist, hat nicht nur für die Entstehungsgeschichte und den Verlauf dieser congenitalen Tumoren ihre grosse Bedeutung, auch für die praktische Diagnostik wird sie Werth erlangen, insofern man mittelst des Erkennens dieser Einrichtungen am lebenden Kinde die für die ärztliche Behandlung wichtigste Frage, ob Nervenfäden in dem Sack vorhanden sind, gleichviel ob frei in seiner Höhle oder verborgen zwischen den Schichten seiner Wand, ferner an welcher Stelle sich die Nervenwurzeln und die Rückenmarkssäule inseriren, entscheiden lernt. Sind die Dinge nicht durch Exsudatdecken, hämorrhagische Infiltrationen oder sonstige Entzündungsproducte verschleiert, so wird man die orientirenden Reste der medullo-vasculösen Substanz auch bei den umfangreichen Tumoren, wenigstens auf dem eigenthümlichen Mittelfelde und besonders an den Polen desselben auffinden und darnach dem operativen Verfahren die Wege anweisen können.

Hinsichtlich der Häufigkeit dieser Missbildungen citire ich schliesslich die Angaben des Berichtes des Londoner Comités, dass im Jahre 1882 allein in England 647 Todesfälle an Spina bifida, davon 615 bei Kindern im ersten Lebensjahre vorkamen, ferner dass unter den von dem Comité untersuchten 125 Fällen, 76, also 63 pCt. Myelomeningocelen waren, während Demme unter 57 Fällen (von 36148 kranken Kindern) 35, also 60 pCt. beobachtete.

Literatur.

Fritz Fischer, Deutsche Zeitschrift für Chirurgie. XVIII. 1.

R. Virchow, Die krankhaften Geschwülste. 1863. I. 178, 184, 185, 188, 387, 424, 514. — Zeitschrift für Ethnologie. 1875. VII. 280. — Virchow's Arch. 1863. XXVII. 575. 1880. LXXIX. 176. — Berliner klinische Wochenschrift. 1884. 745 u. 819. 1873. 337. — Deutsche Klinik. 1860. 381.

Axel Key und G. Retzius, Studien in der Anatomie des Nervensystems und des Bindegewebes. I. Hälfte. 1875. 91, 163, 187.

H. Ranke, Jahrbuch der Kinderheilkunde. 1879. N. F. XII. 116.

J. Mohrenheim, Beobachtungen verschiedener chirurgischer Vorfälle. 1780. I. 172.

Morgagni, De sedibus et causis etc. 1779. I. Epist. XII. Art. 16. p. 194.

A. F. Moeckel, De hydrorachitide commentatio path.-chir. Lipsiae 1822.

Natorp, De spina bifida. Dissert. Berlin 1838. und in Froriep, Chirurg. Kupfertafeln Taf. LXVI. Fig. 4.

Bevalet, Thèse de Paris. 1857.

Förster, Die Missbildungen des Menschen. 1861. 44, 78. Taf. XIV—XV. — Würzburger physikal.-medic. Ges. Sitzungsbericht X. 1859. 5. Jan.

Henry J. Wolf (F. Schultze), Ein Beitrag zur Casuistik der Spina bifida. Dissert. Heidelberg 1884.

v. Bärensprung, Journal f. Kinderkrankheiten. 1847.

H. Meckel v. Hemsbach, Charité-Annalen. 1857. VIII. 48. Taf. II. — Joh. Müller's Arch. 1850.

J. F. Meckel, Handbuch d. pathol. Anat. I. 355, 358, 385.

Sandifort, Museum anatomicum academiae Lugduno-Batavae 1793—1837. II. Taf. VII. II. Taf. XLV. Fig. 1—3. II. Taf. CXXIV. I. Taf. LXI. 176.

Vrolik, Tabulae ad illustrand. embryogenesin. 1849. Tab. 34 Fig. 11—14.

Debout, Bulletin de la thérapeutique. 1858. LIV. 304.

Bouchut, Kinderkrankheiten.

W. R. Gowers, Myolipoma of spinal cord. Transactions of the pathol. Soc. of London. 1876. XXVII. 19.

Braubach, Arch. f. Psychiatrie. 1884. XV. 489.

Athol Johnson, Fatty tumour in the interior of the spinal canal. British med. Journ. 1857. 125 u. 252.

H. Chiari, Prager med. Wochenschrift. 1884. No. 50.
Obré, Transactions of the pathol. Soc. of London. 1852/53. III. 248.
v. Bergmann, Berliner klin. Wochenschr. 1884. 761 u. 780. — Arch. f. klin. Chirurgie. 1886.
Jefferson, The Lancet. 1883.
M. Reiner, Centralbl. f. d. med. Wissensch. 1863. 860.
A. G. Drachmann, in Virchow-Hirsch Jahresbericht f. 1869. II. 386.
Mair, Jahrbuch f. Kinderheilkunde. Wien 1859. II.
Roloff, Mém. de la société de Berlin. 1761. 73.
M. Bartels, Arch. f. Anthropol. XIII. 1. — Deutsch. Zeitschr. f. Chirurgie. 1884. XX. 100. — Zeitschr. f. Ethnologie. VIII. 110. XI. 145. XIII. 213. — Reichert's u. Du Bois' Arch. f. Anatom. u. Physiol. 1868.
Rosenmüller, Dissert. de singul. et nativis oss. corp. human. varietatibus. Dissert. 1804. 53.
Cruveilhier, Anatomie patholog. Lief. VI. Taf. 3. Lief. XIV. Taf. 4. Lief. XIX. Taf. 5 u. 6.
Billroth, Arch. f. klin. Chirurgie. 1862. III. 398, s. Dissert. v. Reali. 98.
Wilh. Koch, Mittheilungen etc. I. Beiträge zur Lehre von der Spina bifida, mit 5 Tafeln. 1881.
Jul. Arnold, Virchow's Arch. 1868. XLIII. 181. 1870. — L. 482.
Klinkosch, in Otto's Pathol. Anatomie. I. 413.
Béclard, Bulletin de la faculté de méd. III. 292.
Lichtenberg, Transact. of the pathol. Soc. of London. XVIII. 250.
Rinckenraat, Henckel, Osiander, Meinert und Benecke s. Citate in Spring, Monographie de la hernie du cerveau. Mém. de l'acad. roy. de méd. de Belgique. 1854. III. 1.
F. Tourneux und E. Martin, Journal de l'anat. et de la physiologie. 1881. XVII. 1.
Schnieber, Rust's Magazin. XIII. 279.
Dolbeau, Raynaud, Citate in Reali, Ueber die Behandlung der angebornen Schädel- und Rückgratsbrüche. Dissert. Zürich 1874. 58.
Edm. Rose, daselbst 60, 70, 99, 114, 189.
Wyss, daselbst 78.
Pepper, Americ. Journal. 1867, ref. in Virchow-Hirsch Jahresbericht. 1867. I. 221.
Chambard, Progrès médical. 1880. 17. Juli.
Talko, Virchow's Arch. 1870. L. 517.
K. Löbker, in P. Vogt's Mittheilungen aus der chirurg. Klinik in Greifswald. 1884. 68.
Ornstein, Zeitschr. f. Ethnologie. 1875. VII. 91. — 1876. VIII. 247. — 1877. IX. 485.
Treiber, daselbst VII.
Sonnenburg, Berliner klin. Wochenschr. 1884. 790.
A. Lücke, Tageblatt der 58. Versammlung deutsch. Naturforscher u. Aerzte in Strassburg. 1885. 276.

Michelson, Ziemssen's Handbuch der Hautkrankheiten. II. 1884. 89. — Virchow's Arch. C. 66.
Rizzoli, Bulletino dell. scienz. med. publ. p. c. d. soc. med. chir. di Bologna. Ser. V. 1877. XXIII. 401.
Stricker, Virchow's Archiv. LXXIII. 622.
Berardi, Annali univers. di med. (Omodei). 1855. CLIV. 160.
Weaver, The Lancet. 1870. 841 und 1884. II. 969.
Ecker, Arch. f. Anthropol. XII. 129.
Allix, Presse médical. 1858. 31.
Schiefferdecker, Berlin. klin. Wochenschr. 1871. 160.
Erb, Ziemssen's Handbuch d. spec. Path. u. Therapie. XI. 2.
H. Fischer, Berliner klin. Wochenschr. 1871.
Duplay und Morat, Arch. génér. de médic. 1873. 257.
Eschricht, Joh. Müller's Archiv f. Anat. u. Phys. 1837. 37.
Voigt, Denkschriften d. Wien. Akademie d. Wiss. XIII. 1857.
Schwalbe, Corresp.-Bl. d. deutsch. Gesellsch. f. Anthropol. etc. 1878. No. 1.
Schönwald, Berliner Sammlung z. Beförderg. etc. VI. 1774.
Paget, Th. Smith, The Lancet. 1867. II. 192.
Hildebrand, Sitzungsber. d. physik.-öcon. Ges. zu Königsberg. 1877 u. 1878.
Groos, Berliner klin. Wochenschr. 1870. 396.
Treu, s. J. F. Meckel.
H. Wendt, De spina bifida. Dissert. Berlin 1858.
Ollivier, Traité des maladies de la moelle épinière. 1837. I. 189.
Hofmokl, Wiener medic. Jahrbücher. 1878. 443.
Rokitansky, Lehrbuch der patholog. Anatomie. 1856. II. 426 u. 482.
C. Dareste, Rech. sur la production artificielle des monstruosités ou essais de tératogénie expérim. 1877. 190. 246. 250. — Comptes rendus de l'acad. d. sc. 1879. LXXXIX. 1042. XCVI. 511.
Joh. Müller, Ueber den feineren Bau und die Formen der krankhaften Geschwülste. Taf. III. Fig. 16 u. 17.
A. Lebedeff, Ueber die Entstehung der Anencephalie und der Spina bifida bei Vögeln und Menschen. Virchow's Arch. 1881. LXXXVI. 263.
Wilh. Koch, Mittheilungen etc. I. Beiträge zur Lehre von der Spina bifida, mit 5 Tafeln. 1881.
F. Ahlfeld, Die Missbildungen des Menschen. 1882. II. 190. 292.
Clinical Society of London. Report of the Committee (Howard Marsh, Pearce Gould, H. Clutton, Rob. W. Parker) on Spina bifida and its treatment. Med. Times. 1885. I. 727. — — Transactions of the Clinical Soc. of London. 1885. XVIII. 339—417.
R. W. Parker, Discussion der Clin. Soc. 27. März 1885; in The Lancet. 457.
H. Tillmanns, Ueber angebornen Prolaps von Magenschleimhaut durch den Nabelring (Ectopia ventriculi) und über sonstige Geschwülste und Fisteln des Nabels. Deutsche Zeitschrift f. Chirurgie. XVIII. 161.
Prescott Hewett, Cases of Spina bifida with Remarks. London Medical Gazette. No. 5. 1844. 459.

v. Lenhossek, Wochenbl. d. Zeitschr. d. Wiener Aerzte. 1858; in Canstatt's Jahresbericht. 1858.

P. Foà, Riv. sperim. di Freniatria e Medic. legale. 1878.

Joh. Wagner (Dorpat), Reichert's und Du Bois-Reymond's Arch. f. Anatom. u. Physiol. 1861. 735.

v. Ammon, Die angebornen chirurgischen Krankheiten des Menschen. 184. Taf. XII. Fig. 2 u. 12.

Lereboullet, Rech. sur les monstruosités du brochet. Annales des sc. natur. 1863. IV. Sér. XX. 177.

Oellacher, Terata mesodidyma von Salmo Salvelinus. Sitzber. d. Wiener Acad. d. Wiss. 1873. LXVIII. 299. — Innsbrucker Sitzungsber. 1875.

Em. Rosenberg, Morphol. Jahrbuch. 1876. I. 83.

Aug. Froriep, Arch. f. Anat. u. Entwicklgesch. 1883. 178. — 1886. 69.

Ad. Schrohe, Unters. üb. d. Einfl. mechanischer Verletzungen auf die Entwicklung des Embryo im Hühnerei. Dissert. Giessen 1862.

Leo Gerlach, Die Entstehungsweise der Doppelmissbildungen bei den höheren Wirbelthieren. 1882.

Knoch, Bullet. de la soc. imp. d. naturalistes de Moscou. XLVI. 1872.

Rauber, Die Theorie der excessiven Monstra. Virchow's Arch. 1877 LXXI. 133. LXXIV. 66 u. 551.

Schreiber, Wien. med. Jahrbücher. 1875.

Bollinger, Tageblatt d. 58. Naturforschervers. zu Strassburg. 1885. 226.

Bryant, s. Canstatt's Jahresbericht. 1858. IV. 25.

Tr. Kroner und F. Marchand, Meningocele sacralis anter. Archiv f. Gynäkol. XVII.

Panum, Untersuchungen über die Entstehung der Missbildungen, zunächst in den Eiern der Vögel. 1860. — Virchow's Arch. 1878. LXXII. 168.

Quincke, Arch. f. klin. Medicin. XXI. 464.

Leyden, Virchow's Arch. XXXVII.

Waldeyer, Virchow's Arch. 1876. LXVIII. 20.

Jensen, Virchow's Arch. XLII. 236.

Perls, Allgemeine Pathologie. 1879. II. 274.

G. Asp, Om missbildningar inom urogenitalapparaten vid klyfning af nedra bukväggen. Helsingfors 1865 u. Nord. med. Arch. III. 1. No. 3.

M. Dehn, Monatsschrift f. Geburtskunde. 1864. XXIV. 175. Eine Missbildung mit Eventration.

Gottf. Fleischmann, Leichenöffnungen. 1815. 4. Abbildung III.

Demme, Wiener medic. Blätter. 1884. No. 26 u. 27.

Erklärung der Abbildungen.

Tafel I und II.

Fig. 1. Zinkogramm, Seite 249. Die sacrolumbale Hypertrichose des Falles I.

Fig. 2. Taf. I. Spina bifida occulta und Myolipom (Fall I). Sagittaler Durchschnitt, fast 1 cm links von der Medianebene angelegt, so dass wohl die Dura mater, aber nicht das Rückenmark und die Pia getroffen, vordere und hintere Nervenwurzeln an der sie vereinigenden Durchtrittsstelle in der Dura abgetrennt und aus einander geklappt, die Schnittflächen der Wirbelbögen seitwärts von den Gipfeln der Dornfortsätze angelegt wurden. $\frac{1}{2}$ natürlicher Grösse. R Rückenmark. D Dura mater. C Cutis. Uf Unterhautfettgewebe. F Fibröse Deckplatte als dorsale Wandung des Kreuzbeinkanals. Sp Spaltöffnung in derselben. Ml Myolipom auf dem Rückenmark. Cm Conus medullaris. Ce Cauda equina. MM Muskelbäuche. N III Lr Recurrirende linke vordere Nervenwurzel des III. Lendennerven, N IV Lr desgl. des IV. N V La Linke vordere Nervenwurzel des N. V. lumbalis. N I S h Linke hintere Nervenwurzel des N. I sacralis. N V L Rechter Nerv. V lumbalis. N I S, II S, III S, IV S Rechtsseitige Sacralnerven, die den Sacralplexus bilden. W II, III, IV, V L Lendenwirbelkörper. B III, IV, V Lendenwirbelbögen. St Steissbein. E Narbige Einziehung der äusseren Haut.

Fig. 3. Taf. I. Querschnitt durch das Rückenmark und das Myolipom (Fall I) in der Höhe des I. Kreuzbeinwirbels angelegt. W Weisse Stränge. G Graue Substanz mit Ganglienzellen. L v Linke vordere Wurzel. R v Rechte vordere Wurzel. R h Rechte hintere Wurzel. A Grosse Arterie in der Fissura longitudinalis anterior. B Sehr weite Blutgefässe, Bd solche mit dicken Bindegewebsscheiden innerhalb der hinteren weissen Stränge. a Fibrös-nervöse Substanz. S Glänzendes fibröses Gewebe an der hinteren linken Seite. F Fettgewebe. M Bündel quergestreifter Muskelfasern. P Pia mater. C Centralkanal. Vergrösserung 10.

Fig. 4. Taf. II. Area medullo-vasculosa der Rachischisis Fall II, die herausgeschnittenen Weichtheile des Rückens mit der natürlichen dorsalen Oberfläche, in der Mitte ein Querschnitt durch die obere Membran (Pia) gelegt, so dass man in den darunter, zwischen Pia und Dura mater gelegenen Spaltraum in schräger Richtung hineinsieht — nach der Erhärtung in Müller's Flüssigkeit und Alkohol. Natürliche Grösse. A Mit Haaren dicht besetzte äussere Haut, der Aussencontur ist Schnittrand. R Aus dem Wirbelkanal herausgenommenes Rückenmark mit hinteren Nervenwurzeln; durch den longitudinellen Einschnitt der Weichtheile zu Tage gelegt, die Einschnittränder gehen beiderseits bis x. M v Substantia medullo-vasculosa, bei M′ v′ auf dem Durchschnitt gesehen. Darunter die weissen Striche sind die im subarachnoidealen Spaltraum Sp senkrecht gestellten Nervenwurzeln und das Ligamentum denticulatum, letzteres je der mittlere weisse Strich L g s in der rechten und linken Gruppe. Pk Craniale Polgrube. Pc Caudale Polgrube. Z e s Zona epithelio-serosa. Z d Zona dermatica mit Haaren. Uf Unterhautfettgewebe. Die weissen Striche in dem unter Z e s gelegenen Theil des Spaltraums bedeuten arachnoideale Bindegewebsfäden, welche sich zwischen Pia und Dura mater ausspannen.

Fig. 5. Taf. II. Querschnitt durch die rechte Hälfte des medialen Theils der Area medullo-vasculosa (Fall II). Färbung nach Weigert's Methode, die Nervenfasern dadurch geschwärzt. Vergrösserung 40. A Querdurchschnittene mediale Hauptarterie (A. medullae spinalis anterior). P Pia mit Arachnoidalscheide. N Vordere (mediale) Nervenwurzel mit Blutgefässen in ihrer Scheide. N' Die Nervenwurzeln in ihrem Durchtritt durch die Pia. B Blutgefässe. Lg Ligamentum denticulatum. M Medulläres Gewebe mit schwarzgefärbten theils quer geschnittenen, theils schief getroffenen Nervenfasern. M g Dasselbe mit Ganglienzellen und Gefässknäueln. B n Blutgefässe nackt. B f Blutgefässe in zellendurchsetztem feinfaserigem Gewebe. B p Gefässschlingen und Gefässknäuel.

Fig. 6. Taf. I. Spina bifida sacralis = Myelomeningocele Fall VII. Natürliche Grösse. Das mittlere ovale Feld ist die Area medullo-vasculosa M v, nur ihr medialer Theil mit vasculösem Gewebe bedeckt. P k Craniale Poltasche. P c Caudales Polgrübchen. Z e s Zona epithelio-serosa. Z d Zona dermatica. Die schwarzen Punkte zeigen die Stellen der inneren Seite der Sackwand an, an welchen die Nervenwurzeln ihren Ursprung nehmen.

Fig. 7. Taf. I. Dieselbe Myelomeningocele auf dem sagittalen etwas links von der Medianebene geführten Durchschnitt, Dura mater D und Arachnoidea A durchschnitten, das Rückenmark R nicht getroffen, im caudalen Theile des Sackes ist die Arachnoidea sowohl von der Dura, als von der Pia mater abgelöst, an einer Stelle sogar umgeschlagen, die Dura aus der Wirbelrinne etwas emporgehoben. Natürliche Grösse. R' Rückenmarkssäule, auf ihr lagern die zwei recurrirenden linken IV. Lendennervenwurzeln, deren Durchschnittsstellen nicht scharf genug gezeichnet sind. N III L, N IV L, N V L, N I S, N II S, N III S die rechten lumbalen und sacralen Nerven nach dem Durchtritt durch die Dura und vor dem Eintritt in die ihnen zugehörigen Intervertebrallöcher. Die Zahlen III, IV, V, I, II, III, IV, V bezeichnen die Wirbelkörper, B V den lateralen Theil des Bogens des V. Lendenwirbels. F t Das Filum terminale. a Die gabelig entspringende Radix anterior, p die Rad. posterior des rechten Nerv. V lumbalis, beide frei durch den Arachnoidealsack verlaufend. Die übrigen sacralen Nervenwurzeln zwischen der gelüpften Arachnoidea und der Pia. P k Cranialer Pol. P c Caudaler Pol mit seinem Kanal, der in den Zwischenraum zwischen Arachnoidea und Dura führt. C Cutis mit Epidermis. Uf Das Unterhautfettgewebe (die Marke im oberen Theil der Figur weist eine Schicht zu tief).

Fig. 8. Taf. II. Darmspalte. Fall VIII. In Aufsicht. J Erweiterter Dünndarm. C Colon ascendens mit dem Ende des Ileum. N Nabelschnurbruch eingeschnitten, so dass das darin enthaltene Ileum sichtbar. St Abgebundener (mit einem Faden), collabirter Nabelstrang. D Wulst des gespaltenen umgewendeten Dünndarms. P_1 obere, P_2 untere Polöffnung. B Bauchwandung.

Fig. 9. Taf. II. Dünndarmspalte. Fall IX. In $\frac{3}{4}$ Profilansicht. Dieselben Bezeichnungen wie für Fig. 8. Z d Zona dermatica. R. Rissöffnung in der äusseren Membran des Bruchsacks, hier der innere Sack sichtbar. A Verdickte undurchsichtige Stelle der Bruchsackwand, durch äussere Haut, die mit dem inneren Sack verwachsen ist, gebildet. V u Vena umbilicalis.

Fig. 10. Taf. I. Spina bifida sacralis = Myelomeningocele Fall XIII. Sagittal-lateraler Längsschnitt. Photographische Aufnahme. Natürliche Grösse. E Querer Einschnitt durch die Sackwand, angelegt zwischen den beiden Ursprüngen der rechten medialen (inneren) Wurzel des Nerv. I sacralis; die in der cranialen Sackhälfte sichtbaren, am ventralen Ende durch Arachnoidea verschleierten Nervenfäden sind die Wurzeln des Nerv. V lumbalis; die in der caudalen Hälfte gelegenen sind zum N. II und III sacr. gehörig. N IV Linke Wurzeln des Nerv. IV lumbalis, die linken Wurzeln der übrigen Lenden- und des XII. Brustnerven leicht zu erkennen. L I Erster Lenden-, S I erster Sacral-, S V fünfter knorpeliger Sacralwirbelkörper. St Knorpeliges Steissbein mit dorsalem Fortsatz. B III, B IV Dritter und vierter Lendenwirbelbogen. D Dura mater. R Rückenmark. R' Röhrenförmiger Theil des Rückenmarks, das Rohr seitlich eröffnet. A Arachnoidea. Mv Substantia medullo-vasculosa, vorhanden nur soweit als am caudalen und cranialen Pol auf der Sackwandung ein weisser Grenzstreif leider mit rauheren und weniger scharfen Conturen, als sie die Photographie erkennen lässt, gezeichnet ist. Pk Cranialer, Pc caudaler Pol. O Schnittöffnung der Dura, von welcher aus aufgeblasen wurde.

Fig. 11. Taf. II. Rückenmarksspaltung Fall XXV. Unteres Brust- und Lendenmark, mit Dura mater, die hinten aufgeschnitten. IX, X, XI, XII dorsale, I, II, III, IV, V lumbale hintere Nervenwurzeln. P Sacrale Wurzeln als Cauda equina. K Conus medullaris. A Arachnoidealmembran, welche die beiden Rückenmarkshälften verbindet. Darin bei L Oeffnung, durch welche die durale Scheidewand D hindurchgeht, deren Ansatz an der dorsalen Dura ausgeschnitten, kegelförmig zusammengelegt und dem Anfang des Conus medullaris aufgelagert wurde. C Dilatirter Centralkanal.

Fig. 12. Taf. II. Querschnitt des gespaltenen Rückenmarks der Fig. 11, in der Höhe der XII. dorsalen Nervenwurzel angelegt. 7fache Vergrösserung. **R** Rechtes, **L** linkes Rückenmark, v vordere, H hintere Wurzeln. P Pia. p Piatrichter mit Hauptarterienstamm. C Centralkanal mit Ependym. S Clarke'sche Säulen, s accessorische Clarke'sche Säule. G Substantia gelatinosa.

10

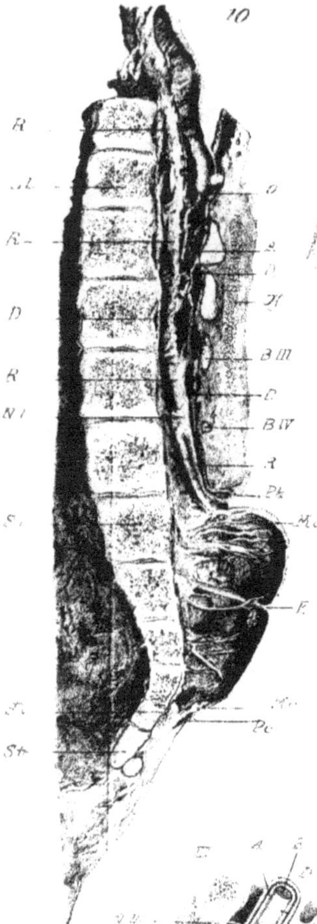

3

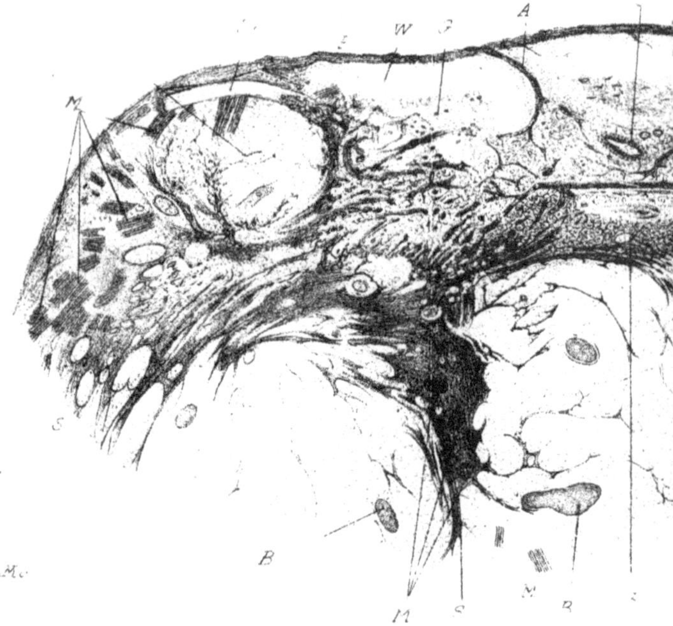

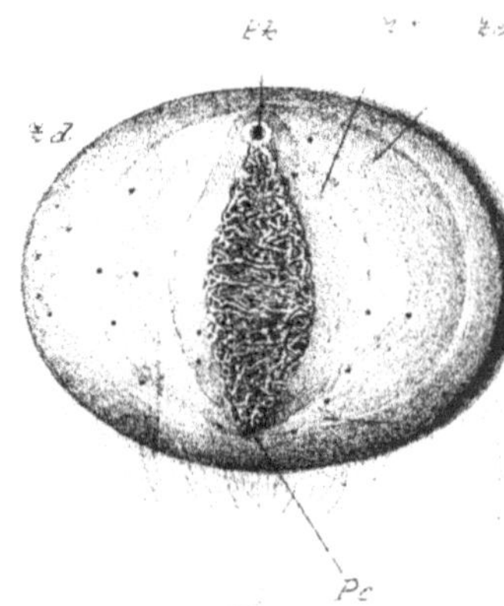

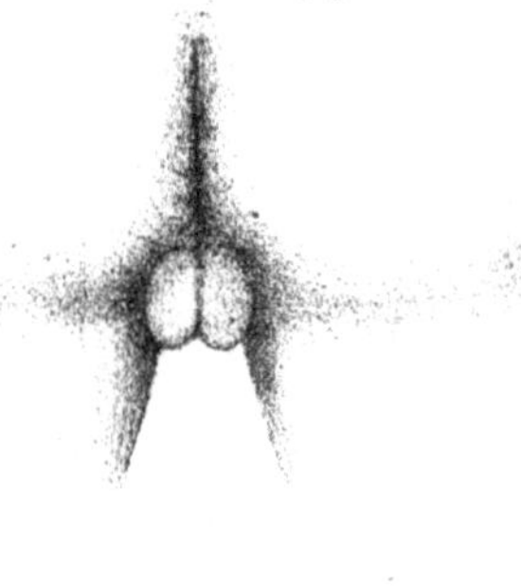

7

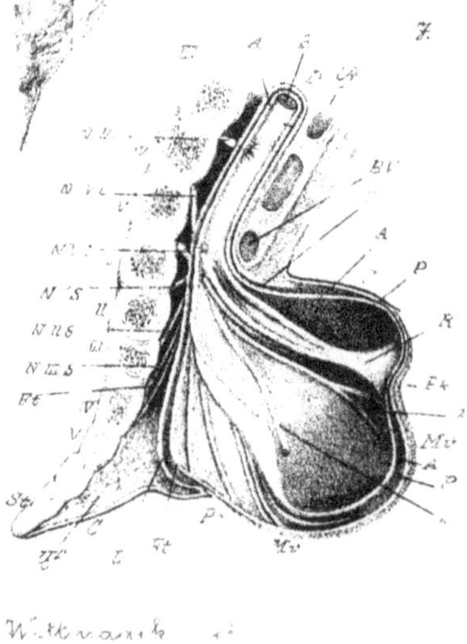

Wittmaack

Taf. I.

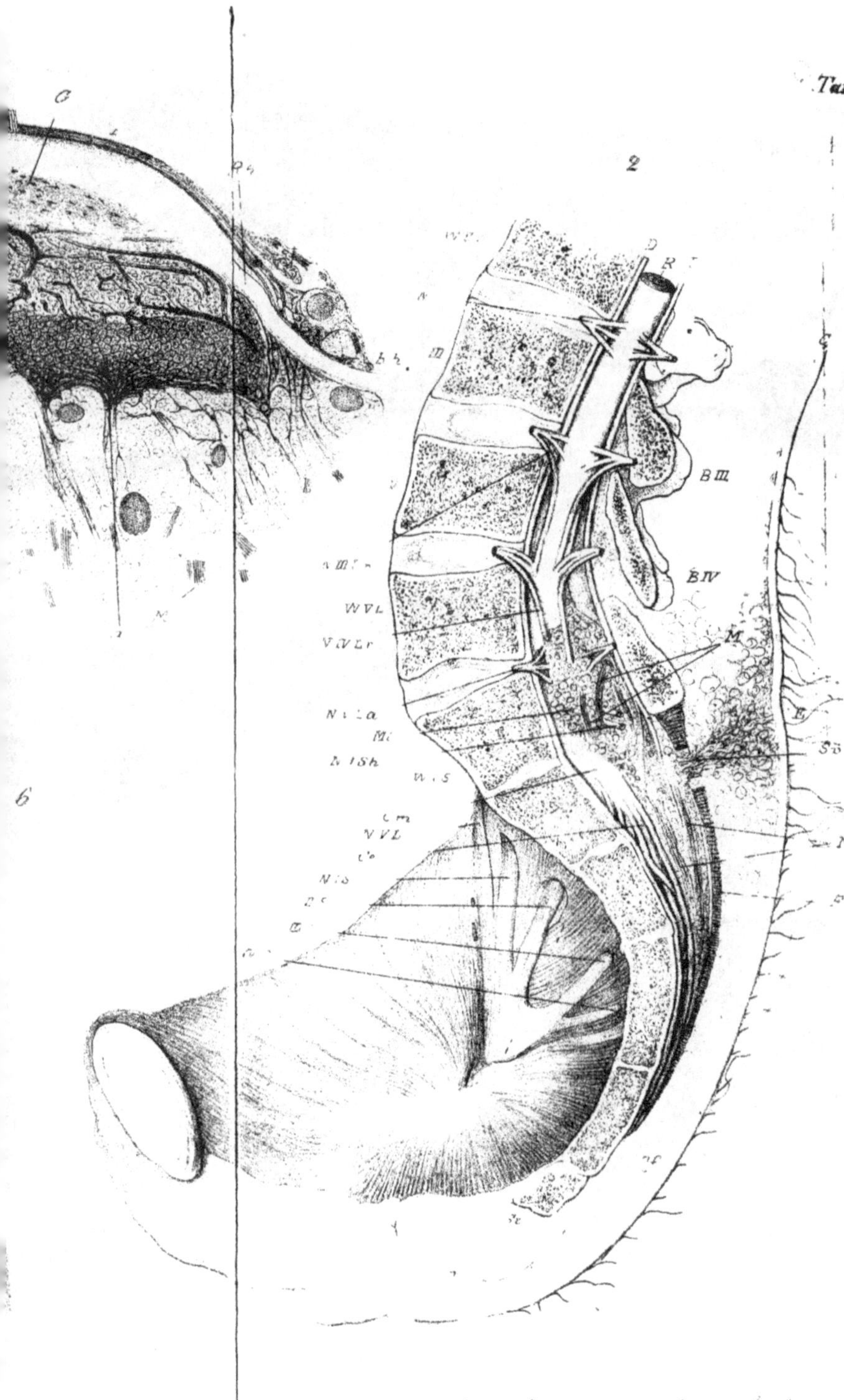

5.

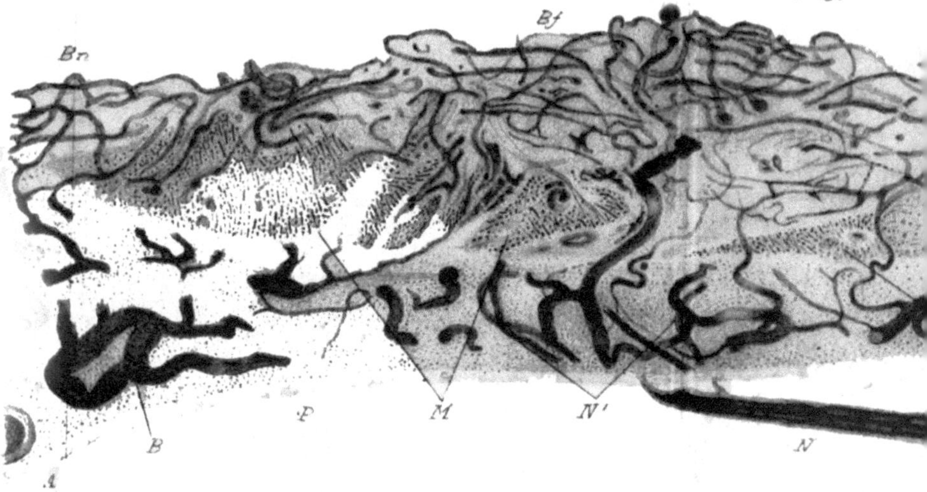

4.

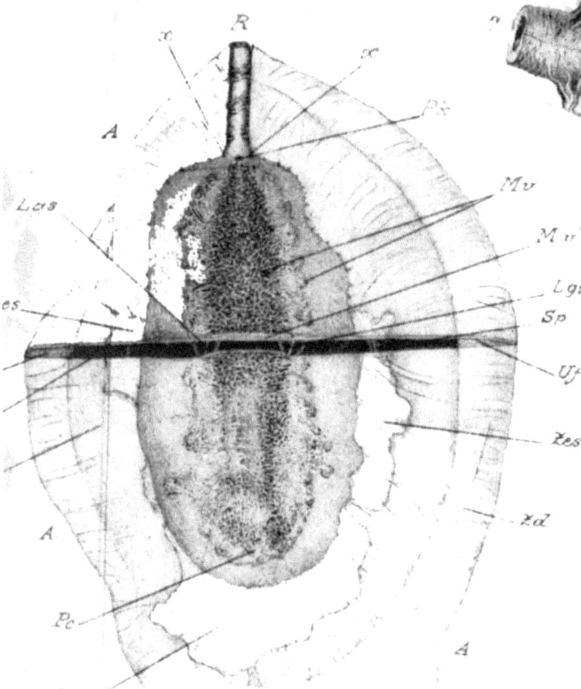

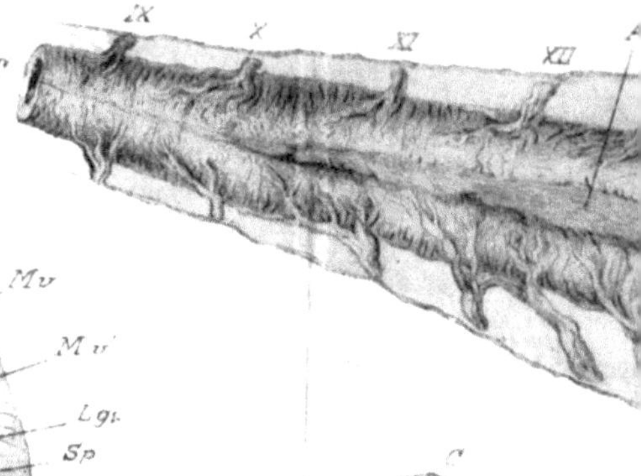

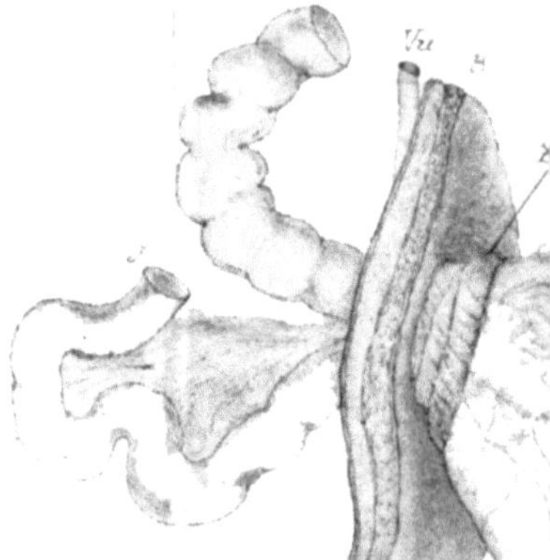

Wittmaack del.

Taf. II.

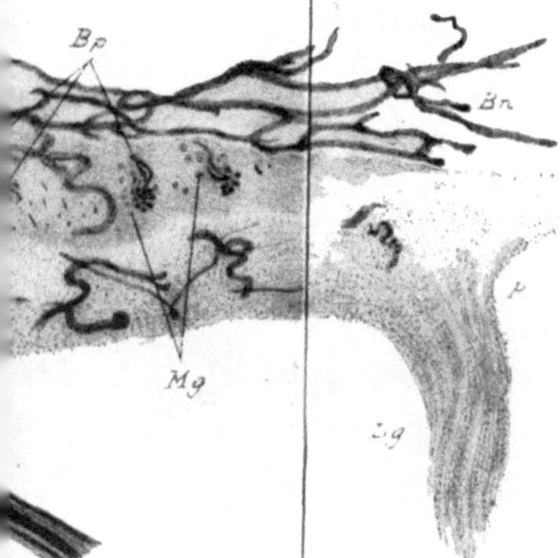

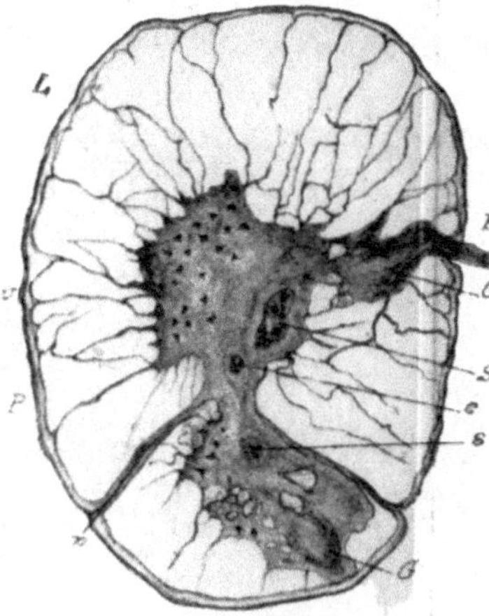

11.

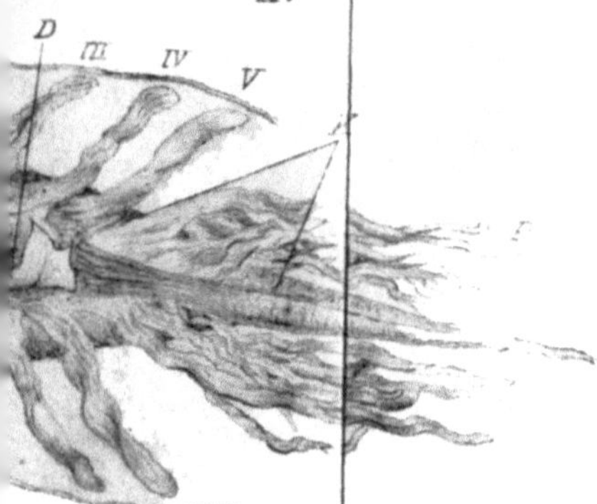

12.

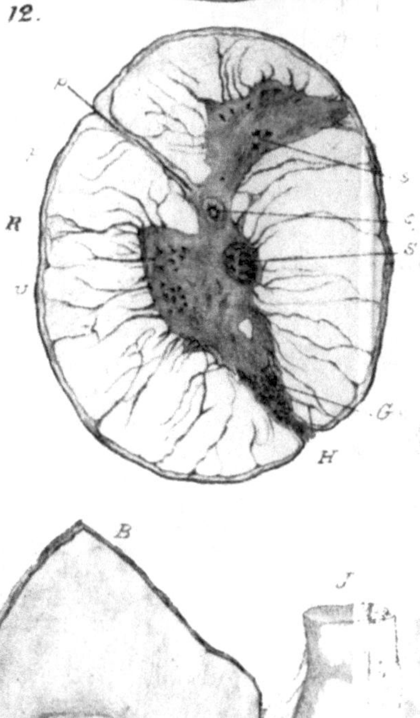

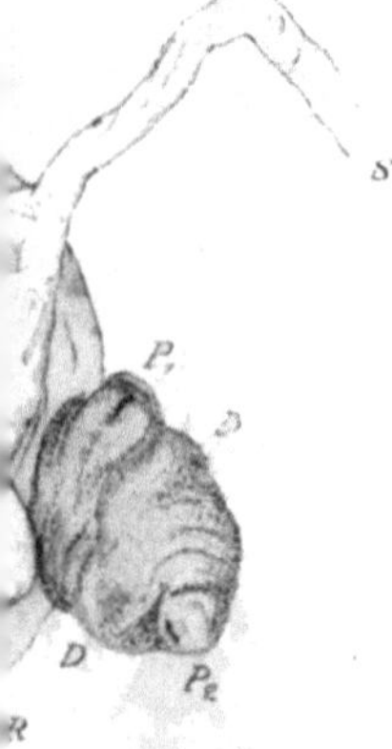

8

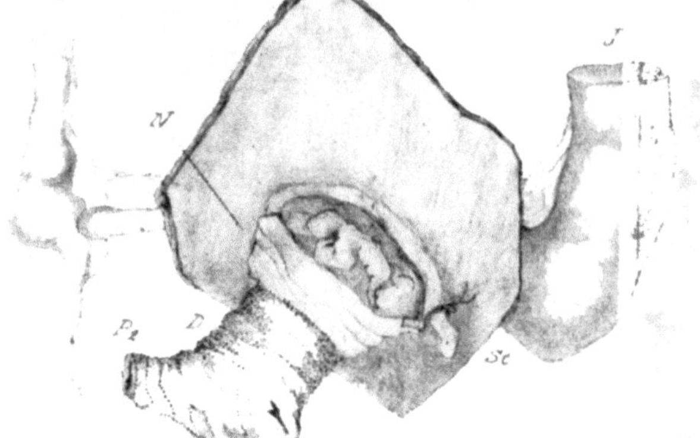

Alb Schütze Lith Inst

FSC
www.fsc.org
MIX
Papier | Fördert
gute Waldnutzung
FSC® C083411

Zeitfracht Medien GmbH
Ferdinand-Jühlke-Straße 7
99095 Erfurt, Deutschland
produktsicherheit@kolibri360.de